全国卫生高等职业教育规划教材

供护理类专业用

精神科护理学

主　编　许冬梅
副主编　沈春玲　邵山红
编　委（按姓名汉语拼音排序）

高　静（北京回龙观医院）	王国芳（北京卫生职业学院）
罗晓清（西南医科大学）	许冬梅（北京回龙观医院）
邵山红（首都医科大学）	杨芳宇（首都医科大学）
申文英（内蒙古医科大学）	姚大志（哈尔滨医科大学大庆校区）
沈春玲（哈尔滨医科大学大庆校区）	张淑萍（北京中医药大学）
陶筱琴（南京医科大学附属脑科医院）	祝水英（江西医学高等专科学校）

北京大学医学出版社

JINGSHENKE HULIXUE

图书在版编目（CIP）数据

精神科护理学 / 许冬梅主编 . —北京：北京大学医学出版社，2015.8（2020.6 重印）
  ISBN 978-7-5659-1153-8

Ⅰ. ①精… Ⅱ. ①许… Ⅲ. ①精神病学—护理学—高等职业教育—教材 Ⅳ. ① R473.74

中国版本图书馆 CIP 数据核字（2015）第 156895 号

精神科护理学

主　　编：许冬梅
出版发行：北京大学医学出版社
地　　址：(100191) 北京市海淀区学院路 38 号　北京大学医学部院内
电　　话：发行部 010-82802230；图书邮购 010-82802495
网　　址：http://www.pumpress.com.cn
E-mail：booksale@bjmu.edu.cn
印　　刷：中煤（北京）印务有限公司
经　　销：新华书店
责任编辑：韩忠刚　法振鹏　　责任校对：金彤文　　责任印制：李　啸
开　　本：787mm×1092mm　1/16　　印张：17.5　　字数：442 千字
版　　次：2015 年 8 月第 1 版　2020 年 6 月第 4 次印刷
书　　号：ISBN 978-7-5659-1153-8
定　　价：32.00 元

版权所有，违者必究

（凡属质量问题请与本社发行部联系退换）

全国卫生高等职业教育规划教材修订说明

北京大学医学出版社于1993年和2002年两次组织北京大学医学部和8所开办医学专科教育院校的老师编写了临床医学专业专科教材（第1版和第2版），并于2000年组织编写了护理专业专科教材（第1版）。2007年同时对这些教材进行了修订再版。因这两套教材内容精炼、实用性强，符合基层卫生工作人员的培养需求，受到了广大师生的好评，并被教育部中央广播电视大学选为指定教材。"十一五"期间，这两套教材中有24种被教育部评为**普通高等教育"十一五"国家级规划教材**，其中3种入选**普通高等教育精品教材**。

进入"十二五"以来，专科教育已归入职业教育范畴。为适应新时期我国卫生高等职业教育发展与改革的需要，在广泛调研、总结上版教材质量和使用情况的基础上，北京大学医学出版社启动了临床医学、护理专业高等职业教育规划教材的修订再版工作，并调整、新增了部分教材。本套教材有22种入选**"十二五"职业教育国家规划教材**，修订和编写特点如下：

1. 优化编写队伍　在全国范围内遴选作者，加大教学经验丰富的从事卫生高等职业教育工作的作者比例，力求使教材内容的选择具有全国代表性、贴近基层卫生工作人员培养需求，提高适用性；遴选知名专家担纲主编，对教材的科学性、先进性把关。

2. 完善教材体系　针对不同院校在专业基础课设置方面的差异，对部分专业基础课教材实行双轨制，如既有《人体解剖学》《组织学与胚胎学》，又有《人体解剖学与组织胚胎学》《正常人体结构》教材，便于广大院校灵活选用。

3. 锤炼教材特色　教材内容力求符合高等职业学校专业教学标准，基本理论、基本知识和基本技能并重，紧密结合国家临床执业助理医师、全国护士执业资格考试大纲，以"必需、够用"为度；以职业技能和岗位胜任力培养为根本，以学生为中心，使教材更适合于基层卫生工作人员的培养。

4. 创新编写体例　完善、优化"学习目标"；教材中加入"案例""知识链接"，使内容与实践紧密结合；章后附思考题，引导学生自主学习。力求体现专业特色和职业教育特色。

5. 强化立体建设　为满足教学资源的多样化需求，实现教材立体化、数字化建设，大部分教材配套实用的学习指导和数字教学资源，实现教材的网络增值服务。

本套教材主要供三年制高等职业教育临床医学、护理类及相关专业用，于2014年陆续出版。希望广大师生多提宝贵意见，反馈使用信息，以逐步修改和完善教材内容，提高教材质量。

护理专业教材目录

说明：1."十二五"："十二五"职业教育国家规划教材（"十二五"含其辅导教材）。
2."十一五"：普通高等教育"十一五"国家级规划教材。
3." * "：普通高等教育精品教材。
4.辅导教材名称：《主教材名称＋学习指导》，如《内科护理学学习指导》。

序号	教材名称	版次	十二五	十一五	辅导教材	适用专业
1	医用基础化学	4		✓	✓	临床医学、护理类及相关专业
2	正常人体结构	1				护理类
3	人体解剖学	4	✓	✓	✓	临床医学、护理类及相关专业
4	组织学与胚胎学 *	4	✓	✓	✓	临床医学、护理类及相关专业
5	生理学	1				护理类
6	生物化学	1				护理类
7	疾病学基础	1				护理类
8	病理学	4	✓		✓	临床医学、护理类及相关专业
9	病理生理学	4	✓	✓	✓	临床医学、护理类及相关专业
10	病原生物与免疫	1				护理类
11	医学免疫学与微生物学	5	✓	✓	✓	临床医学、护理类及相关专业
12	医学寄生虫学 *	4	✓	✓	✓	临床医学、护理类及相关专业
13	护理药理学	4	✓	✓	✓	护理类
14	护理学基础	4				护理类
15	健康评估	2			✓	护理类
16	内科护理学	3	✓	✓	✓	护理类
17	外科护理学	3				护理类
18	妇产科护理学	3		✓	✓	护理类
19	儿科护理学	3		✓	✓	护理类
20	传染病护理学	3		✓	✓	护理类
21	急诊护理学	3		✓	✓	护理类

续表

序号	教材名称	版次	十二五	十一五	辅导教材	适用专业
22	康复护理学	2	√			护理类
23	精神科护理学	1				护理类
24	眼耳鼻喉口腔科护理学	1				护理类
25	中医护理学	1				护理类
26	护理管理学	5	√	√		护理类
27	社区护理学	2				护理类
28	老年护理学	1				护理类
29	医护心理学*	3		√		临床医学、护理类
30	护理礼仪与人际沟通	1				护理类
31	护理伦理学	1				护理类

全国卫生高等职业教育规划教材编审委员会

顾　　　问　王德炳
主 任 委 员　程伯基
副主任委员　（按姓名汉语拼音排序）
　　　　　　曹　凯　付　丽　黄庶亮　孔晓霞　徐江荣
秘 书 长　王凤廷
委　　　员　（按姓名汉语拼音排序）
　　　　　　白　玲　曹　凯　程伯基　付　丽　付达华
　　　　　　高晓勤　黄庶亮　黄惟清　孔晓霞　李　琳
　　　　　　李玉红　刘　扬　刘伟道　刘志跃　马小蕊
　　　　　　任云青　宋印利　王大成　徐江荣　张景春
　　　　　　张卫芳　章晓红

序

近十余年来，随着国家教育改革步伐的加快，我国职业教育如雨后春笋般蓬勃发展，在总量上已与普通教育并驾齐驱，是我国教育体系构成的重要板块。卫生高等职业教育同样取得了可喜的成绩。开办卫生高等职业教育的院校与日俱增，但存在办学、培养不尽规范等问题。相应的教材建设也存在内容与职业标准对接不紧密、职教特色不鲜明、呈现形式单一、配套资源开发不足、不少是本科教材的压缩版或中职教材的加强版、不能很好地适应社会发展对技能型人才培养的要求等问题。

进入"十二五"以来，独立设置的高等职业学校（含高等专科学校）、成人教育学校、本科院校和有关高等教育机构举办的高等职业教育（专科）统称为高等职业教育，由教育部职业教育与成人教育司统筹管理。教育部发布了**《教育部关于"十二五"职业教育教材建设的若干意见》**等重要文件，陆续制定了各专业教学标准，对学制与学历、培养目标与规格、课程体系与核心课程等10个方面做出了具体要求。职业教育以培养具有良好职业道德、专业知识素养和职业能力的高素质技能型人才为根本，以学生为中心、以就业为导向。教学内容以"必需、够用"为度，教材须图文并茂，理论密切联系实际，强调实践实训。卫生高等职业教育有很强的特殊性，编好既涵盖卫生实践所要求具备的较完整知识体系又能体现职业教育特点的教材殊为不易。

北京大学医学出版社组织的临床医学、护理专业专科教材，是改革开放以来该专业我国第二套有较完整体系的教材，历经多年的教学应用、修订再版，得到了教育部和广大院校师生的认可与好评。斗转星移，转眼间距离2008年上一轮教材修订已5年，随着时代的发展，这两套教材中部分科目需要调整、教学内容需要修订。在大量细致调研工作的基础上，北京大学医学出版社审时度势，及时启动了这两套教材的修订再版工作，成立了教材编审委员会，组织活跃在卫生高等职业教育教学和实践一线的专家学者召开教材编写会议，认真学习教育部关于高等职业教育教材建设的精神，结合当前高等职业教育学生的特点，经过充分研讨，确定了教材的编写原则和编写思路，统一了教材的编写体例，强化了与教材配套的数字化教学资源建设，为使这两套教材成为优秀的立体化教材打下了坚实的基础。

相信经过本轮修订，在北京大学医学出版社的精心组织和全体专家学者对教材的精雕细琢下，这两套教材一定能满足新时期我国卫生高等职业教育人才培养的需求，在教材建设"百花齐放、百家争鸣"的局面中脱颖而出，真正成为好学、好教、好用的精品教材。

本轮教材修订工作得到了各参编院校的高度重视和大力支持，众多专家学者投入了极大的热情和精力，在主编带领下克服困难，以严肃、认真、负责的态度出色地完成了编写任务，谨在此一并致以衷心的感谢！诚恳地希望使用本套教材的广大师生能不吝提出建议与指正，使本套教材能与时俱进、日臻完善，为我国的卫生高等职业教育事业做出贡献。

感慨系之，欣为之序！

前言

随着社会的飞速发展,精神科护理学伴随着精神医学已经走过了上百年的历史。从古代用"神魔说"解释精神障碍的猜想,到18世纪提出用人道主义的态度对待精神障碍患者;从19世纪第一位精神科护士角色的确立,到20世纪精神科护理人际关系理论的形成;从各种抗精神障碍药物的发现,到综合生物-心理-社会因素治疗精神障碍,逐渐形成以患者为中心,从身心、家庭及社会等方面照顾患者的整体化护理,再到2013年5月1日我国的《精神卫生法》开始实施,随着人类文明的增长,人们的价值观正在不断地遇到考验和挑战。

精神科护理学在我国的历史较短,随着生活节奏的加快,精神障碍呈上升趋势,精神科护理在不久的未来将成为备受关注的领域,而《精神科护理学》将为护理类专业的学生做好护理工作,提供一种全新的理念和知识结构。

本书的编写以国际疾病分类第10版(ICD-10)为分类标准,使编写更符合国际要求,并运用布卢姆目标教学,教学评价理论侧重对学习过程的评价,与教育目标分类理论相辅相成,共同成为"掌握学习"的理论基础,更侧重形成性评价,即不重视评价结果,更重视评价过程,使学生能更好地掌握知识。加强了护理的针对性,护理程序的每个步骤尽可能针对具体疾病,增加了"案例""知识链接"等形式,使教学与临床实践紧密结合。

本教材共14章,内容重在知识的充实、更新和提高,教育的针对性和实效性。增加对新技术、新设备在临床的应用以及最新的指南、标准的介绍。教材章节编排循序渐进,便于学生接受。主要介绍了精神科护理学的基本知识和技能、不同类型精神障碍患者的护理。每章节设有明确的学习目标,节后都附有案例及思考题,一方面便于学生理论联系实际加深理解;另一方面也为非临床教师提供实例。本教材的编委大部分是双师型人才,一部分是长期从事精神科临床的护理专家,同时又承担医学院校的授课任务;另一部分是医学院校的教授,同时又是精神科护理领域的专家,避免了只有理论、缺乏实践经验或只注重实践而缺乏理论的现象,实践与理论尽可能地得到了互补。因此,相信读者能从编者的真知灼见与临床经验中获得知识和启发。

在本书的编写过程中参考了大量的国内外有关资料,并得到了各位专家、同仁及出版单位的大力支持,在此表示诚挚的谢意。书中难免有取舍不当、疏漏,甚至错误,恳请老师和同学们在使用过程中提出宝贵意见,以便再版时加以改进和完善。

许冬梅

目录

第一章　绪论 …………………… 1
第一节　概述 …………………… 1
一、精神病学的概念 …………… 1
二、精神障碍、精神健康及精神
　　疾病 ……………………… 2
三、精神科护理学的概念 ……… 3
第二节　精神医学与精神科护理学的
　　　　发展简史 ………………… 4
一、精神医学的发展简史 ……… 4
二、精神科护理学的发展简史 … 5
三、精神科护理学的相关学科 … 6
第三节　精神科护理的发展趋势及
　　　　存在的问题 ……………… 9
一、精神科护理工作的范围及任务 … 9
二、从传统的对疾病的护理转向以人
　　为中心的护理 …………… 10
三、加强抗精神障碍药物及病因学
　　研究 ……………………… 10
第四节　精神科护理人员的角色功能与
　　　　素质要求 ………………… 11
一、精神科护理人员的角色功能 … 11
二、精神科护理人员的素质要求 … 12

第二章　精神障碍的基本知识 …… 14
第一节　精神障碍的病因学 ……… 14
一、精神障碍的生物学因素 …… 14
二、精神障碍的心理、社会因素 … 15
第二节　精神障碍的诊断分类学 …… 15
一、国际疾病分类简介 ………… 15
二、美国精神障碍分类简介 …… 16
三、中国精神障碍分类简介 …… 16
第三节　精神障碍的症状学 ……… 17
一、感知觉障碍 ………………… 17
二、思维障碍 …………………… 19
三、注意障碍 …………………… 23
四、记忆障碍 …………………… 24
五、智能障碍 …………………… 25
六、定向障碍 …………………… 26
七、自知力 ……………………… 27
八、情感障碍 …………………… 27
九、意志障碍和动作与行为障碍 … 29
十、意识障碍 …………………… 31

第三章　精神科护理的基本
　　　　技能 ……………………… 35
第一节　与精神障碍患者的接触和
　　　　护患关系的建立 ………… 35
一、与患者沟通的意义 ………… 35
二、建立良好护患关系的要求 … 36
三、建立良好护患关系的方法和
　　技巧 ……………………… 37
四、影响护患沟通的因素 ……… 39
第二节　精神障碍患者的观察与
　　　　记录 ……………………… 39
一、精神障碍患者的观察 ……… 39
二、护理记录 …………………… 40
第三节　精神障碍患者的基础护理 … 44
一、日常生活护理 ……………… 44
二、饮食护理 …………………… 45
三、睡眠护理 …………………… 46
四、安全护理 …………………… 47

目录

第四节 精神障碍患者的组织与管理 ... 48
 一、患者的组织 ... 49
 二、患者的管理 ... 49

第四章 精神障碍的常用治疗及护理 ... 54
第一节 心理治疗及护理 ... 54
 一、心理治疗的原则与方法 ... 55
 二、心理治疗过程的护理 ... 57
第二节 精神药物治疗的应用及护理 ... 58
 一、抗精神障碍药物的应用及护理 ... 58
 二、抗抑郁药物的应用及护理 ... 60
 三、抗躁狂药的应用及护理 ... 62
 四、抗焦虑药物的应用及护理 ... 63
 五、精神药物治疗过程的护理 ... 63
第三节 无抽搐电休克治疗及护理 ... 66
 一、无抽搐电休克治疗的适用证与禁忌证 ... 66
 二、治疗方法 ... 67
 三、护理 ... 67
第四节 工娱与康复治疗及护理 ... 68
 一、工娱治疗及护理 ... 68
 二、康复治疗及护理 ... 70

第五章 精神障碍患者急危状态的防范及护理 ... 73
第一节 暴力行为的防范及护理 ... 73
第二节 自杀行为的防范及护理 ... 79
第三节 出走行为的防范及护理 ... 85
第四节 噎食和吞食异物的防范及护理 ... 88
 一、噎食的防范及护理 ... 88
 二、吞食异物的防范及护理 ... 92
第五节 木僵的防范及护理 ... 94

第六章 精神分裂症患者的护理 ... 97
第一节 精神分裂症的临床特点 ... 97
 一、病因及发病机制 ... 97
 二、临床表现 ... 99
 三、临床分型 ... 100
 四、诊断 ... 101
 五、治疗原则与预后 ... 102
第二节 精神分裂症患者的护理 ... 104

第七章 心境障碍患者的护理 ... 111
第一节 心境障碍的临床特点 ... 111
 一、概述 ... 111
 二、病因及发病机制 ... 111
 三、临床表现 ... 112
 四、诊断要点 ... 117
 五、治疗与预后 ... 118
第二节 心境障碍患者的护理 ... 120

第八章 器质性精神障碍患者的护理 ... 130
第一节 脑器质性精神障碍 ... 130
 一、概述 ... 130
 二、脑器质性精神障碍的临床特点 ... 132
 三、脑器质性精神障碍的护理 ... 132
第二节 常见的脑器质性精神障碍 ... 136
 一、阿尔茨海默病 ... 136
 二、血管性痴呆 ... 140
 三、麻痹性痴呆 ... 142
 四、癫痫性精神障碍 ... 143
第三节 常见的躯体疾病所致精神障碍 ... 144
 一、概述 ... 145

二、躯体疾病所致精神障碍的临床
　　　　特点 …………………………… 146
　　三、躯体疾病所致精神障碍的临床
　　　　诊断和护理 …………………… 146

第九章　精神活性物质所致精神障碍 …… 150

第一节　概述 ………………………………… 150
　　一、概念 ………………………………… 150
　　二、发病机制 …………………………… 151
　　三、主要病因 …………………………… 152
第二节　阿片类物质所致精神障碍 …… 153
　　一、临床表现 …………………………… 153
　　二、治疗 ………………………………… 154
第三节　酒精所致精神障碍 …………… 156
　　一、临床表现 …………………………… 156
　　二、治疗 ………………………………… 158
第四节　中枢神经系统兴奋剂、致幻
　　　　剂所致精神障碍 ……………… 159
　　一、临床表现 …………………………… 160
　　二、治疗 ………………………………… 160
第五节　其他精神活性物质所致
　　　　精神障碍 ……………………… 161
　　一、烟草 ………………………………… 161
　　二、镇静催眠药物和抗焦虑药物 …… 161
第六节　精神活性物质所致精神障碍
　　　　患者的护理 …………………… 162

第十章　应激相关障碍、神经症患者的护理 …………… 169

第一节　应激相关障碍的临床特点 … 170
　　一、病因及发病机制 …………………… 170
　　二、临床表现 …………………………… 170
　　三、诊断要点 …………………………… 172
　　四、治疗要点 …………………………… 173
第二节　应激相关障碍患者的护理 … 174
第三节　神经症的临床特点 …………… 177

　　一、焦虑症 ……………………………… 177
　　二、强迫症 ……………………………… 179
　　三、恐惧症 ……………………………… 180
　　四、分离（转换）障碍 ………………… 181
　　五、躯体形式障碍 ……………………… 184
　　六、神经衰弱 …………………………… 187
第四节　神经症患者的护理 …………… 188
　　一、焦虑症患者的护理 ………………… 188
　　二、强迫症患者的护理 ………………… 189
　　三、恐惧症患者的护理 ………………… 190
　　四、分离（转换）障碍患者的护理 … 191
　　五、躯体形式障碍患者的护理 ……… 192
　　六、神经衰弱患者的护理 …………… 193

第十一章　人格障碍患者的护理 …………… 197

第一节　人格障碍 …………………………… 197
　　一、概述 ………………………………… 197
　　二、病因及发病机制 …………………… 199
　　三、临床表现 …………………………… 200
　　四、诊断要点 …………………………… 205
　　五、治疗要点 …………………………… 206
第二节　人格障碍患者的护理 ………… 207

第十二章　心理因素相关生理障碍患者的护理 …… 213

第一节　进食障碍患者的护理 ………… 213
　　一、病因及发病机制 …………………… 213
　　二、临床表现 …………………………… 215
　　三、诊断要点 …………………………… 216
　　四、治疗要点 …………………………… 217
　　五、进食障碍患者的护理 ……………… 218
第二节　睡眠障碍患者的护理 ………… 219
　　一、失眠症 ……………………………… 220
　　二、嗜睡症 ……………………………… 221
　　三、睡眠-觉醒节律障碍 ……………… 222
　　四、睡行症 ……………………………… 223
　　五、睡眠障碍患者的护理 ……………… 223

第十三章 儿童少年期精神障碍患儿的护理 ………… 227

第一节 精神发育迟滞患者的护理 … 227
    一、病因及发病机制 ………… 228
    二、临床表现 ………… 228
    三、诊断要点 ………… 230
    四、治疗要点 ………… 230
    五、护理 ………… 231

第二节 儿童孤独症患儿的护理 …… 233
    一、病因及发病机制 ………… 233
    二、临床表现 ………… 233
    三、诊断要点 ………… 235
    四、治疗要点 ………… 235
    五、护理 ………… 235

第三节 注意缺陷与多动障碍患儿的护理 ………… 236
    一、病因及发病机制 ………… 237
    二、临床表现 ………… 237
    三、诊断要点 ………… 239
    四、治疗要点 ………… 239
    五、护理 ………… 240

第四节 抽动障碍患儿的护理 ……… 241
    一、病因及发病机制 ………… 241
    二、临床表现 ………… 242
    三、诊断要点 ………… 243
    四、治疗要点 ………… 243
    五、护理 ………… 244

第十四章 精神障碍患者的家庭护理及社区防治 …… 247

第一节 精神障碍患者的家庭治疗与护理 ………… 247
    一、家庭治疗的原则与目标 ……… 247
    二、家庭干预 ………… 248
    三、家庭治疗的护理 ………… 248

第二节 社区精神卫生护理 ………… 252
    一、社区精神卫生工作特点 ……… 252
    二、社区精神卫生护理的有关概念 … 253
    三、社区精神卫生现状及发展趋势 … 253
    四、社区精神卫生护理工作的范围 … 256
    五、护理人员在社区精神卫生护理中的角色与功能 ………… 258

中英文专业词汇索引 ………… 260

主要参考文献 ………… 264

第一章 绪 论

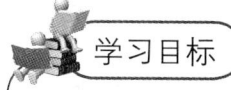

识记
描述精神病学、精神障碍、精神健康、精神疾病及精神科护理学的概念。
理解
1. 解释精神科护理的范围、任务及精神科护理人员的角色功能。
2. 知道精神病学的发展史及精神障碍的法律、伦理等问题。
运用
描述患者的整体情况,可帮助护理人员拥有先进的专业素质及思维模式,为学习精神科专业知识奠定基础。

第一节 概 述

近年来,精神卫生问题受到越来越多的关注。随着社会的进步,物质文明的迅速提高和科学技术的高速发展,社会中的人际关系更加复杂,生活节奏更加紧张,威胁人们心理健康的因素也越来越多。人们生活的改变,尤其是物质生活或者精神生活的变化,使精神医学的服务范畴也发生了很大的变化。

精神卫生既是全球性的重大公共卫生问题,又是较为严重的社会问题。世界卫生组织(World Health Organization,WHO)总干事陈冯富珍 2010 年 10 月在日内瓦出席《精神健康手册》发布仪式时援引世界卫生组织的研究数据表明,全球约有 1.5 亿人受抑郁症困扰,1.2 亿人存在酒精依赖造成的精神问题,每年约有 100 万人因各种精神问题自杀。在中国,精神障碍在疾病总负担中居首位,约占疾病总负担的 20%。由此可见,关注精神健康、积极防治精神障碍已经成为医疗工作的重点之一,精神科护理工作更是精神医学领域不可缺少的一个重要组成部分。

一、精神病学的概念

精神病学(psychiatry)是研究各种精神障碍的病因、发病机制、临床表现及其诊断、治疗、预防和康复的一门学科,是临床医学的分支。

现代精神病学不仅涉及各种精神障碍、神经症、心身疾病或伴随躯体疾病的精神障碍的诊治，还涉及适应障碍、人格障碍、性心理偏异，以及诸多类别的儿童智力、能力或品德发育障碍的防治、矫正和处置问题。现代精神病学在理论上涉及自然科学、心理科学和社会科学的若干分支，在实践上已发展到与社会心理卫生相结合的阶段。由于精神障碍的病因、临床表现等的复杂性，精神病学的研究在其发展过程中形成了许多分支学科，如社会精神病学、司法精神病学、精神药理学、生物精神病学等。此外，还有研究特殊群体精神障碍的儿童精神病学、老年精神病学等。精神病学所研究的精神障碍是指在各种生物、心理及社会环境因素影响下，大脑功能失调，导致认知、情感、意志和行为等精神活动出现不同程度的障碍为临床表现的疾病。精神病学的病因理论研讨已扩展到心理学、遗传学、生理心理学、神经精神内分泌学、精神药理学、神经生理生化学等许多基础领域。在这些不同的领域中，围绕心理障碍的研究成果促进了各相关基础医学的发展。

随着时代的发展，目前精神障碍和精神卫生问题已经成为21世纪威胁人类健康最重要的问题之一。人们对精神卫生问题的关注已经超越了传统的精神病学的范畴，精神医学倾向于替代精神病学。精神医学（psychological medicine）是研究精神障碍的病因、发病机制、临床表现、诊断、治疗、预防以及研究心理社会因素对人的健康和疾病影响的一门学科。包括精神病学和精神卫生学（mental health）两个主要方向，其中精神病学更多地关注已患病个体的诊断和治疗，精神卫生学则更多关注精神障碍的病因和预防，以避免精神障碍的发生，维护民众的心理健康。目前，国内精神科护理人员的数量与质量均与所面临的精神卫生服务需求有相当大的差异，护士作为健康的维护者，精神病学和精神卫生学两方面的知识与技能的规范化培训势在必行。

二、精神障碍、精神健康及精神疾病

（一）精神障碍

精神障碍（mental disorder），又称精神疾病，是指由于各种作用因素导致人的认知、情感、意志行为等精神活动方面的异常，是一组伴有主观痛苦体验和社会功能损害的具有诊断意义的精神方面问题。

（二）精神健康

精神健康（psychical health），又称心理健康，是指个体的生理、心理与社会处于相互协调的和谐状态，是自我与他人之间一种良好的人际关系的维持。在精神健康状态下，个体不仅能获得自我安定感和安全感，还能自我实现，具有为他人的健康贡献和服务的能力。

精神健康是个人与社会的完好状态和有效工作的基础，而不仅是没有精神障碍而已，精神、躯体和社会的功能是互相依存的。一般认为精神健康的标志有下述几个方面：对自我的肯定态度；具有健全的人格；不断地成长和发展，达到自我实现；具有一定的自我调控能力；具有良好的社会适应能力。

2003年，美国专家学者表示，精神健康的重要地位不能被忽视，它需要有明确的定义，但这个概念的确定并不容易，因为精神健康有时还会取决于地理、文化和历史背景。虽然有种种困难，但其共性的东西和某些共同的成分对精神健康具有普遍的重要意义，现在更多的人倾向于将精神健康定义为积极的情感或情绪，如感觉到快乐，拥有自尊与自主的心理资源的人格特征，具有能够应对逆境的灵活性等。世界卫生组织最近对人的心理健康用"三良好"来衡量：良好的个性、良好的处世能力、良好的人际关系。需要指出的是，人的精神活动是相当复杂的，从正常的普通心理学观念来看，心理活动包括感知、智能、情感、思维、人格、意志与行为等方面。因此，一个人的精神健康还需考虑智力水平的正常、比较健全的人格、行为举止的恰当及合理的认知过程。

> **知识链接**
>
> ### 世界精神卫生日
>
> "世界精神卫生日"是由世界精神病学协会（World Psychiatric Association, WPA）在1992年发起的，时间是每年的10月10日。世界各国每年都为"精神卫生日"准备丰富而周密的活动。包括宣传、拍摄促进精神健康的录像片、开设24小时服务的心理支持热线、播放专题片等。2000年，我国首次组织世界精神卫生日活动。2001年是世界卫生组织的精神卫生年，2001年4月7日世界卫生日的主题为"精神卫生"。

（三）精神疾病

精神疾病（mental illness）是指由于体内、外各种有害因素，如躯体因素、精神刺激、社会环境因素等作用于人体，引起人的高级神经活动失调，精神状态及行为异常的疾病。临床中精神疾病一词包括广义及狭义两种。广义的精神疾病指所有的精神活动障碍，狭义的精神疾病只包括重症精神疾病。本书中的精神疾病采用广义的精神疾病学概念。人们普遍认为，精神疾病是指在认知、情感、意志及行为等方面有明显的障碍，使患者歪曲地反映现实，不能适应正常的社会及家庭生活，可能具有危害自身及社会的行为。

精神疾病可由于脑内的化学物质失衡，药物通过胎盘屏障或脑器质性病变所引起。同时，由于遗传、童年的不良经历或不健康的生活环境，也会使人消极地对应环境压力而出现精神疾病。精神疾病的共同特征是心理异常，表现为心理活动紊乱、心理活动能力减弱、心理功能发育不良或个性的病态发展。精神疾病患者的特征性表现为无法清醒地认识自我或产生自我扭曲，无法与他人保持满意的人际关系或无法适应环境。精神疾病患者的劳动能力受到不同程度的损害，难以投入正常的社会生活，甚至对社会及家庭造成严重影响。

目前对精神疾病一词有两种不同的用法：一是精神疾病概念的理论性定义，二是描述性定义。精神病学家普遍认为，不论从哪个方面看待精神疾病，它需要具有以下特征：

1. 精神活动严重脱离现实，或现实检验能力严重受损。
2. 社会功能严重受损。
3. 缺乏症状自知力。

三、精神科护理学的概念

精神科护理学（nursing of psychology）是研究人类异常精神活动和行为的护理、保健及康复的一门学科。它是精神病学的一个重要组成部分，又是护理学的一个分支。

1977年，恩格尔提出了生物-心理-社会医疗模式，当代临床护理路径模式的出现满足了患者需要的高效、优质护理服务，迅速地应用于精神科护理。精神科护理是一门研究人类行为理论的科学。其护理目的在于预防和治疗精神方面的障碍，唤起人们健康的心理状态，以期提升社会、社区及个人的精神状态达到最佳境界。精神科护理活动是以护理服务对象为中心的整体护理，护士运用治疗性的人际关系及沟通技巧，通过改善其治疗环境，帮助服务对象学习和发展健康的行为模式，增强其社会适应能力，从而使其获得精神健康，保证生活质量。

第二节　精神医学与精神科护理学的发展简史

一、精神医学的发展简史

精神医学是临床医学的一个重要分支，是研究精神障碍病因、发病机制、临床表现、病程转归以及预防和治疗的一门学科。精神医学的发展历史，受到当时的生产力水平、社会政治经济状况、基础科学水平、哲学思潮以及宗教的影响。

（一）国外古代精神医学的发展

国外精神医学起源甚早。古希腊罗马时期的精神医学与医学的发展同步，其中，古希腊最伟大的医学家希波克拉底（Hippocrates，公元前460-公元前377年）认为脑是思维活动的器官，精神现象是人脑的产物，强烈反对精神障碍是由于神灵或魔鬼缠身所致的观点，不主张过多地干预疾病；他同时提出了精神障碍的体液病理学说，认为人体内存在四种体液：血液、黏液、黄胆汁、黑胆汁，这四种体液组成比例的不同将人分成多血质、胆汁质、黏液质和抑郁质四种类型。四种体液正常混合则健康，当某种体液过多或过少时就产生疾病。希波克拉底因此被称作精神病学之父。他的理论至今对现代精神医学有深远的影响。古希腊最著名的唯心论哲学家和思想家柏拉图（Plato，公元前427-公元前347年）也主张，精神障碍患者应当在家中受到亲属很好的照顾，而不应让他们在外游荡，如果家属不这样做，则应被处以罚金。公元5世纪前，古希腊和古罗马处于繁荣时期，已对某些精神障碍的病因进行了探索。

中世纪时代的西欧医学已经沦为宗教和神学的附属，出现了严重的倒退。由于宗教和神学统治了一切社会领域，导致迷信、巫术横行，科学被扼杀，这一时期是精神病学发展史上最黑暗的时期。

（二）国外近、现代精神医学的发展

随着工业革命的兴起，医学也开始摆脱了中世纪宗教神学的束缚。精神医学出现了重大的转折，精神障碍被认为是一种需要治疗的疾病。1793年法国精神病学家比奈尔（P.Pinel，1745-1826年）主张人道地对待患者，使精神障碍患者从监狱般的囚禁生活中解脱出来，将疯人院变成了真正的医院，开辟了精神病学史上的新纪元，比奈尔的工作被认为是现代精神医学的首次革命性运动。同一时期的希区（Hitch）开始在疗养院使用受过训练的女护士，从此精神障碍的治疗模式进入了医院模式。

国外精神医学真正发展是从19世纪逐渐开始的。特别是19世纪末到20世纪初，著名的神经精神病学家克雷佩林（E.Kraepelin），充分利用前人积累的经验，通过自己大量的临床实践，创立了"描述性精神医学"，明确地区分了两种精神障碍，即躁狂忧郁性疾病（情感性精神障碍）和早发性痴呆（精神分裂症），因此被称作现代精神病学之父。他第一次将早发性痴呆作为疾病单元来描述，认为青春痴呆、紧张症和早发性痴呆的表现虽然不同，但却是同一疾病的亚型。躁狂症和抑郁症临床表现虽然完全相反，却是同一疾病的不同表现。这使精神障碍的研究从症候群的基础进入自然疾病单元的研究。犹太裔奥地利人弗洛伊德（S.Freud）创立的精神分析学派，利用自由联想和梦的解析去了解人类的心理症结，奠定了动力精神医学的基础，将精神医学带入"心因性病因论"的研究范畴，被称作精神医学的第二次

革新。仲斯（M. Jones）推行治疗性社区以缩短患者和社区间的距离，社区精神卫生运动的开展是精神医学的第三次革新。现代精神医学史上最为重要的革命性事件是1953年氯丙嗪对精神障碍作用的发现和应用，使精神障碍的预防、治疗、康复有了突破性进展，生物精神医学的发展是精神医学的第四次革新。越来越多的人主张精神医学应向"生物-心理-社会"三合一的现代医学模式转变。

（三）现代精神医学在中国的发展

19世纪末开始，国外精神医学开始传入我国，继之各地建立了精神障碍患者的收容机构或精神医学的教学机构。新中国成立后，我国精神医学进入了一个新的历史时期。随着从事精神卫生工作的医务人员不断增多，各地成立了全国性的学术团体，出版了许多专业书籍和杂志。21世纪以来，精神医学的临床、教学、研究工作发展迅速，精神卫生服务已基本覆盖全国各地，同时，与国际精神医学界的交流更加密切，各种抗精神障碍药物与新治疗方法和理论的引进丰富了国内精神医学的临床与研究，逐渐与国际精神医学的发展接轨。

二、精神科护理学的发展简史

精神科护理学的发展与精神医学的发展是密不可分的。文艺复兴时期，韦耶（J. Weyer，1515-1588年）致力于精神障碍的研究，被认为是最早的精神科医师。18世纪后期，法国医生比奈尔主张用人道主义的态度对待精神障碍患者，使精神障碍患者可以接受专业护理人员的服务，开创了精神科护理的先河。1860年，护理学创始人弗罗伦斯·南丁格尔（F.Nightingale）在英国开办了第一所护士学校，提出在护理患者机体的同时也要护理患者的精神。1873年，美国的琳达·理查兹（L.Richards）提出了要以对内科疾病患者护理同等水平来护理精神障碍患者，重视患者躯体方面的护理与生活环境的改善。她提出了对精神障碍患者的服务项目，制订出改善精神科护理的计划，主张对精神障碍患者的照顾质量应与对一般躯体疾病患者相同，从而奠定了精神科护理学的基础，她被称为美国精神科护理的先驱。1882年，在美国马萨诸塞州的马克林医院，创立了第一所精神科护士学校，学制两年。

19世纪末，精神科护理人员的角色有了明显的变化，他们经过专门的精神科护理培训，将内、外科护理的经验应用于精神病医院的护理，并强调在护理工作中的爱心和耐心。20世纪30年代，随着多种精神障碍治疗方法的出现，如胰岛素休克治疗（1935年）、精神外科治疗（1936年）、电抽搐治疗（1937年）等，需要更有经验的精神科护理人员照顾精神障碍患者。20世纪50年代，精神药物的问世使精神障碍的治疗走出困境，同时也使精神科护理获得了发展的机会。直到20世纪中叶，精神科护理职能拓宽到协助医生观察精神症状、运用基础护理技术协助对精神障碍患者进行治疗等。

1952年，佩普劳（H. Peplau，1909-1999年）在前人的基础上，经过大量的临床实践，形成了精神科护理的人际关系理论。1953年，仲斯推行的"治疗性社区"缩短了患者和社区之间的距离，为精神科护理提供了新的拓展方向。1954年，前苏联医生普普金编写了《精神病护理》一书，使精神科护理更加规范，步入了新的历程。1964年，美国通过了《社区心理卫生中心法案》。在社区精神卫生运动的推动下，精神科护理的功能逐步由院内封闭的护理开始走向社区，精神科护理人员开始更多地关注精神障碍的预防、保健和康复。1977年，恩格尔（G.L.Engel）提出了生物-心理-社会医疗模式，现代精神科护理学也逐渐从责任制护理模式发展到兼顾生物-心理-社会三方面的整体护理模式，罗伊（Roy）、奥瑞姆（D.E.Orem）等是这一护理模式的代表人物。

目前，精神科护理的发展更加迅速。21世纪人人关心精神卫生、人人了解精神卫生的普通知识、人人接受精神卫生教育，在社区开展精神障碍的一级预防具有决定性的意义，也是精神卫生工作得到社会普遍支持的主要途径。社区服务队伍的建设和壮大是21世纪精神医学发展的特色，也是精神科护理学在21世纪发展的标志。

在工作模式方面，对精神障碍患者实施系统化护理，不仅要解决患者的生理问题，还要帮助其解决社会问题及心理问题。精神科护理的工作范围从医院护理扩大到社区护理以及家庭治疗和康复护理。精神卫生工作的内容也从对精神障碍的防治扩展到预防和减少心理疾病及异常行为问题的发生。这些改变对精神科护理人员提出了更高的要求，护士不仅要掌握护理专业知识，还需要熟悉其他相关学科的知识。目前，为了适应不断发展的社会需求，精神科护士可通过多种教育途径提高学历层次和业务水平。与国外护理教育交流的增加，大大加快了我国精神科护理教学、实践及科研的步伐，出现了大批有价值的精神科护理论文、书籍及科研成果。随着社会的进步和人类对身心健康的需求，我国精神科护理事业一定会有美好的发展前景。

三、精神科护理学的相关学科

国际社会和各国政府对精神卫生问题相当重视，早在1978年，联合国就开始关注精神障碍患者的人权问题，之后通过调查研究发表了决议，强调精神卫生立法要注意保护精神障碍患者的权益，重视促进社区化精神卫生服务。世界上已有100多个国家相继制定和修订了精神卫生法，我国的《中华人民共和国精神卫生法》已经实施。

> **知识链接**
>
> **中华人民共和国精神卫生法**
>
> 《中华人民共和国精神卫生法》是一部规范精神障碍患者治疗、保障精神障碍患者权益和促进精神障碍者康复的法律，于2011年6月公布草案。2012年10月26日，全国人大常委会表决通过了精神卫生法。新法规定，对查找不到近亲属的流浪乞讨疑似精神障碍患者，由当地民政等有关部门按照职责分工，帮助送往医疗机构进行精神障碍诊断。2013年5月1日《中华人民共和国精神卫生法》正式实施。

（一）精神障碍患者的权利

在我国，各类精神障碍患者的人数已达1亿，其中，严重精神障碍患者超过1600万。可以说，精神卫生问题已经成为公共卫生领域的重大问题，迫切需要社会达成共识，保障精神障碍患者的权利。

1. **人身自由权** 精神障碍患者最基本的权利就是人身自由权。但是作为弱势群体，无论在医疗机构还是机构外，精神障碍患者这一权益最容易受到侵害。任何精神障碍患者的人格有权受到尊重，有权受到人道主义待遇。禁止非法限制精神障碍患者的人身自由。不得对住院的精神障碍患者进行人体束缚或采用非自愿的隔离措施，除非为了保护精神障碍患者的权利或使其身心得到发展而必须采取的特别措施，以及对精神障碍患者本人有危险或对他人的安全构成威胁而进行的约束。

2. 治疗权　保障精神障碍患者获得医疗服务也是保障其权益的重要内容。在国际上，患者的住院权、治疗权得到普遍承认。禁止歧视、侮辱、虐待、遗弃精神障碍患者，每位精神障碍患者都有权得到最佳的精神卫生保健护理。

3. 隐私权　精神障碍患者对其自身、疾病及治疗的信息享有保密的权利。未经本人或者其监护人同意，任何单位或个人不得公开透露给第三方。患者的身体隐私、通信隐私和空间隐私也要保障，未经精神障碍患者或其监护人、近亲属书面同意，不得对其进行录音、录像、摄影或播放与该精神障碍患者有关的视听资料。非法侵害精神障碍患者隐私权的，应当依法承担相应的行政责任、民事责任，构成犯罪的，依法追究其刑事责任。

4. 劳动就业和受教育的权利　保护精神障碍患者劳动就业的权利，享有平等的社会保险、社会救济的机会，在就业领域不受歧视和剥削，有利于患者的康复及回归社会。精神障碍患者病愈后，依法享有入学、应试、就业等方面的权利。在劳动关系存续期间或聘用合同期内，精神障碍患者病愈后，其所在单位应当为其安排适当的工种和岗位，在待遇和福利等方面不得歧视。同时，精神障碍患者也有权参加各种形式的职业技能培训及中、高等教育机构的学习，提高就业能力。

5. 知情同意权　自主和知情同意应是绝大多数精神障碍患者治疗和康复的基础。患者的知情同意权是指患者在就诊过程中有知悉自己的病情、医疗机构及其医务人员所制订的医疗方案、将要采取的措施、可能存在的风险等信息，并做出是否同意实施医疗方案、措施的权利。精神科工作人员要以患者能够理解的语言告知其疾病诊断、治疗方案的选择和可能后果等情况，并取得患者的同意。如未经患者的同意，就不能对患者实施治疗。知情是患者的权力，即患者有权了解自己所罹患疾病的病情、转归、医疗措施、医疗风险、替代医疗方案、预后等信息。需要为精神障碍患者施行精神外科手术等特殊治疗的，医疗机构应当告知精神障碍患者或其监护人、近亲属该治疗手段可能产生的后果，取得本人或其监护人的书面同意。

6. 通信及会客权　住院治疗的精神障碍患者的通信、受探视权利受法律保护。因病情或治疗等原因需要限制住院精神障碍患者上述权益时，医师或护士应将理由告知该患者或其监护人、近亲属，并在病历中记录。

7. 诊断复核权　对被诊断患有精神障碍的患者，医疗机构应当按照国家现行的医学标准或参照国际通行的医学标准进行诊断复核。对经诊断复核未能确诊或对诊断复核结论有疑议的，医疗机构应当组织会诊。

（二）精神障碍患者的法律问题

1. 精神障碍患者刑事责任能力的评定　鉴定机构受司法机关的委托，对疑似精神障碍的犯罪嫌疑人、刑事案件的被告人进行刑事责任能力评定。刑事责任能力是指行为人能够正确辨认自己行为的性质、意义、作用和后果，并能依据这种认识而自觉地选择和控制自己的行为，从而对自己所实施的刑法所禁止的危害社会行为承担刑事责任的能力。精神障碍患者责任能力的评定需要符合医学条件和法学条件。刑事责任能力分为完全刑事责任能力、限制刑事责任能力和无刑事责任能力。

2. 精神障碍患者民事行为能力的判定　民事行为能力主要是指自然人能够以自己的行为按照法律规定处理日常事务的能力。如结婚、离婚、抚养子女、遗嘱、合同以及诉讼能力。根据行为能力的大小，它被分为无民事行为能力、限定民事行为能力和完全民事行为能力。各种精神障碍的民事行为能力的判定标准为：无民事行为能力——严重的精神障碍如精神分裂症、情感性精神障碍、老年性精神障碍等，多是丧失辨认或控制能力、没有自知力的，属于无民事行为能力；限定民事行为能力——精神发育迟滞者（中度、轻度）多能较好地保留对周围环境的认识、批判能力，自知力多完整，属于限定民事行为能力；完全民事行为能力——大多数人格障碍者、神经症患者及处于间歇性疾病缓解期的患者，保留着很好的辨认或控制能力，属于完全民事行为能力。

3. 精神障碍与法律的关系　精神障碍患者中以精神分裂症、情感性精神障碍、精神发育迟滞等患者引起的法律问题居多。精神障碍患者出现违法行为时需要进行精神医学司法鉴定。精神障碍司法鉴定是维护精神障碍患者的合法权益。可疑患有精神障碍的刑事案件中的被告人、民事案件中的原告、服刑中的罪犯等均属于司法精神病学鉴定范畴。鉴定的任务是明确被鉴定人员有无精神障碍，患何种精神障碍，实施触犯法律行为时的精神状态及两者的关系如何，以及有无刑事责任能力、民事行为能力等。如果精神医学鉴定的结论为患者无责任能力，为保障社会安全，也要对其危险性进行评估，并提出治疗和监护方案。

（三）精神科护理伦理道德的特殊要求

伦理学最基本的三项原则是尊重（respect）、有益（beneficence）、公正（justice）。护理人员应遵守护理职业道德规范和相关伦理要求，以帮助患者解除病痛，促进心身健康为首要目标。

1. 精神障碍患者的隐私保护　隐私权是精神障碍患者的基本人权，保守个人的隐私是患者应受保护的权利，关系重大。精神障碍患者的病情复杂，是与个人经历、家庭教养、社会环境，以及各种因素的影响有关，病史可能涉及患者的隐私，如果违反这一原则，将产生严重的不良后果。相关的法律法规规定，即使家庭成员也无权获得患者的治疗信息（未成年人除外），精神科护理人员不可以向媒体公开任何人可能存在的精神障碍信息，同时也不可因个人原因、商业或学术利益使用患者的信息。

2. 有效的专业技术支持　护士应提供有效的方式使精神障碍患者不再遭受病痛的折磨，并尽量选择对患者不良影响最小的方式。不可参与对精神障碍患者造成生理或心理伤害的任何活动。

3. 尊重患者的人格与权利　尊重精神障碍患者的人格与权利是本专业护理人员应当遵循的首要的伦理道德规范。精神障碍患者的怪异思维、无礼的言语和粗暴的行为是精神障碍所致的病态表现。在疾病状态下，精神障碍患者的人格仍应受到尊重和保护，并享受与其他患者同样的医疗权利。无论患者的表现如何，护理人员应当一视同仁，以礼相待，应当深表同情与关怀，要注意保护患者的人格尊严不受侵害，并应体现在实际的护理工作中。

4. 尊重精神障碍患者的知情同意权　知情同意（informed consent）是临床和科研工作中尤其是精神科医疗护理工作中一个必不可少的伦理和法律规定的行为准则。在护理过程中，对患者进行评估时，护理人员的首要职责是告知患者评估的目的、评估结果的用途及评估可能出现的影响。当精神科工作人员作为第三方证人时更为重要。

5. 和谐的护患关系　保持良好的护患关系是做好护理工作的关键，但这种关系是同志式的工作关系，精神科的护理人员尤应注意。要保持自尊、自重、自爱。对异性患者不可过分殷勤，以免使其产生误解，导致不良后果。在护理工作中也要坚持科学态度和严谨作风，一丝不苟，尽职尽责。要恪守忠诚美德，对待精神障碍患者也应同样地认真负责。

6. 科学研究中的伦理　由于精神障碍患者是非常容易受到伤害的对象，必须格外谨慎以保护患者的自主性和精神躯体状况完整。在研究中，应以人为本，全力保护患者权益，无论是流行病学研究、社会学研究还是与其他学科的合作研究或者多中心研究，在选择研究对象时必须遵守伦理准则，防止出现问题。

第三节 精神科护理的发展趋势及存在的问题

一、精神科护理工作的范围及任务

(一)精神科护理工作的范围

1. **精神卫生的预防** 精神卫生主要开展三级预防,主要工作是开展社区精神卫生知识宣传教育,提供给社区居民维护精神健康的方法,预防或减少精神障碍的发生。对社区居民精神健康状况进行定期筛查,做到早发现、早诊断、早治疗,并争取疾病缓解后有良好的预后,防止复发。做好精神残疾者的康复训练,最大限度地促进患者社会功能的恢复,减少功能残疾,延缓疾病衰退的进程,提高患者的生活质量。

2. **精神障碍的治疗** 设法使精神障碍患者脱离致病环境,消除与发病有关的因素,保持心理平衡,增强战胜各种困难的信心和勇气,有利于预防各种反应性精神障碍。同时为其提供有效的治疗环境及治疗手段,矫治各种精神障碍,采用正确科学的护理方法不仅可以减轻患者的痛苦,还可以让疾病得到更好的治疗,减轻精神障碍给患者带来的伤害,最大限度地促进患者恢复心理健康,回归社会。

3. **精神障碍的康复** 精神障碍康复有三项基本原则,即功能训练、全面康复、回归社会。功能训练是指利用各种康复的方法和手段,对精神障碍患者进行各种功能活动,包括心理活动、躯体活动、语言交流、日常生活、职业活动和社会活动等方面能力的训练。全面康复是康复的准则和方针,使患者心理、生理和社会功能实现全面的、整体的康复。回归社会则为康复的目标和方向,主要指针对慢性精神障碍患者的康复训练,包括音乐、绘画等康娱治疗,可以在医院内进行,也可在社区和家庭进行。目的是恢复患者适应社会的能力,提高其生活质量。

4. **健康教育** 主要指对精神障碍患者及其家属的健康教育和指导,内容包括心理卫生的知识,对精神障碍的正确认识,抗精神障碍药物使用中的注意事项,各种精神障碍治疗手段的特点,防止精神障碍复发的知识等。指导人们提高承受挫折的能力,做情绪调节控制的主人,改正不良行为与性格特征,掌握一至几种身心放松技术,以便随时调节身心平衡,讲究心理卫生。其方式可以是个人指导、小组讨论、公众宣传及专题研讨。通过有益的教育和训练,以及医疗预防措施,培养健康的人格,塑造良好的心理素质和灵活的适应能力,使心理活动的功能状态达到较高的健康水平。

(二)精神科护理工作的任务

1. 研究和实施对精神障碍患者良好服务和科学管理的方法和制度。确保患者在安全、舒适、愉快的环境中生活。维护患者的利益和尊严,保证患者的正常生活待遇和权利,防止不良因素给患者造成的身心痛苦。

2. 研究和实施接触观察精神障碍患者的有效途径,通过各项治疗护理工作和医护人员的言语、行为与患者保持良好关系。探索和理解每个精神障碍患者的正常和异常内心体验,做出正确的治疗护理评估,找出正确的治疗护理目标,实施有效的治疗护理措施,开展针对性心理治疗和心理护理。

3. 研究和实施对各种精神障碍患者的治疗护理,训练和恢复患者的正常生活能力和社会功能,使其在疾病好转时及时回归社会。

4. 应密切观察患者，详细记录，防止意外事件发生，并为治疗、护理、科研、教学、预防积累资料，以及作为法律和劳动鉴定的参考。

5. 开展精神健康教育工作。积极开展社会精神卫生服务，对精神障碍做到防治结合、医院临床工作与社区精神卫生服务结合，认真贯彻预防为主的方针。

二、从传统的对疾病的护理转向以人为中心的护理

近代护理开展以来，在医疗护理的实践中，护理发展可分为三个阶段：

1. 第一阶段　以疾病护理为中心的阶段。这一阶段出现在现代护理发展的初期，一切医疗行为都围绕着疾病进行，以消除病灶为基本目标。

2. 第二阶段　以患者护理为中心的阶段。随着人类社会的不断进步与发展，20世纪初，社会科学出现许多有影响的理论和学说，这些理论的引入奠定了护理学进一步发展的理论基础。1947年，WHO提出新的健康观："健康不仅是没有疾病和身体缺陷，还要有完整的生理、心理状况和良好的社会适应能力"，不仅为护理学的发展指明了方向，还提供了广阔的实践空间。与此同时，西方国家培养出大批高级护理人才以及"护理程序""护理诊断"等概念的提出又为护理学的发展提供了人才与方法上的保障。护理理论家罗杰斯（M. Rogers）提出的"人是一个整体"的观点受到人们的关注。而伴随着新的医学模式——生物-心理-社会模式的产生，人作为一个生物、心理、社会的有机整体的观点又进一步得以强化，因此，护理的指导思想也逐步从以疾病为中心转向以患者为中心，其工作内容也从传统的单纯执行医嘱逐渐转移到应用护理的科学工作方法——护理程序，全面收集患者资料，做出护理诊断，制订护理计划，实施身心的整体护理。

3. 第三阶段　以人的健康为中心的阶段。伴随着物质生活水平的提高，人们的健康需求也日益提高。因此，医疗护理服务重点局限在医院的现状已很难满足广大人民群众日益增长的保健需求。加上1977年WHO提出"2000年人人享有卫生保健（health for all by the year, 2000）"的口号，使"以人的健康为中心"成为广大医务人员特别是护理人员工作的指导思想和重心。

因此，护士在满足精神障碍患者生活以及生理需求的基础上，更应该注重患者人格的恢复和发展。精神科护士将根据患者生活的环境和文化背景等情况，以患者为中心，为其提供相关的心理、认知、行为等方面的干预，加强康复训练，提升患者的社会适应能力及沟通技巧。

三、加强抗精神障碍药物及病因学研究

精神科护理学是伴随着精神医学的发展而发展的。自20世纪50年代第一种抗精神障碍药物氯丙嗪的问世开始，科学家们一直没有间断对神经医学和抗精神障碍药物的研究，人们试图用生物学的理论来解释精神障碍。目前，在发达国家精神科护理学的课堂上，教授们利用充分的时间来解释抗精神障碍药物的作用机制以及相关的神经病理现象。因此，精神医学在21世纪将在抗精神障碍药物以及精神障碍的病因学研究方面有所突破。现代护士需要了解神经医学与精神障碍的关系，从生物、抗精神障碍药物等多方面了解和解释精神障碍，以便更好地为患者服务。

第四节　精神科护理人员的角色功能与素质要求

一、精神科护理人员的角色功能

自从现代护理发展以来，护士就与健康密不可分。1978 年，WHO 指出：护士作为护理的专业工作者，其唯一的任务就是帮助患者恢复健康，帮助患者促进健康。精神科护理人员的角色功能与其工作的性质、任务以及工作范畴密切相关。相对于其他科室而言，精神科护理人员的角色功能复杂，主要表现在：

（一）护理者

护士独特的功能就是在人们不能自行满足其基本需要时，提供各种护理照顾，以满足其生理、心理、文化、精神等方面的需要，帮助人们促进健康、维持健康、恢复健康、减轻痛苦。因此，提供健康照顾是护士的首要职责。同其他临床科室的护士一样，精神科护理人员的工作包括基础护理、症状护理、心理护理等。其中精神科护理工作的中心是涉及患者各方面的安全护理。

（二）治疗者

精神科护理的治疗者功能体现在所进行的各项护理工作中。精神科护理人员在进行给药、电抽搐治疗等操作时，体现其治疗功能。在参与患者的家庭治疗、行为矫正、康娱治疗等工作时同样体现其治疗功能。

（三）父母替代者

护士作为患者的父母替代者有两层意思：一是为患者提供基本的生活照顾，这是任何一个患者所期望的；二是要求精神科护士有足够的耐心和同情心以及充分的心理准备，无论患者行为如何不可思议，都要尊重他们的价值。罗杰斯（1951 年）把它比喻为无条件地正向对待。像照顾自己的孩子一样，要面对和接纳患者的任何怪癖行为和异常的思维方式，像家人一样给他们安慰和鼓励，帮助患者逐渐纠正异常的思维和行为，解除其精神困扰，重新返回社会。

（四）健康教育者

护士在许多场合行使教育者的职能。精神科护理人员的工作内容之一是向患者、患者家属以及社区群体进行健康教育，使他们了解疾病的病因、治疗、预防、康复及护理，包括用药注意事项、药物的不良反应等方面的知识。同时精神科护理人员还承担着社区精神卫生宣传的责任。护士有责任为精神障碍患者提供健康信息，宣传预防疾病、保持健康的知识和方法，给予预防保健等专业指导，并根据精神障碍患者的特点，运用良好的沟通技巧，将专业的医学知识传递给患者，帮助患者维护其健康。

（五）协调者和管理者

护士与患者、家庭和其他健康专业人员需要紧密合作，相互配合和支持，更好地满足患者的需要。精神科护理人员的协调管理工作包括与其他工作者之间的协调，如与精神科医生之间的信息交流，与社会工作者或患者家属之间的沟通，将所观察到的患者的病情资料提供给其他团队协作人员，以使诊断、治疗、救助和有关的卫生保健工作得以相互配合、协调。此外，还需要进行住院患者的组织管理及协调工作，包括患者间矛盾的调解，患者日常娱乐、生活活动管理等。

（六）研究者和改革者

护理应适应社会发展的需要，针对精神科护理的专业特点开展护理研究，解决复杂的临床问题及在护理教育、护理管理等领域中遇到的有关问题，完善护理理论，不断改革护理的服务方式，扩大护理工作范围和职责，推动护理专业的发展。

二、精神科护理人员的素质要求

随着医学模式的转变，护理模式已由传统的"以疾病为中心"转变为"以患者为中心"的整体护理，多元化、多层次的模式对护士的综合素质有更高的要求。为了适应新医学模式下护理工作的要求，当代护士应不断进取，提高自身的修养，才能在竞争中立于不败之地。

（一）职业素质

护理管理人员应规范护士礼仪，倡导优质服务。护理人员要具备敬业、奉献、团队合作精神，意志坚强、镇定，要有高度的责任心、同情心、耐心和爱心，充分认识到精神科护理工作对患者、社会的价值，提高自身职业的自尊心。在工作中，要尊重、关爱患者，维护其知情权和隐私权，给予患者人道主义待遇，帮助其获得与正常人一样的各种权利，避免患者受到伤害。

（二）心理素质

精神科护士作为护理队伍中的一个特殊群体，其服务对象大部分为思维紊乱、行为异常、有自伤自杀、逃跑倾向、不配合治疗、无自知力的精神障碍患者。由于精神障碍患者的特殊病情，受精神症状的支配，随时可能冲动伤人，这种情绪会对护理人员的心理活动造成一定的影响。因此，精神科护理人员应具有良好的心理素质、健全的人格、稳定的情绪，具有果断、灵活的心理品质以应对工作环境给他们造成的影响。此外，由于社会对精神障碍的认识不足和偏见而不尊重护理人员，要求护理人员要有良好的自我调节能力，充分理解患者，更好地为其服务。

（三）理论素质

精神科护理人员需要掌握精神病学、心理学、护理学等学科的相关理论知识，将这些知识运用到护理实践中，要有扎实的专业理论知识；掌握各种常见病的症状、体征和护理要点，能及时准确地制订护理计划；掌握护理心理学和护理伦理学知识，了解最新的护理理论和信息，积极开展和参与护理科研。同时，还应具有敏锐的观察能力、灵活的注意力和娴熟的技术操作能力，才能适应工作的需要，保证护理工作的顺利开展与进行。在工作中开展科学研究，完善精神科护理的理论及实践体系。

（四）专业素质

要求护理人员能为患者创造安全、舒适的环境，做好患者的日常生活护理；掌握急救技术和设备的使用方法，熟悉急救药品的应用，能熟练地配合医生完成对急症或危重患者的抢救；防止一切不良因素给患者带来的躯体和精神痛苦，防止意外事故的发生；严格执行各项规章制度，避免医源性伤害；积极开展工娱活动、康复护理及健康教育，提高患者社会交往的能力，恢复生活技能，帮助患者尽快回归社会；运用精神卫生知识开展精神卫生保健工作，施予人性化的医疗服务，维护民众的精神健康。

（五）身体素质

护理工作是一个特殊的职业，是体力与脑力劳动相结合的工作，且服务对象是人，关系到人的生命，工作中稍有不慎后果便不堪设想，因而要求护士要有健康的身体，工作时应精神高度集中、精力充沛,才能保证顺利地完成工作。

> **小结**
>
> 本章从精神障碍概述、精神医学及精神科护理学发展简史、精神科护理学发展趋势、精神科护理人员的角色功能与素质要求等方面对精神障碍进行了阐述。旨在通过对精神障碍、精神健康及精神科护理学等相关概念的学习,使护士对精神障碍有初步了解。通过进一步对精神医学及精神科护理学发展史的学习,可以使护士对精神科护理的发展历程及精神科周边的相关学科进行了解,对精神医学的重要作用有一定认识。
>
> 通过本章学习,护士应了解精神科护理工作的范畴与任务,以及在临床工作中可能遇到的问题,了解精神科护理学从传统的对疾病的护理转向以人为中心的护理的发展趋势。了解作为一名精神科护理人员在工作中的角色及应具备的素质要求,为精神科临床工作的需要提供理论支持。

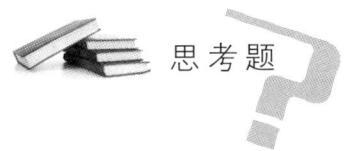

思考题

某患者善于洞察股市行情,协助当地某企业老总炒股。大学毕业后,她谈了一个对象,想象婚礼场景一定会很宏大、很排场。他们定好婚期后,便向很多上层人士发了请帖。然而天有不测风云,首先是股市受挫,自己的钱赔了不少,那位老总的钱也赔个精光,失意之时,老总还落井下石逼她尽早还清这一大笔债。祸不单行,她发现幻想的风光婚礼现场来宾寥寥无几时,精神开始不正常了。她在休息室自言自语,时而沮丧,时而傻笑,说话内容也分散、不连贯,所有人都觉察出她的异常,新郎更是有所怀疑,于是向女方家里提出推迟婚礼,先把她送医院检查。但她认为自己没病,坚持要完成婚礼,并在婚礼上大吵大闹,男方便当众退婚。在家人收拾完残局回家后,发现患者眼神涣散,跟她说话也不搭理,常会以一个姿势保持几个小时甚至一天之久。但是,她自言自语,偶尔发出一些怪笑,有时会突然拉住别人的手,手舞足蹈地说她的婚礼有多么美好。人们认定她受了刺激,并将她送到医院精神科就诊,经医生诊断其患有精神分裂症,并建议家属带其去精神病医院治疗。但距她从精神病医院回家不到一年,再次犯病。发病原因是她和邻居一直不和(具体矛盾不知),她突然跑回家拿着菜刀冲向邻居,楼长劝架及时夺下菜刀。值得注意的是,在她拿着菜刀扬言要杀邻居的时候,嘴里喊着"我怕什么啊,反正精神病杀人不犯法。"最后,她又被家人送进精神病医院。如此反复几次,目前患者仍在医院治疗中。

请分析:
1. 通过对患者的护理评估,在护理患者过程中应注意哪些问题?
2. 护理人员需保护精神障碍患者的哪些权利?

(沈春玲)

第二章

精神障碍的基本知识

学习目标

识记
描述感知觉障碍、思维障碍、注意障碍、记忆障碍、智能障碍、定向力障碍、自知力障碍、情感障碍、意志和运动行为障碍及意识障碍的主要临床表现。

理解
说出感知觉障碍、思维障碍、注意障碍、记忆障碍、智能障碍、定向力障碍、自知力障碍、情感障碍、意志和运动行为障碍及意识障碍主要见于哪些疾病。

运用
根据掌握的症状学知识识别患者的临床表现属于哪一种症状，可能患有的是何种疾病。

第一节 精神障碍的病因学

古代认为精神障碍的病因是魔鬼附体或灵魂出窍，经过不断的探索研究，目前认为精神障碍是由多种因素综合作用所致。这些因素包括下述生物学因素和心理、社会因素。

一、精神障碍的生物学因素

（一）遗传因素

家系法、双生子法和寄养子法研究表明，遗传因素在某些精神障碍的发病中起重要作用，如精神分裂症、情感性精神障碍、某些类型的精神发育迟滞等，常有明显的遗传倾向。但细胞遗传学和分子遗传学研究目前仍未得出一致性结论，其遗传方式也尚未确定。除此之外，有些精神障碍患者并没有家族遗传史，这说明遗传因素并非精神障碍发病的唯一因素。

（二）素质因素

个人素质包括心理素质和躯体素质，个人素质的差异与遗传有关。躯体素质是指体型、体力、营养状况、对损伤的恢复和代偿能力及对疾病的抵抗能力等。心理素质主要包括气质

和性格。敏感、脆弱、多疑、内向的心理素质，在外界致病因素的影响下，容易发生精神障碍。

（三）器质性因素

急、慢性躯体感染，颅内感染，各种躯体疾病，脑器质性病变，颅脑损伤，精神活性物质的滥用等，均能导致大脑功能紊乱而发生精神障碍。

二、精神障碍的心理、社会因素

心理因素主要指个体的认知、价值观、对外界事物的情感态度、个体的行为方式等。社会因素指社会制度、社会生活条件、医疗水平、经济状况等。心理、社会因素能否致病，主要取决于心理、社会因素的强度、人格特质、中枢神经系统功能状态、环境的协调与否等。

第二节 精神障碍的诊断分类学

精神障碍的分类是将各种复杂的精神异常表现，按照统一的标准加以归类的过程。目的是便于对各种精神障碍在病因、发病机制、诊断、治疗和预防方面进行深入研究，以及各方之间的学术交流。

精神障碍的分类方法较多，常按病因、病理改变、解剖部位及症状特点等原则进行分类。目前国际上常用的分类有《国际疾病分类》（International Classification of Diseases，ICD）第10版（ICD-10）和美国《精神障碍诊断与统计手册》（Diagnostic and Statistical Manual of Mental Disorders，DSM）第5版（DSM-Ⅴ）。国内临床工作中主要使用《中国精神障碍诊断标准手册》（Chinese Classification and Diagnostic Criteria of Mental Disorders，CCMD）第3版（CCMD-Ⅲ）。这些分类方案的主要特点为：各种基本概念进一步准确、规范、统一，分类的亚型不断增多，但更加系统化，并更具有可操作性。

一、国际疾病分类简介

国际疾病分类（ICD）是所有疾病的分类系统，其中第5章是精神障碍。ICD于1990年开始在欧洲使用，目前已经出版到第10版，简称为ICD-10。在ICD-10中，精神障碍的主要分类类别及其编号为：

F00-F09 器质性（包括症状性）精神障碍

F10-F19 使用精神活性物质所致的精神和行为障碍

F20-F29 精神分裂症、分裂型及妄想性障碍

F30-F39 心境（情感性）障碍

F40-F49 神经症性、应激性及躯体形式障碍

F50-F59 伴有生理障碍及躯体因素的行为综合征

F60-F69 成人的人格和行为障碍

F70-F79 精神发育迟滞

F80-F89 心理发育障碍

F90-F98 通常发生于儿童及少年期的行为及精神障碍

F99 待分类的精神障碍

二、美国精神障碍分类简介

美国《精神障碍诊断和统计手册》(DSM)是目前世界范围内使用最广泛的一种精神疾患诊断系统。DSM 于 1952 年由美国精神病学会开发和修订，目前使用的是 2013 年修订的第五版(DSM - V)。其主要分类为：

- 神经发育障碍
- 精神分裂症谱系及其他精神障碍
- 双相及相关障碍
- 抑郁障碍
- 焦虑障碍
- 强迫及相关障碍
- 创伤及应激相关障碍
- 分离障碍
- 躯体化症状及相关障碍
- 喂食及进食障碍
- 排泄障碍
- 睡眠 - 觉醒障碍
- 性功能失调
- 性别烦躁
- 破坏性、冲动控制及品行障碍
- 物质相关及成瘾障碍
- 神经认知障碍
- 人格障碍
- 性欲倒错障碍
- 其他精神障碍
- 药物所致的运动障碍及其他的药物不良反应
- 可能成为临床关注焦点的其他情况

三、中国精神障碍分类简介

1989 年，我国制定了《精神障碍诊断标准手册》(CCMD)，目前已出版到第 3 版(CCMD-Ⅲ)。其特点为：一方面向国际疾病分类法靠拢，多数疾病的命名、分类方法、描述及诊断标准都尽量与 ICD-10 保持一致；另一方面是结合中国国情与传统经验，保留一些传统分类分型方法与诊断或症状名称，省略我国少见而国外多见的疾病内容，增补我国常见而国外少见的疾病内容。CCMD-Ⅲ的分类主要为十大类，按 0-9 编码：

0 器质性精神障碍
1 精神活性物质与非成瘾物质所致精神障碍
2 精神分裂症和其他精神障碍
3 心境障碍（情感性精神障碍）
4 癔症、应激相关障碍、神经症
5 心理因素相关生理障碍

6 人格障碍、习惯与冲动控制障碍、性心理障碍
7 精神发育迟滞、童年和少年期心理发育障碍
8 童年和少年期的多动障碍、品行障碍、情绪障碍
9 其他精神障碍和心理卫生情况

第三节　精神障碍的症状学

精神症状是大脑功能障碍的表现，是异常的精神活动，主要包括认知、情感、意志和行为等方面的异常。由于目前对精神障碍的发病机制还没有更深入的认识，精神障碍的诊断主要是依据精神症状的特点结合病史来进行的。因此，学习精神症状，正确识别精神症状是做好精神科临床和护理工作的基础。

人类的正常精神活动可按心理学概念分为认知过程、情感过程和意志过程。精神障碍的症状也按上述三个过程分别加以讨论。

一、感知觉障碍（disorders of sensation）

感觉（sensation）是人脑对直接作用于感觉器官的客观事物个别属性的反映，如颜色、音调、气味、冷热、软硬等。知觉（perception）是人脑对直接作用于感觉器官的客观事物整体属性的反映。例如：我们看到一个西红柿，西红柿就是一个知觉。它是对红色、软的、椭圆形等个别属性（各种感觉）综合后形成的整体映象。正常情况下，个体的感知觉和外界事物保持一致。

（一）感觉障碍

1. 感觉过敏（hyperesthesia）　指患者对外界一般强度的刺激感受性增高。如轻触皮肤就感到疼痛难忍，对柔和的光线感到非常刺眼。多见于神经症、更年期综合征等。

2. 感觉减退（hypoesthesia）　指患者对外界一般强度的刺激感受性降低，对强烈的刺激感觉轻微或完全不能感知，后者称为感觉缺失（anesthesia）。多见于抑郁状态、木僵状态和意识障碍。正常时在注意力高度集中或处于强烈紧张状态时，也可出现感觉减退，如在体育竞赛时快速奔跑造成皮肤擦伤而不知疼痛。

3. 感觉倒错（paraesthesia）　指患者对外界刺激可产生与正常人不同性质的或相反的异常感觉。如对凉的刺激产生了烫热的感觉，用棉签轻擦皮肤时，患者感到刺痛难忍。多见于癔症。

4. 内感性不适（senestopathia）　指患者躯体内部产生的各种不舒适和（或）难以忍受的异样感觉，如蚁爬感、牵拉感、游走感等。特点是性质难以描述，没有明确的局部定位，此点可与内脏性幻觉加以区别。有时继发疑病观念。多见于神经症、精神分裂症、抑郁状态和躯体化障碍。

（二）知觉障碍（disturbance of perception）

1. 错觉（illusion）　是一种歪曲的知觉，即对客观事物整体属性的错误感知。正常人在光线暗淡、疲乏、恐惧、紧张和期待等心理状态下也可有生理性错觉，但经验证后可以认识纠正。错听和错视较多见。草木皆兵和杯弓蛇影都属于生理性错觉。病理性错觉常在意识障碍时出现，带有恐怖色彩，多见于器质性精神障碍的谵妄状态。

2. 幻觉（hallucination）　是指无客观事物作用于感觉器官时出现的知觉体验。幻觉是

临床上常见的精神症状，根据所涉及的感官可分为幻听、幻视、幻嗅、幻味及幻触等。

（1）幻听（auditory hallucination）：是临床上最常见、最具有诊断意义的幻觉。幻听的内容复杂多样而不易理解，清晰程度也不一致，出现的频度也有差异，或者持续不消，或者偶尔出现。幻听语言较多的为第二人称，即直接对患者讲述。还有的对患者用第三人称，表现为两个或两个以上的声音在争论（争论性幻听），或者对患者的行为进行评论（评论性幻听），或者命令患者打人、自杀等，患者常无法违背而遵照执行（命令性幻听）。幻听常影响思维、情感和行为，因而可出现自杀以及冲动、伤人、毁物的行为。幻听可见于多种精神障碍，其中评论性幻听、争论性幻听和命令性幻听为诊断精神分裂症的重要症状。

案例 2-1

患者，男，24岁，精神分裂症，患者诉说经常听到有一个人告诉他必须每天向西跪拜1次，否则他的父母就会死掉……患者因此每天都要跪拜。

（2）幻视（visual hallucination）：内容十分多样，从单调的光、色、各种形象到人物、景象、场面等。幻视以具体形象较为多见，通常比较短暂。在意识障碍时，幻视多为生动鲜明的形象，并常具有恐怖性质，多见于躯体疾病伴发精神障碍的谵妄状态。在意识清晰时出现的幻视多见于精神分裂症。

（3）幻嗅（olfactory hallucination）：患者可闻到一些往往引起其产生不愉快的情感体验的气味，如腐烂的鱼臭、煤气和血腥气等。幻嗅可单独出现，但往往与其他幻觉和妄想结合在一起，主要见于精神分裂症。

（4）幻味（gustatory hallucination）：患者尝到食物内有某种特殊的怪味道，因而拒食。常继发于被害妄想，主要见于精神分裂症。

（5）幻触（tactile hallucination）：通常多涉及皮肤，也称皮肤与黏膜幻觉。患者感到皮肤或黏膜上有某种异常的感觉，也可有性接触感。可见于精神分裂症或器质性精神障碍。

3. 感知综合障碍（psychosensory disturbance） 是指患者对客观事物的整体能正确感知，但对某些个别属性如大小、形状、比例等产生了错误的感知。多见于器质性精神障碍、癫痫，也可见于精神分裂症。常见的类型有：

（1）视物变形症（matamorphopsia）：患者感到周围的人或某外界事物在大小、形状和体积等方面发生了变化。看到物体的形象比实际增大称作视物显大症（macropsia）；看到物体的形象比实际缩小称为视物显小症（micropsia）。

（2）空间知觉障碍：患者感知周围事物的距离发生了改变，如事物变得接近或远离。有的患者不能准确地确定周围事物与自己之间的距离，感到有的东西似乎不在它原来的位置。

（3）周围环境改变的感知综合障碍：患者感到周围的一切似乎都是僵死不活动的，有的则感到周围一切都在急剧猛烈地变化着。另外，有的患者还觉得周围的事物变得似乎是不鲜明的、模糊不清的，缺乏真实感，这种现象称之为非真实感。患者常诉说"感到周围的东西似乎隔了一层东西似的。"

二、思维障碍

思维（thinking）是指对事物有目的地进行思索推敲的认识过程，是人脑对现实概括的、间接的反映，是人类特有的认识活动的最高形式。思维通过语言和文字来表达，思维障碍也常是从语言的交流中识别的。思维障碍的表现形式较多，临床上一般分为思维联想障碍、思维逻辑结构障碍和思维内容障碍。

（一）思维联想障碍

思维联想障碍（association disturbance）是指在联想过程中思维活动的速度、数量、目的性和连贯性等方面的障碍。

1. 思维奔逸（flight of thought） 特点是联想的速度加快，脑内概念不断涌现，内容丰富生动但不能恒定指向一定的目的，思维的片段与周围现实虽相关联，但内容往往不深刻，给人以信口开河之感。患者表现为讲话滔滔不绝，语速较快，一个主题未完，又转入另一话题，有时甚至出现联想过快而超过口头表达的速度致使表达的内容断续不成句，如上下句或者段落之间可由一些随意的关系或音韵、词义等相连接，称为音联（相同音韵的词间联想：如"我是中国人，祖国在我心中，我从三中毕业……"）或意联（同义词之间的类似联想或反义词之间的对比联想）。常见于躁狂症。

> **案例 2-2**
>
> 患者，男，35岁，心境障碍躁狂发作，患者入院后，医生问其年龄时，患者答："你们不用问了，我告诉你，我叫×××，男性，35岁，汉族，革命干部，出生于红色家庭……"当看到护士为另一个患者打针时，又大声说道："我是钢铁战士，液体是打不垮的，炮火是打不垮的……"

2. 思维迟缓（inhibition of thought） 联想速度减慢，数量减少，患者表现为言语缓慢，思考问题感到困难，语量少，语音低，反应迟缓。多见于抑郁症。

3. 思维贫乏（poverty of thought） 联想的数量减少，形成概念并进行判断和推理的过程减少。患者表现为头脑中没有多少活动着的完整概念，因此缺少主动语言，常有脑子空空、没什么可想的体验。在语言交流中，词汇简单，多为被动地简单回答，类似电报式语言，缺少形容词。患者对此往往漠然处之，常伴情感淡漠，意志缺乏。多见于慢性精神分裂症或智力缺损的患者。

4. 思维散漫（looseness of thought） 也称思维松弛，主要是思维的目的性和连贯性的障碍。患者思维活动表现为联想松弛，内容散漫，对问题的叙述不够切题，缺乏一定的逻辑关系，以致整个谈话没有中心内容，使人感到难于理解、交谈困难。见于精神分裂症早期，严重时可发展为思维破裂。

5. 思维破裂（splitting of thought） 患者在意识清楚的情况下，思维联想过程破裂，缺乏内在意义上的连贯性和应有的逻辑性，患者谈话中虽然单个语句在结构和文法上正确，但句子与句子之间、主题与主题之间缺乏内在意义上的联系，使旁人无法理解。

案例 2-3

患者，女，27岁，精神分裂症，护士问："你感觉哪里不舒服？"患者答："我来的时候我妈不让他走，拿个东西过去了，说被子也不行，电视里还在说着，我说他不听……"

6. 思维不连贯（incoherence of thought） 表面上与思维破裂十分相似，但产生的背景不同，它是在严重的意识障碍情况下产生的，患者的言语更为杂乱，语句片断，毫无主题可言。此类症状多见于感染中毒、颅脑损伤引起的意识障碍或癫痫性精神障碍。

7. 病理性赘述（circumstantiality） 在思维过程中，不失去基本的线索和目的，但其联想过程迂回曲折，夹杂了大量次要的、琐碎的枝节，做不必要的、内容过分详细的叙述。多见于癫痫、器质性精神障碍的患者。

8. 持续语言（perseveration） 与病理性赘述症状比较接近，但持续言语时思维的特点不仅是黏滞，还在某一概念上停滞不前。患者单调地重复某一概念，或对不同的问题总是用第一次回答的话对答。多见于脑器质性精神障碍。

案例 2-4

患者，女，68岁，老年痴呆，护士问："您贵姓？"患者答："姓刘。"问："您多大年龄？"答："姓刘……"

9. 重复语言（palilalia）与刻板语言（stereotyped speech） 是指联想停滞不前，在原地徘徊。表现为顽固地黏滞于某些语句而不能摆脱，如果重复局限于语句的末端部分，即重复语言。如患者说："我要下楼去吃饭、吃饭、吃饭"。如果机械而刻板地重复同一语言，则称为刻板语言。如患者反复说："我要下楼去吃饭，我要下楼去吃饭，我要下楼去吃饭"。此时脑中保留的概念甚少，转换困难。多见于器质性精神障碍。

10. 思维阻滞（blocking of thought） 也称思维中断，思维阻滞是指在无意识障碍和其他的联想干扰的情况下，思维联想过程突然出现停滞或中断，通常表现为谈话突然中断，片刻后谈话恢复，但主题往往已不是原来的内容。由于许多患者当时有思维被吸走或抽走的感觉，也有学者使用思维被夺（thought deprivation）来描述同一现象。此症状多见于精神分裂症。

11. 强制性思维（forced thinking） 又称思维云集，指脑中涌现出大量的、杂乱无章的联想（有别于强迫观念的同一意念的反复联想），不受主观意志的控制，似乎是外部一种力量强制性的、但内容仍是自己的思想，患者欲罢不能的感受不明显。多见于精神分裂症。

12. 思维插入（thought insertion） 患者感到头脑中出现的某种思想不是自己的，是在思考过程中他人通过某种方法强加于己的，即大脑中插入了别人的思想（有别于强制性思维）。多见于精神分裂症。

13. 思维扩散（diffusion of thought）和思维被广播（thought broadcasting） 患者体

验到自己的思想一出现，所有的人也都知道，感到自己的思想与人共享，毫无秘密可言。如果患者认为自己的思想是通过广播而扩散出去的，称为思维被广播。常见于精神分裂症。

（二）思维逻辑结构障碍

主要是对事物进行逻辑推理过程中的异常，也可是语法和文字结构的错乱。主要表现在三个方面，即失去每种概念的界限，或混淆了概念的具体含义与抽象含义，或在语言表达中出现语法结构的紊乱。常见的有：

1. 象征性思维（symbolic thinking） 属于概念混淆，是用一个无关的具体概念去代替某一个抽象概念，经替代后某一概念的意义如不经患者本人解释，他人无法理解，两个概念之间往往有某种联系。如某患者经常将左、右脚的鞋换穿，认为自己容易犯错误，这样做可以纠正错误。这里患者混淆了"换鞋"的具体概念与"纠正错误"的抽象概念。常见于精神分裂症。

案例 2-5

患者，女，37岁，精神分裂症，患者就诊时左手握着一根头发，右手握着一个长针，医生问患者这是什么意思时，患者说："我现在什么都不怕了，我掌握了思想，掌握了真理，我什么都有了……"

2. 语词新作（neologism） 是指患者用自创的符号、图形、文字和语言或把现有的符号、图形、文字和语言来表达为一种新的、别人不易理解的、特殊离奇的概念。如用"ô"代表日月同辉；用"%"代表离婚等。多见于精神分裂症。

3. 逻辑倒错性思维（paralogism thinking） 主要为推理的逻辑性错误，最终导致结果违反常理和不能理解。如某患者得知其父患了癌症，便将儿子杀死，他认为要根绝癌症必须杀死儿子。

（三）思维内容障碍

1. 妄想（delusion） 妄想是一种常见的精神症状。它是指错误地认识自我和客观事物的一种病态或歪曲的信念或观念，而且不接受事实与理性的纠正。其特征是：①无客观事实为依据，内容与客观事实不符，不接受事实与理性纠正的思想，有别于正常人的错误认知，后者往往可以接受客观事实的纠正。②妄想的内容均涉及个人并与自我有切身的利害关系。③妄想具有个人独特性，其内容是个人所独有的，与文化或亚文化群体的某些共同的信念（如迷信观念、宗教观念、偏见等）不同。④妄想的内容可因文化背景和个人经历而有所差异。

按妄想的内容进行分类，归纳起来一般可以分为以下几类：被害类（包括被害、关系、跟踪、物理影响、嫉妒妄想等），夸大类（包括发明、财富、血统、钟情妄想等），自责类（包括贫困、罪恶、自责妄想等）。常见的如下：

（1）被害妄想（delusion of persecution）：患者坚信自己或家人遭到他人或某群体的迫害，如被监视、下毒、跟踪等。此类妄想常与幻觉同时存在，相互影响，在妄想的支配下，可有拒食、自杀、攻击等行为。常见于精神分裂症和偏执性精神障碍。

> **案例 2-6**
>
> 　　患者，男，31岁，精神分裂症，患者到某地做生意，常感到腹部不适，总觉得水里有怪味，认为有一些不认识的人在盯他的梢。曾到当地派出所报案，后逐渐发展到整日闭门不出，只吃自己做的饭菜，在家中将电视机砸坏，说是要找窃听器。后与妻子一起乘车返回原籍，乘车途中又感觉车上有几个人神色不对，是在跟踪自己，借故下车后无目的地狂奔，途中用刀将一路人砍伤。

　　(2) 关系妄想（delusion of reference）：也称牵连观念，患者将环境中与己无关的事物同自己相联系。如认为周围人的谈话、说笑、吐痰、咳嗽，甚至一举一动都是针对他的。

　　(3) 物理影响妄想（delusion of physical influence）：又称被控制感，患者感到有人使用激光、超声、电子仪器等方式和手段控制了自己的思想、情感和意志行为，让自己失去了自主能力。

　　(4) 嫉妒妄想（delusion of jealousy）：患者在没有任何事实根据的情况下坚信自己的配偶有外遇。其特征是患者往往为了找到配偶有外遇的证据，经常跟踪、监视配偶的日常活动，检查配偶的衣服和日常生活用品，当发现配偶与其他异性说话、打招呼时，常反复追问，无理纠缠吵闹。

　　(5) 夸大妄想（grandiose delusion）：患者对自我各方面的能力给予过高的评价，自命不凡地认为自己卓越超群。夸大的内容可包括能力、财富、权利等。常见于躁狂症、精神分裂症和器质性精神障碍。

> **案例 2-7**
>
> 　　患者，男，22岁，心境障碍躁狂发作，患者整日不停地对一些国家领导人和国家政策进行评论，认为谁都不行，自认为领导能力无人可比，常向同室病友诉说拿破仑和希特勒在军事指挥才能上与他的差距。

　　(6) 非血统妄想：其特征是患者否认与亲生父母之间的血缘关系，并有对立、敌视甚至暴虐的行为。患者常坚定地认为与某一名人有血缘关系，妄想的内容一般都较为荒谬。

　　(7) 钟情妄想（delusion of love）：患者坚信自己受到某异性的钟爱，故而反复追求表达爱意，即便多次遭到拒绝或亲眼见到对方有配偶后仍纠缠不休。常见于精神分裂症。

> **案例 2-8**
>
> 　　患者，女，19岁，精神分裂症，患者住院两周后开始纠缠主管的男医生，述说自己的不适，要求为其检查身体，经常向其他病友和护士叙述这个医生对她如何好、如何爱她，向其他医生、护士打听该医生的住址和家庭情况，多次因该医生为其他女患者查房而将其他患者打伤，后此医生调离该病房，患者自杀未遂。

(8) 罪恶妄想（delusion of guilt）：也称自罪妄想，此类妄想的特征是为自己强加一些莫须有的罪名，并坚信罪孽深重，死有余辜。常将生活中以及家人的一些不如意的事情与自己相联系，归咎于自己。因此，非常容易出现自伤和自杀等行为。

> **案例 2-9**
>
> 　　患者，男，39岁，精神分裂症，患者为银行工作人员，曾多次到检察院自首，反复交代自己贪污的罪行，要求将自己绳之以法。后经检察院立案侦查，告知患者贪污的情况并不存在，患者又拿着现金以及金戒指等物品再次向检察院自首，后经精神病司法鉴定后将患者收住院治疗。

(9) 被洞悉感（experience of being revealed）：又称内心被揭露感，是一种较特殊类型的妄想，对诊断精神分裂症有一定的意义。其特征是患者认为自己所想的事，甚至自己的思想未通过任何方式向任何人表达而被别人获悉了，但是通过什么方式被人知道的则不一定能描述清楚。

> **案例 2-10**
>
> 　　患者，男，47岁，精神分裂症，患者坚信有人在他身上安装了特殊的发射装置，自己头脑中想的事，周围的人都知道。他说："我想去南京路，出门就看到一辆出租车停在马路边等我；我在一家饮食店吃小笼包，想要一碟醋，服务员就将醋送到我的餐桌上；在家我想听一首某人的歌，打开收音机，就听到她在唱'心酸的浪漫'……你们不要再问我，我的事你们都知道，对我来说我没有秘密。"

(10) 疑病妄想（hypochondriacal delusion）：患者毫无根据地坚信自己患了某种严重的疾病，因而到处求医，即使通过一系列详细的检查也不能改变患者的认识。严重时患者认为自己的内脏都不存在了，都腐烂了，头脑变空了甚至什么都不存在了，称为虚无妄想（delusion of negation）。多见于精神分裂症和老年期精神障碍。

2. 强迫观念（obsessive idea）或称为强迫性思维，是指同一意念反复出现于患者的思想中，患者自知没有必要或荒谬，并力图加以摆脱，但最终不能控制，无法摆脱，伴有主观的被迫感觉和痛苦感。患者既可表现为同一意念的反复出现，又可表现为反复回忆和思索毫无意义的问题等。如某患者反复思考"人能不能长期被冷冻？"，为此反复求诊问各种医生，自知整天思考这个问题实无意义，但不去想就更难受。多见于强迫性神经症，也可见于精神分裂症。

三、注意障碍

注意（attention）是指个体的精神活动集中指向某客观对象的过程。发生注意活动的基本条件是觉醒和意识清晰。注意一般可分为主动注意和被动注意。主动注意也称随意注意，是对既定目标自主地和主动地注意，与个人的思想、心境、兴趣和经验等有关。被动注意又称不随意注意，是没有既定目标，由外界刺激被动引起的注意，如听见突然的响声，人们寻声望去。我们通常所说的注意是指主动注意。常见的注意障碍表现形式有：

（一）注意增强

注意增强（hyperprosexia）是指主动注意的增强。如被害妄想的患者过分注意周围人的一举一动。

（二）注意减退

注意减退（hypoprosexia）是指主动注意和被动注意的兴奋性均减弱，患者的注意力很难在较长时间内集中于某一事物。多见于神经衰弱、脑器质性精神障碍。

（三）注意狭窄

注意狭窄（narrowing of attention）是指注意的指向性较长期地集中于某事物或事物的某一方面，使注意的范围显著缩小，不能再注意与之相关的其他事物或事物的其他方面。如固定集中于幻觉内容或妄想体验中。可见于多种精神障碍。

（四）注意涣散

注意涣散（aprosexia）是指主动注意集中于客观对象的能力显著减退或丧失，同时也不能固定保持指向性，注意的稳定性降低。多见于神经症、精神分裂症和儿童多动与注意缺陷障碍。

（五）注意转移

注意转移（transference of attention）是指由于被动注意的显著增强使主动注意不能持久，注意稳定性降低，随着外界环境的变化不断转换注意对象。因患者对事物的注意飘忽不定，短促而不持久，往往伴随不停地变换谈话主题。多见于躁狂症和多动障碍。

四、记忆障碍

记忆（memory）是以往事物和经验在头脑中的复现，包括感知过的映象、思考过的问题、体验过的情绪和练习过的动作等。记忆是在感知觉、思维、情感、行为的基础上建立起来的精神活动，整个过程包括识记、保持、回忆（再生）、认知（再认）四个部分。识记是感知的事物和经验留下痕迹的过程。保持是使标记的痕迹免于消失的过程。回忆则是对某些保存的痕迹再现的过程。认知是当前事物的映象与以往类似表象比较鉴别并识别其从属性和时间性的过程。记忆根据保持的时间可分为瞬间记忆、短时记忆和长时记忆。一般认为，意识障碍造成的遗忘多与瞬间记忆受损害有关，痴呆的记忆障碍首先损害的是短时记忆。下面介绍几种常见的记忆障碍形式。

（一）记忆增强

记忆增强（hypermnesia）是一种病态，常表现为对某事件发生的所有细节都能回忆。这种记忆增强实际并非记忆能力的增强，而是过分增强了对某事物的感知过程。常见于偏执性精神障碍。

（二）记忆减退

记忆减退（hypomnesia）主要表现为保持和认知过程的障碍。常表现为对过去感知过的事物不能保持和再认。保持障碍最常见的形式是近事记忆减退，由于老年及脑器质性病变而出现记忆保持进行性受损，从新近事件的记忆减退缓慢地逆行发展，越是早年的记忆则保留越久。需要注意的是，神经症的患者常主观感到记忆力下降，常是愉快的事记不住，烦恼的事耿耿于怀，记忆测验示记忆力正常。所以这种情况不是真正的记忆障碍，而是其他症状对记忆的干扰所致。

（三）遗忘

遗忘（amnesia）是指对以往感知过的事物部分或完全不能回忆。造成遗忘症最常见的原因是意识障碍，遗忘的程度也与意识障碍的程度有一定关系。其次是痴呆与其他脑器质性疾病。

根据遗忘所涉及的时间阶段，一般可分为顺行性、逆行性和界限性遗忘。

1. 顺行性遗忘（anterograde amnesia） 是指疾病发生后一段时间内经历的遗忘，不仅遗忘了有意识障碍时的那段情况，而且意识恢复后，如果大脑已受到了严重损害，则继续表现为严重的识记困难，任何外界事物的映象都不能在大脑中保留记忆痕迹，一过即忘，但对疾病前的远事则保持着较好的记忆。

2. 逆行性遗忘（retrograde amnesia） 是指回忆不起疾病发生之前某一阶段的事件。遗忘阶段的长短与脑损害的严重程度及意识障碍的持续时间长短有关。常见于急性脑外伤和短暂昏迷的患者。逆行性遗忘主要是影响了疾病发生前大脑记忆痕迹的保持。理论上讲，这两种遗忘症是绝对不同的，在临床实例中，则往往同时存在，普遍倾向是以近事的识记障碍最为严重，而远事的回忆多少也受到影响。

3. 界限性遗忘（circumscribed amnesia） 又称心因性遗忘。是指对生活中某一特定阶段的经历不能回忆。表现为一段时间生活经历的完全遗忘，这段时间发生的事情往往与某种痛苦的生活事件和生活处境密切相关，而与此无关的记忆则保持相对完好，患者也无近记忆力减弱。多见于癔症和应激障碍。

（四）错构症

错构症（paramnesia）是指记忆的错误，患者对曾经经历过的事情，在发生的地点、情节，特别是时间上出现了一些不真实的情节并且张冠李戴，常将日常生活经历中的远事近移。多见于老年性与动脉硬化性精神障碍。

（五）虚构症

虚构症（confabulation）是指患者在严重记忆损害的基础之上以想象的、未曾经历的事件弥补记忆的缺损。患者往往是在被要求回忆往事时，以随意想出的内容来填补记忆的空白。由于患者存在严重的记忆损害，对生活中的经历片刻即忘，连虚构的情节也不能在记忆中保持，以致每次重述时都有变化，且易受暗示的影响。常见于各种原因引起的痴呆。当虚构与近事遗忘和定向障碍同时出现时，临床上称为柯萨可夫综合征（Korsakoff syndrome），最多见于慢性酒精中毒，也可见于脑外伤、一氧化碳中毒、脱髓鞘性脑病等脑器质性疾病中。

（六）似曾相识症

似曾相识症（déjà vu）是对新感知的事物，有似曾感知过的体验，这是错误的再认，是把当前事物的映象与以往不同而又类似的事物表象相混淆。对一切新的生疏的东西都有熟悉感、已知感，有似曾经历的体验。

（七）旧事如新症

旧事如新症（jamais vu）指对周围熟悉的事物感到陌生，是当前感知的事物的映象，无法与以往相同事物的表象接通。严重记忆减退的患者觉得一切都似乎是生疏的，是从头开始的。

五、智能障碍

智能（intelligence）也称智力，是认识过程（感知、记忆、思维过程）方面所表现的心理特征，主要指获得或运用知识和经验解决问题和形成新的概念的能力。智力包含了许多复杂的心理过程，虽然一个人智力的高低可以从解决实际问题的能力中间接反映出来，但要精确地测量和评估一个人的智力是非常困难的。临床中常通过一些有目的性的简单提问和操作，了解患者的常识、理解能力、分析判断能力、记忆力和计算力等，从而对患者智能是否有损害和损害的程度做出粗略的判断。应用心理学评估方法也可以粗略地测量一个人的智力，通常是测定智商（intelligence quotient，IQ）来判断智力。临床上一般智商在70～86为边缘智力，50～69为轻度精神发育迟滞，35～49为中度精神发育迟滞，20～34为重度精神发育迟滞，20以下为极重度精神发育迟滞。智力受先天因素与后天环境的影响，智能障碍也可分为先天性的精神发育迟滞与后天性的继发性痴呆两大类。

（一）精神发育迟滞

精神发育迟滞（mental retardation）是指先天性或在围产期和生长发育成熟以前（18岁以前），由于各种致病因素导致大脑发育不良或受阻，使智能发育停留在一定阶段。随着年龄的成长，智能在一定限度之内可能有所改善，但仍然低于正常的同龄人。根据智能发育情况，临床上分为极重度、重度、中度与轻度精神发育迟滞。

（二）痴呆

痴呆（dementia）是智能在出生后曾经获得充分发展，由于后天各种疾病的损害而造成智能部分或全部退化的现象。如原来会说的话现在不会说了，原来学的许多知识和各种技能现在都丧失了等。痴呆往往没有意识障碍，主要表现为智能的显著下降，同时常伴有行为异常等其他精神障碍。

> **知识链接**
>
> **痴呆的类型**
>
> 痴呆是在脑器质性病变的基础上发生的智能不可逆的损害。临床上还可见到一种类似痴呆的表现，称为假性痴呆（pseudodementia），其无脑器质性病变的基础，是一种功能性的、可逆的、暂时的类痴呆状态，常发生于强烈的精神创伤之后，是大脑功能普遍处于抑制状态的表现。可表现为记忆力、计算力、理解力、判断力与操作技能等各方面的智能障碍，严重程度可相差甚远，表现为不协调的智能损害，以致不能做出最简单的定向，同时又保留很复杂的行为规范，不会简单的加减算法，同时又能下跳棋。其中最常见的有：①童样痴呆（puerilism）：以行为幼稚、模拟幼儿的言行为特点。可表现为咿呀学语、吸吮手指、见人都叫叔叔、阿姨，进食、大小便要人照料等；②刚塞（Ganser syndrome）综合征：也称心因性假性痴呆，以对简单问题给予近似而错误的回答为主要表现形式，可伴有定向障碍、意识朦胧与幻觉。

六、定向障碍

定向力（orientation）指一个人对时间、地点、周围人物，以及对自己本身状态的认识能力。前者称对周围环境的定向力，后者称自我定向力。对环境或自身状况的认识能力丧失或认识错误称为定向障碍。

（一）对周围环境的认识

包括对时间、地点、人物三方面的认识。

1. 时间　了解当时的时间、上午或下午，昼或夜；日期、月份、季节、年份等。
2. 地点　了解当时所处的地点。
3. 人物　了解其周围环境中其他人物的身份，以及与患者的关系等。

（二）对自身状态的认识

包括患者本人的姓名、年龄、职业等。

确定定向力有无障碍，常主要通过询问上述方面的情况，了解和观察患者的反应和行为加以判断。

定向障碍常是意识障碍的标志，在脑器质性精神障碍中较多见。但也可能与意识障碍无关，如精神分裂症、昏迷后意识恢复清醒的人等都可有短时间的定向力丧失。精神分裂症患者常可有人物和地点的定向障碍，双重定向是精神分裂症的特征性表现之一，这时患者认为他同时处于两个不同的地点。如患者声称他是在医院，同时又说他是在监狱内。这两种不同的判断，其中之一是正确的，另一个则是带有妄想性质的错误的判断。

七、自知力

自知力（insight）也称为洞察力或内省力，是指患者对自身精神异常状态的认识与判断能力。即患者是否觉察或分辨自己有病和精神状态是否正常，能否正确分析与判断自己的表现与体验中哪些属于病态。自知力完整的患者能认识自己患病，知道自己哪些是病态表现，求治心切，主动就医，并积极配合治疗。多见于神经症的患者。

大多数精神障碍患者有程度不等的自知力缺陷。在病程的不同阶段，自知力的完整程度也随之变化，且这种变化常有一定的规律性。精神障碍初期患者的自知力尚保存，还能觉察到自己精神状态的异常，随着病情发展，自知力逐渐丧失，随着病情的好转，精神症状的消失，自知力亦随之有所恢复。在多数情况下，精神症状全部消失后，自知力也逐渐完全恢复。临床也可见少数患者，精神症状虽完全消失，但长时间内自知力不能完全恢复，有部分缺失。

自知力丧失在临床上可作为判断精神障碍的指标之一。自知力的恢复程度及其变化常作为判断精神障碍恶化、好转或痊愈的一个标准，自知力完整是精神障碍病情痊愈的重要指标之一。有些缺乏自知力的患者，为了达到出院的目的，口头上承认有"精神障碍"，并对某些症状进行"假批判"，以图欺骗医务人员，达到出院目的。因此，深入细致地观察病情，掌握患者精神活动各方面的表现，准确地判断患者的自知力是非常重要的。

八、情感障碍

人们不论是对来自躯体内部的感觉，还是对外部世界的感知，必然会伴随相应的态度和外部表现，如面部表情、身体表情和声音表情等。这种喜、怒、哀、乐、爱、憎等体验和表情，总称为情感活动。情感活动是个人表达出来的感知。

情感（affection）是一种复杂的感觉状态，它将个人对所感知的事物的态度，通过心理、生理及行为三方面表现出来。情感能影响人们的思维和行为，不仅可在自主神经、内分泌活动上表现出来，还可在面部表情、姿势和音调中反映出来。因此，正常人的认知、情感和意志行为这三个方面的精神活动是统一的。情感障碍分为正性情感（高兴）和负性情感（悲伤）两类。一段时间内持续性保持的某种情感状态称为心境（mood）。而短暂的、暴风骤雨式的、非常强烈的情感体验叫激情（intense emotion）。常见的情感障碍通常表现为三种形式：情感性质改变、情感波动性改变及情感协调性改变。

（一）情感性质改变

1. 情感高涨（elation） 是指在连续的一段时间中（一般指一周以上甚至更长的时间），个体的情绪持续保持过分的满意和愉快状态。常表现为与环境不相符的过分的愉快和欢乐，出现不分场合的兴奋话多，语音高亢，表情丰富，眉飞色舞，往往同时伴有联想奔逸，动作增多等。多见于心境障碍的躁狂症患者。

2. 情感低落（depression）或病理性抑郁 是指在连续的一段时间中（一般指数周甚至更长的时间），个体的情绪持续保持过分的不满意和抑郁状态。常表现为与所处境遇不相称的情绪低沉，出现终日愁眉苦脸，言语行动减少，悲观失望等。常伴有明显的丧失感，如兴趣、欲望（食欲、性欲、生存欲等）、自信心等均有不同程度的下降或丧失，甚至表现出对一切悲观失望，严重者出现自杀念头或行为。

3. 欣快（euphoria） 这类症状表面上与情感高涨非常类似，患者也经常乐呵呵，似乎十分满足、幸福。此症状多发生在有智能障碍的患者，与情感高涨有着本质的不同。这种患者的情绪高昂与周围环境不协调，面部表情给人以呆傻、愚蠢的感觉，内容也比较单调、刻板，难以引起周围人的共鸣。有时欣快的患者同时伴有轻度兴奋、调皮的行为，用玩笑的口气回答严肃的问题，这时称为"诙谐性欣快"。

4. 焦虑（anxiety） 是指在缺乏相应的客观因素的情况下，出现无目的、无对象的担心、害怕，且对这种担心、害怕感到无法应对、无所适从。焦虑本是人体一种正常的情感反应，适当的焦虑有利于提高机体的警觉水平以应付应激，但过于持久且过于严重的焦虑，则发展为病理性焦虑症状，不仅影响个体的生活质量，也使患者主观感到痛苦。焦虑患者常表现为惶惶不可终日，如有大难临头，如热锅上的蚂蚁找不到出路，有人称焦虑是"莫名的恐惧"。焦虑常伴有自主神经系统变化与运动性不安（如心悸、多汗、手足发冷、手抖、尿频、坐立不安、无目的动作增加等），也常与情绪低落相伴发生。常见于焦虑性神经症和抑郁症，也可见于其他多种精神障碍。严重的急性焦虑发作称惊恐发作（panic attack），患者常体验到濒死感、失控感，伴有呼吸困难、心搏加快等自主神经功能紊乱症状，一般发作持续数分钟至半小时左右。

5. 恐惧（phobia） 是指面临不利的或危险处境时出现的情感反应，常伴有避开不利或危险处境的行为。表现为紧张、害怕，伴有明显的自主神经功能紊乱症状，如心悸、出汗、四肢发抖，甚至出现大小便失禁等。恐惧和焦虑一样，也是人体一种正常的情感反应，是生物的本能。但转化为异常的精神活动时，恐惧一般具有以下特点：①对一定的、容易识别的、目前无危险的情境或物体持续地、较长时间地感到恐惧。如对动物恐惧的患者，见到动物园笼中的老虎也出现明显的恐惧，甚至见到动物的皮毛时，也出现明显的恐惧情绪。②恐惧对象是存在于个体之外的，不是对自身的恐惧，常是对特定事物的恐惧。③患者自觉痛苦，并对恐惧情景回避，以至影响其社会功能，如社交恐惧者不敢与他人接触和交往。

（二）情感波动性改变

1. 易激惹（irritability） 表现为接触客观事物时的情绪反应过于强烈，极易因小事而引发较强烈的情绪反应。引发的情绪反应主要为易怒，持续时间一般较短暂。在不同的精神障碍中的表现也有所不同。躁狂症患者的易激惹一般事出有因，持续时间较久，患者常纠缠不休，往往伴有冲动行为。精神分裂症患者的易激惹常无故发生，持续时间短，事后如同任何事情都没有发生一样。慢性器质性精神障碍患者的易激惹多表现为小事易怒，但对大事受挫折却漠然处之。

2. 强制性哭笑（forced crying and laughing） 是一种情绪表达的障碍。表现为无明显原因、与客观环境不相适应地自发的、刻板的、强制性的哭或笑。可从微笑到大笑，从闷闷不乐到大哭，迅速增长至高峰而又恢复缓慢。特点是此时患者心中并无相应的体验。多见于器质性精神障碍。

3. 病理性激情（pathological affect） 是一类非常强烈、突然出现、为时短暂的情绪暴发。通常表现为特殊的紧张、兴奋和情绪不满，然后暴发为十分猛烈的情感冲动，对此患者不能自控，且不能意识到自己行为的后果。发作时往往有意识模糊，发作后有遗忘。发作时可出现冲动伤人行为。多见于癫痫、颅脑损伤性精神障碍及中毒性精神障碍等。

4. 情感淡漠（apathy） 是指接触客观事物时缺乏相应的情感反应。患者对周围发生的各类事物漠不关心，失去兴趣，面部表情呆板，内心体验缺乏。对亲人的情感冷淡，即使目睹惊险、悲惨、欢乐事件亦无动于衷。对自己的精神障碍症状也无所谓。情感淡漠最常见于精神分裂症衰退期患者。此症状是一种逐渐发展和长期存在的症状，它不仅是外在的表情、言语、行为的变化，最重要的还是患者主观上的体验有如一潭死水。如某分裂症患者，常独居一隅，不与任何人交往，每天医师询问病情，患者从无任何表情反应。患者父母每周六、日来看他，患者从不称呼父母，也无一句问候的话，只顾吃东西。探视时间一过，患者不向家人告别就走回病房，视父母如路人。

（三）情感协调性改变

1. 情感倒错（parathymia） 指情感反应与其内心体验或处境不协调。如在描述自己遭遇的不幸时，患者表现为非常愉快。常见于精神分裂症。

2. 矛盾情感（ambivalence） 同一患者对同一事物同时产生两种相反的、互相矛盾的情感体验，也称为对立情感。是精神分裂症患者的特征性症状，意味着情感活动本身的不协调和不配合。如又爱又恨，既喜欢又讨厌。患者对此矛盾情感不分析和批判，也不因此感到焦虑和痛苦。

九、意志障碍和动作与行为障碍

（一）意志障碍

意志（will）是自觉地确定目标，并克服困难、用行动去实现目标的心理过程，意志与认知活动、情感活动和行为紧密相连而又相互影响。认知过程是意志的基础，而情感活动则可能成为意志行动的动力或阻力。常见的意志障碍有：

1. 意志增强（hyperbulia） 是指由于认知活动的偏差或受病态情感的影响，导致确定目标和实现目标的动力明显增强。表现为以极大的顽固性持续坚持某些行为。如有嫉妒妄想的患者坚信配偶有外遇，长期对配偶进行跟踪和监视。

2. 意志减弱（hypobulia） 与意志增强相反，是指由于认知活动的偏差或受病态情感的影响，导致确定目标和实现目标的动力明显减弱。表现为意志活动减少，缺乏积极主动性及进取心，对周围一切事物兴趣减低，工作学习非常困难，即使做某事也不能长期坚持。但与周围环境的关系不脱离，患者对此症状能意识到。此类患者并非没有意志要求，而是由于情绪低落，总感到自己做不了，或觉得什么都没意义而不想做。常见于情感性精神障碍的抑郁症。

3. 意志缺乏（abulia） 这类症状的临床表现也为意志活动减少，但与意志减弱有本质的不同。意志缺乏的患者受病理因素的影响，导致确定目标和实现目标的动力丧失。表现为对任何事物缺乏动机和要求，严重时连本能的要求也没有，行为孤僻、退缩，常伴有情感淡漠和思维贫乏。患者对生活毫无所求，随遇而安，对前途无打算，对工作、学习无责任心，对外界环境失去兴趣，日常生活懒于料理，且完全不能意识到此种行为的不正常，因此也不去纠正。多见于精神分裂症衰退期。

4. 意向倒错（parabulia） 主要指患者的意向要求与一般常情相违背或为常人所不允许，以致患者的某些活动使人感到难以理解。例如：患者伤害自己的身体，吃常人不能吃、不敢吃或厌恶的东西，如大、小便，昆虫，草木等。有时这种行为可以在幻觉和妄想的支配下产生，患者对此常做出一些荒谬的解释。多见于青春型和偏执型精神分裂症。

5. 矛盾意向（ambitendency） 患者对同一事物却同时产生对立的、相互矛盾的意志活动，患者对此毫无察觉，不能意识到他们之间的矛盾性，因而从不主动纠正。这是精神分裂症患者的意志障碍之一。

（二）动作与行为障碍

简单的随意和不随意行动称为动作，有动机、有目的而进行的复杂随意运动称为行为。行为最典型的特征是有动机和目的性。动作与行为障碍又称为精神运动性障碍，是受精神障碍的影响而出现的病理性行为。临床上常见的动作与行为障碍有：

1. 精神运动性兴奋（psychomotor excitement） 主要表现为动作和行为明显增多。依据动作和行为与精神活动及环境的协调性又可分为协调性精神运动性兴奋和不协调性精神运动性兴奋两类。协调性精神运动性兴奋是指动作和行为的增加与思维、情感等精神活动协调一致，并和环境密切联系。患者的行为具有一定的目的性，可理解性，多见于躁狂症。在老年脑器质性疾病中，患者也可出现比较协调的精神运动性兴奋，表现为夜间不睡，屋内徘徊，唠叨赘述，搬弄收藏日常用具，常出现重复语言、重复动作，静坐不能，情绪欣快、不稳定，或出现强制性哭笑，可出现谐谑与色情行为。根据上述多种症状，可以识别器质性的精神运动性兴奋。不协调性精神运动性兴奋主要是指患者的言语动作增多与思维和情感等精神活动不相协调，与外界环境也不相称，患者动作单调杂乱，往往无动机和目的性，使人难以理解。常见于青春型精神分裂症和谵妄状态。

2. 精神运动性抑制（psychomotor inhibition） 与精神运动性兴奋相反，主要表现为动作和行为的明显减少。患者言语、动作减少，思维迟钝，精神活动感到困难，举步艰难，提笔如山，对工作、学习、生活仍保留责任心与义务感，但感到力不从心，应做的事完成不了，对于自己的病态与过去正常情况对比，有一定的自知力。严重的精神运动性抑制即进入木僵状态，出现言语、表情和动作的全部抑制。

3. 木僵（stupor） 指动作行为和言语活动完全抑制或减少，并经常保持一种固定姿势。患者表现为肌张力增高，肢体被动运动时阻力增加，被动运动停止时躯体仍固定于当时的位置，出现"空气枕头"（即头部悬空，仍似枕着枕头的姿势），四肢可任意摆布于某种位置，如同泥塑蜡铸的一样，称为"蜡样屈曲（waxy flexibility）"。木僵可持续数小时至数天，一般认为要达24小时以上才定为木僵。紧张型精神分裂症、抑郁症与应激障碍都可出现木僵，称功能性木僵；多种器质性脑病如病毒性脑炎、一氧化碳中毒性脑病、上段脑干肿瘤、脑部外伤、脑变性病、脑供血不足等也可出现器质性木僵。鉴别方法主要根据病因、病史、进入木僵状态之前的精神症状、其他神经系统症状与体征等，而难于从木僵本身的临床表现进行病因学诊断。在无法做出临床判断前,最好假定患者是器质性木僵。有人主张,对所有木僵患者都应进行神经系统与实验室(如 CT)检查,千万不要随意把木僵看成功能性的以延误诊治。但在医患交往过程中,应考虑到患者可能不是器质性木僵,尽管患者不语不动,但没有意识障碍。因此,应避免由于在患者面前随意谈论病情而给患者带来的负面影响。

4. 强迫动作(compulsive act) 表现为不由自主的、非患者意志所能控制的某种固定的行为或仪式性动作。患者明知其不合理与不必要,但欲罢不能。如反复检查门窗是否已关好,反复洗手,走数步一停顿,反复排列室内陈设等。

5. 被动服从(automatic obedience) 任人摆布,听从旁人的任何吩咐。如让患者伸舌出来,持针做欲刺状,并告诉他可以不接受,但患者仍伸出舌头,接受针刺。用指头轻按其头部,患者即低头、弯腰,直到扑地,完全缺乏自己的意志。多见于精神分裂症。

6. 模仿症状(echo symptom) 患者完全无目的地模仿他人的动作,常与模仿言语同时存在。如你问:"你姓什么?"他答"你姓什么?"你取听诊器,他也到口袋里做取物的姿势,你用手摸头发,他也摸头发。完全是一种机械式的自动性的动作,并非戏谑行为。

7. 违拗症(negativism) 患者并非有意地不合作,而是对所有外来吩咐的一种无意地、不由自主地对抗。被动性违拗症(passive negativism)患者只是拒绝执行任何吩咐;主动性违拗症(active negativism)患者不但不执行要求他做的动作,而且表现为抗拒及相反的行为。嘱其张口,他反而咬紧牙关,要他睁眼,反而紧闭,要他伸出手来,反而把手放到身后去。患者常保持缄默或做出近似回答,挪动其肢体时遇到较大的阻力,但让其独处则有时行动敏捷。

8. 缄默症(mutism) 患者缄默不语,也不回答问题,有时以手示意。见于癔症和紧张型精神分裂症。

9. 重复与刻板动作(stereotyped movement) 指机械刻板地反复重复同一单调的动作,常和重复与刻板言语同时出现。动作一经开始,则持续不变地重复多次,称重复动作。而无休止的重复即称为刻板动作。这种动作显然非常机械且毫无意义,患者却毫无知觉地执行着。如在庭院中做推磨式的兜圈子运动,在草地上踏出一条刻板的路径来;用手掌拍膝,直至充血还不能停止。它与强迫动作的区别是动作本身不可理解,没有任何意义,患者不以为苦,也不想去控制它。不是强迫着要做的,而是机械地自动进行的。

十、意识障碍

意识(consciousness)是人类所特有的反映客观现实的最高级形式。在精神医学上,意识主要是指人对客观环境的认识——周围环境意识(milieu consciousness)以及对主观自身的认识——自我意识(self-consciousness)两类。在医学中,意识有两个涵义:一是指人的清醒程度,一是指理解自己与环境的完整程度。因此,临床中为了说明人的清醒程度和理解力的完整程度,通常使用"意识状态",而不单纯使用"意识"一词。

在精神病学中,"意识障碍"一词主要用以说明意识的清晰和完整程度,除了指意识清晰程度和范围有改变外,还主要是指患者的各种心理活动发生紊乱,知、情、意的统一性遭到破坏,不能用语言和知识来调节自己的行动,各种定向力也受到损害等。如影响感知觉的清晰度与正确性,患者表现为感知觉清晰度降低、迟钝,感觉阈值升高;影响思维的连贯性与理解判断能力,表现为思维不连贯,理解困难,判断能力降低;影响情感反应和行为,表现为情感反应迟钝,表情茫然,行为缺乏目的性和指向性。

意识障碍经常可由全身性的疾病，如各种躯体疾病、感染、中毒、颅脑损伤、颅脑肿瘤、癫痫发作等多种疾患引起，一般多表现为短暂性的意识障碍；急性发病的精神障碍，如反应性精神障碍、癔症以及某些精神分裂症、情感性精神障碍等，也往往伴有意识障碍。

意识障碍根据其概念，可分为对周围环境的意识障碍和自我意识障碍两方面。

（一）对周围环境的意识障碍

1. 嗜睡（drowsiness） 此时意识的清晰水平轻微降低，安静环境下，患者多处于睡眠状态，呼叫或推动其肢体，患者可立即清醒，能进行简单的交谈或做一些简单的动作，但刺激一消失，马上又入睡。此时吞咽、瞳孔、角膜等生理反射均存在。

2. 意识混浊（confusion） 根据近年的概念，是一种意识受损状态，它是从完全清醒到昏迷这一连续过程的轻度阶段。患者觉察、定向感知障碍，多处于半睡状态，对外界刺激的阈限明显增高，伴发于脑或躯体器质性疾病。除强烈刺激以外难以引起反应，注意、记忆、理解都有困难。角膜对光反射存在。

3. 昏睡（sopor） 一种伴发于急性或慢性脑器质性疾病的意识受损状态，以语言反应接近消失为特征，患者的意识清晰水平更低，环境意识和自我意识均丧失。患者只有在强痛的刺激下才引起防御性反应，如用手指按压患者眶上缘内侧时，可引起局部防御性反应。此时，睫毛、角膜等反射均有所减弱，但对光反射和吞咽反射仍然存在，可出现不自主运动和震颤。

4. 昏迷（coma） 此时意识完全丧失，患者无自发运动，对任何刺激都不产生反应，吞咽反射、防御反射甚至瞳孔对光反应均可消失，并可引出病理性反射。

5. 朦胧状态（twilight state） 临床特点是意识范围的缩小或狭窄，同时伴有意识清晰水平的降低。意识活动集中在较狭窄、孤立的范围以内，患者只对部分的体验能感知，在这一范围内能保持正常的行为，完成连续的行动。但对这一范围外的事物感知、判断则有困难，甚至给予不正确的评价。患者在此状态下可出现定向力障碍，片断的幻觉、错觉和妄想，并可在幻觉、妄想的支配下产生攻击或危害周围人的行为。朦胧状态一般呈发作性，常突然产生，突然终止，持续时间一般不长，数分钟至数小时，长至数日的很少见。发作后一般多陷入深度睡眠，意识恢复后多伴有完全性遗忘，少数病例则呈部分遗忘。多见于癫痫性精神障碍和癔症，但在反应性精神障碍、颅脑损伤、感染中毒以及躯体疾病中均可见到。

6. 走动性自动症（ambulatory automatism） 这是意识朦胧状态的一种特殊形式，其特点为患者在意识障碍中可执行某种无目的性的、且与当时处境不相适应的，甚至没有意义的动作。如在室内或室外无目的地徘徊，刻板地执行日常的一些简单的动作，如开、关门。无幻觉、妄想和情绪改变的临床特点。此现象都是突然开始持续短暂时间而又突然消失，清醒后不能回忆。

临床上较多见的有两种形式：一种是在患者入睡后1～2小时突然发生的梦游症（somnambulism）；另一种是于白天或晨起突然发生的神游症（fugue）。

7. 谵妄状态 是一种病因学上非特异性的脑器质性综合征，其特点为意识清晰度明显下降，同时产生大量的错觉和幻觉，多为幻视。并在这些生动、形象的幻觉影响下，患者多伴有紧张、恐惧的情绪反应和相应的兴奋不安、行为冲动、杂乱无章。思维方面则言语不连贯、自语等。对周围环境定向力可丧失。持续时间可数小时至数日不等，一般与病情变化有关，并具有晚间加重的波动特点。意识恢复后，患者对病中经过可有部分回忆，也可完遗忘。

8. 梦样状态（oneiroid state） 这是伴有意识清晰水平降低的一种梦境样体验，患者似乎处于梦境中，这种体验又常与幻觉和其他想象中的体验相似，有时也可伴有妄想性质的幻想体验。这种梦境的内容多反映现实生活中的某些片断，并与富于情感的幻觉交织在一起。患者经常沉溺于这种体验的幻想世界中，而与周围环境丧失联系，并多成为幻想事件的参与者。

（二）自我意识障碍

自我意识障碍在临床上的表现多种多样，下面列举几种类别。

1. 人格解体（dispersonalization） 一般来讲是以持续或反复出现自我和周围现实的一种不真实的感觉而言。对自我的不真实感即指狭义的人格解体，它可以单独产生，而对周围环境的这类感觉称为非真实感（derealization）。患者不能觉察到自己的精神活动或躯体存在，丧失了"自我"，例如，一患者声称"我的脑子变得不是我自己的了"。有的患者感到自己与周围环境之间似乎存在着某种空隙，中间好像放了一个玻璃屏幕，产生一种不真实的疏远的感觉。颞叶癫痫、中毒性精神障碍和器质性精神障碍均可伴发人格解体。

2. 交替人格（alternating personality） 即同一患者在不同时间内可表现为两种完全不同的个性特征和内心体验，即两种不同人格在不同时间内可交替出现。多见于癔症，偶见于精神分裂症。

3. 双重人格（dual personality）和多重人格（multiple personality） 是统一性意识障碍的表现。患者在同一时间内表现为完全不同的两种人格，称双重人格。如一方面以甲的身份，而另一方面又以乙的身份、言语、行为出现。有的同一患者出现两种以上人格，称多重人格。见于精神分裂症和癔症的患者。

4. 患者否认原来的自身，而自称是另一个人或某种鬼或神，但无相应的行为和言语的转变。如癔症性亚文化性附体状态。

案例 2-11

某女，46岁，癔症，该患者由于内心矛盾，突然出现癔症性痉挛发作，痉挛后意识呈朦胧状态，说："我是西天的狐狸大仙下凡了"，又称"黄鼬附我体了，你们都快叩头吧"，约2小时后意识恢复正常。

小结

1. 根据本章的学习目标，在熟悉人类正常心理过程的基础上，掌握异常精神症状的种类及对应的概念和临床表现。

2. 通过课堂的理论学习，联系已有的知识经验，将现实生活中典型的精神障碍的案例和所学的知识紧密结合起来，能灵活运用症状学的知识识别各种精神障碍的症状。

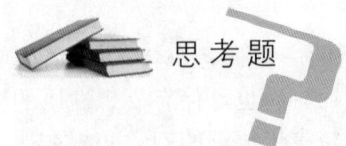 思考题

　　患者，男，22岁。从小学习成绩优良，成为乡里唯一的大学生，而且是重点大学学生。患者离开家过集体生活，暴露其生活自理能力差、性格孤僻、内向、待人冷漠的弱点。入学仅三个月，他就毫无根据地认为同学、老师互相之间的交谈是在背后说他坏话，还凭空听到一个陌生人的声音说："他就知道学习，有什么了不起！"。第一学期末，他就有多门课程不及格，学校只得让其休学回家治病。回家后，患者感到被人跟踪、监视，于是他就到处乱跑。患者称有红外线在控制他，因此用湿毛巾盖在头上，再扣上饭盒当帽子，以躲避红外线的照射。患者经常自言自语，表情气愤地对空谩骂，被家人送入精神病院治疗。住院后患者仍感到病房的人在议论他、注意他，他的想法没说出来别人也能知道。虽然自己也觉得这些不太可能，却不承认这是精神障碍的表现。住院期间患者经常看随身携带的课本，表示要尽快返校复学。

　　请分析：
　　上述病例有哪些精神障碍症状，其症状名称是什么？

（张淑萍　杨芳宇）

第三章 精神科护理的基本技能

识记
描述接触精神障碍患者的方法和精神科护理的基本内容。
理解
1. 知道与精神障碍患者进行有效沟通的方法。
2. 描述对精神障碍患者正确实施基础护理的方法。
运用
通过归纳与精神障碍患者建立良好护患关系的方法，对患者实施全面观察，根据患者的管理要求完成其基础护理。

精神障碍患者由于疾病的影响失去正常的判断力、理解力和控制能力，会出现行为异常、生活无法自理，甚至伤害自己或他人的行为等。患者不能正确反映客观现实，其行为不能为常人所理解，因此，护士要学会运用沟通技巧与患者进行有效沟通，加强对精神障碍患者的观察与记录，重视患者的安全和日常生活照料，做好患者的组织和管理工作。保障其住院期间的安全，使患者获得满意的照顾。

第一节　与精神障碍患者的接触和护患关系的建立

一、与患者沟通的意义

治疗性沟通指护士运用护理和心理学的理论和技术，应用语言和非语言沟通技巧向精神障碍患者提供专业服务，使之恢复精神健康。它是建立护患治疗关系非常重要的手段，也是精神科护理工作中最重要的内容之一。接触患者的技术是精神科护理人员的基本功，是准确掌握患者病情的重要方法。

治疗性沟通的意义在于：①体现尊重患者，发展信任关系，为建立良好的护患关系打基础；②收集资料，为共同商讨治疗护理措施做准备；③向患者提供健康教育和心理支持，提高自我护理的能力。

在治疗性沟通中，信息发出者是护士，信息接收者是患者，沟通的信息是护理专业范畴的内容。

案例 3-1

患者，女，45岁，工人。因睡眠差、多疑、行为紊乱8年，病情加重2个月就诊。患者8年前由于离婚逐渐出现精神失常，主要表现为睡眠明显减少，有时甚至彻夜不眠。家人未在意。后来出现多疑，认为周围的人说话是在议论她，有人想害她，自己的饭菜中都被别人下了毒药，认为自己想的事情，即使不说别人也会知道，经常面对墙壁自言自语。情绪差，经常发脾气，说自己活得痛苦想自杀。因睡眠差，言行紊乱，不断与家人发生冲突，被送入院。入院后检查无阳性体征。精神检查：患者在家人陪同下步入病房，衣着整齐，貌龄相当。入院后患者多独处，很少与人接触。对检查、治疗、护理被动服从，生活能自理，但睡眠差，饮食差。患者意识清晰，定向力完整，接触被动，有明显的被害妄想、关系妄想、被洞悉感，情感淡漠，意志活动减退，行为懒散，无自知力。临床诊断：精神分裂症。

二、建立良好护患关系的要求

护士在特定的环境中（工作场所）运用专业知识和技能，有目的、有计划地与患者接触沟通所形成的一种特殊的人际关系称为治疗性护患关系，简称护患关系。护患关系从患者就诊即建立，直至出院后才结束，始终贯穿在医疗护理的整个过程中，是精神科护理的基础。在精神科临床护理工作中，正确处理护患关系，与患者和谐相处、有效沟通，无论对患者疾病的转归，还是降低护士的工作难度、提高工作效率、防止医疗纠纷的发生，都有十分重要的现实意义。

（一）掌握患者的基本情况

护士与患者接触首先应该了解患者的基本情况，从而采取合适的方法与患者接触，选择适当的交谈内容，主动提供患者所需要的帮助。

1. 一般情况　患者的姓名、性别、年龄、民族、籍贯、宗教信仰、文化程度、职业、兴趣爱好、生活习惯、个性特征、婚姻家庭情况及经济状况等。

2. 疾病情况　患者的精神症状、发病经过、诊断、治疗、护理要点及特殊注意事项等。

（二）建立护患关系的基本要求

1. 正确认识精神障碍　精神障碍是由于各种原因导致的一种大脑功能的紊乱。精神障碍患者的离奇行为或荒诞不羁的表现是疾病的表现，如同躯体疾病所具有的相应的症状和体征一样，本身无好坏、对错之分，与人品道德无关，不能以常人的标准来评定。许多精神障碍患者因为自知力的缺乏不会主动求医，甚至回避和拒绝医治，这使得他们的疾病难以被发现和获得及时的治疗。

2. 尊重患者人格　尊重患者人格首先应做到平等对待，不歧视、不嘲笑甚至愚弄患者，不表现出轻视的态度，注意始终尊重患者，以增强患者战胜疾病的信心。在进行治疗或谈话之前应先征得患者同意，及时采纳患者的意见或提出的方案。应向患者介绍其治疗和护理的情况，尊重其知情权，以取得患者的合作。对于患者的病史、隐私等要予以保密，这样患者才会感到被尊重，从而能够信任护士、尊重护士，治疗性护患关系才能够得到发展。

3. 设身处地为患者考虑　护士要站在患者的角度，充分理解患者的情感，体谅患者的处境，应该根据患者的言谈举止判断患者的思想、感受其需要，尽量满足患者的合理需求，理解并体会患者的内心痛苦。患者住院后会有强烈的信息需要及被尊重、被关注的需要，护士应该及时为患者提供与疾病相关的信息，给予患者尊重及关注，这样有利于良好护患关系的建立。同时，患者入院初期对陌生环境的焦虑、恐惧以及对出院后能否适应院外生活的担忧，护士都应及时发现并给予排解，以减轻患者的痛苦。

4. 一致性与持续性的态度　为了协助患者更好地实现治疗目的，护士在治疗性护患关系中应保持接纳、一致性与持续性的态度和行为。一致性是指护士对患者保持相同的基本态度，使患者得到安全感，减轻焦虑，同时还指护士应以一致的方式处理问题，以真诚的态度对待患者。持续性是指在患者住院期间应由相对固定的护士与患者接触沟通，循序渐进地进行沟通。同时对待患者既不否定也不赞同，保持中立，不以批判的态度对待患者，建立信任的治疗性护患关系。

5. 加强自身修养　护士在治疗性护患关系中处于主导地位，因此，护士应该加强自身修养，树立良好的形象，做到服装整洁、仪表大方、精神饱满、举止从容。同时，护士应注意保持态度和蔼亲切，增强患者的安全感，能够体会患者的心情，认真倾听患者的感受。另外，护士应具有敏锐的观察力和高度的预见性，及时发现并解决问题，掌握疾病的症状及发展规律，做好防范及应对措施。最后，护士的心理状态对护理质量也有明显的影响，因此，护士应避免不良情绪对患者的影响，在工作中注重自身的心理保健。

三、建立良好护患关系的方法和技巧

建立良好护患关系的过程就是护士与患者及其家属之间进行信息和情感交流的过程。良好的护患沟通可以提高患者的护理依从性，增强患者康复的信心，减少或避免护患纠纷。因此，在护理过程中，必须加强护士沟通能力的培养。

（一）治疗性沟通的要求

1. 保密　护士与患者及其家属接触时间长，有更多了解和发现患者隐私的机会，护士应有良好的职业道德，恪守保密的原则，不要在医疗护理范围之外透露患者的诊断、治疗及其他生活方面的隐私。

2. 以患者为中心　治疗性护患关系的建立是以促进患者康复为目的，在整个过程中一切临床护理决定和行为都必须以患者的健康利益为中心，最大程度保护患者的健康利益。护士制订护理计划都应为了满足患者的健康需求。

3. 制订相应的护理目标　护士在整个治疗性沟通的过程中应该制订完整的护理目标，并以护理目标为导向完成治疗性沟通。

4. 尊重和接受患者　由于疾病的困扰和折磨，患者更强烈地希望被别人尊重和理解，因此，护士要关心和理解患者，尽量满足其合理需求，不嘲笑或讥讽患者。另外，由于受到精神症状的影响，有些患者很难进行有效的沟通，甚至部分患者有暴力倾向，护士在与其接触时，必须理解和接受患者的行为，运用恰当的沟通技巧更好地进行沟通。

5. 避免过多的自我暴露　为建立信任的护患关系，取得患者的信任，护士可以适当地进行自我暴露，但自我暴露不能过多，以免将沟通的焦点转移到护士身上。在沟通过程中鼓励患者进行自我暴露，一方面医护人员能更好地了解患者，另一方面也增强患者对自身疾病的认识及解决问题的能力。

(二)治疗性沟通的技巧

1. 创造良好的沟通环境　沟通环境要求安静、舒适、温、湿度适宜，清洁明亮，不受干扰，保持患者体位舒适。

2. 善于引导、启发患者谈话　在交谈前护士应做好充分准备，举止稳重，态度温和，衣着得体，应了解患者的资料（包括病史、治疗史及本次入院的诊治情况等），并明确谈话的目的，制订提纲。在开始交谈时，护士应注意使用支持性语言，少用"你"，多用"我们"来缩短双方的心理距离，同时应向患者说明本次谈话的目的和大约需要的时间。在交谈中，护士应适当地与患者"共情"，即"换位思考""将心比心"。应根据患者的状态、配合程度、时间等选择不同的提问方式，交替使用开放式和封闭式提问，这样既可以让患者畅所欲言，又可以掌握时间节奏，确保谈话的预期效果。同时，尽量用通俗易懂的语言，避免使用专业术语，保证患者在交谈中有话说，说出真正困扰自己内心的问题，引导患者主动描述自己的真实想法，让患者体验到有被需要的感觉。

3. 倾听　倾听是交流的基础，通过有效倾听，护士能了解患者的问题及需要。倾听的技巧包括以下几点：

（1）少说话：护士应尽量少说话，护士少说话可以给患者自由表达思想和意见的机会，不要轻易打断患者的谈话或转移话题。

（2）眼神接触：在倾听过程中，要保持目光的交流，适当的眼神交流能让患者感觉到护士在聆听。

（3）反馈：在谈话的过程中，适时通过微笑、点头、眼神、姿势、手势或赞同的词句，如"嗯""哦""我明白您的意思"等来反馈自己在倾听患者的诉说，必要时给予适当的安慰和支持，让患者感受到护士对他的关心。

（4）引导话题：除了要善于倾听外，护士还应该适时地引导话题，在谈话中加入一些简短的语句，如"然后呢？"，让患者觉得护士对他的谈话很感兴趣，增加患者与护士沟通的兴趣，但是对于患者不愿暴露的问题切忌再三追问。对于思维松散的患者应及时给予引导。

4. 非语言沟通　通过面部表情（如微笑、赞许的眼神等），身体姿势（如点头、摇头、挥手、扬眉、撅嘴等），专业性触摸（如轻拍恐惧、焦虑患者的肩或抚摸她的手，拥抱、抚摸患儿，用手触摸发热患者的额头，为卧床患者翻身按摩等），这些行为看似简单，却能让患者感受到护士的真诚关心，有利于增强患者对护士的信任。

5. 适当的沉默　当患者或家属情绪激动时，适当的沉默可以让对方有时间调整思维和情绪，但沉默的时间不宜过长，需要适时打破沉默，可以采取提问的方法，如"您看起来很安静，愿意告诉我您现在在想什么吗？"

（三）与不同精神症状患者沟通的技巧

1. 对妄想患者　护士要启发患者诉说，以便了解病情，交谈时应以听为主，对患者所述之事既不肯定也不否定，更不能与患者争辩、取笑患者，否则会阻碍患者的诉说或引起患者的猜疑，甚至成为患者妄想的对象。

2. 对有攻击行为的患者　护士避免与此类患者独处一室，在接触患者时应注意语言和态度，不与患者争论，尽量满足其合理要求，避免使用激怒性语言。不要站在患者的正面，而应站在患者的侧面，如患者有攻击行为可以迅速握住患者的手臂控制局面，做到既不伤害患者又要尽可能避免工作人员受到伤害。

3. 对抑郁患者　接触抑郁的患者时，护士语调应轻快明亮，给患者新鲜、积极、正面的影响，护士应诱导患者诉说内心的痛苦，多安慰鼓励，启发患者回忆快乐的往事。多使用非语言方式向患者传达护士的关心、支持和鼓励。

4. 对木僵的患者　木僵患者的意识清晰，护士切忌在其面前讨论病情，做任何治疗或护理之前应向患者解释，征得其同意，尊重患者。

5. 对异性患者　护士应举止端庄、大方得体、自然稳重，避免肢体接触，以免患者把正常的关心当作恋情，产生误会，尤其是钟情妄想的患者，避免单独接触。

四、影响护患沟通的因素

（一）护士因素

护士在生活、工作中也会遇到各种烦恼和困扰，如果自身心理调节能力不佳，可能会将焦虑、不安、愤怒、急躁等负性情绪传递给患者，使患者产生不信任感。此外，护士事前缺少计划，如不了解患者基本情况、交谈目的不明确、内容不集中等都会导致谈话缺乏针对性，患者会认为自己不受重视而不愿接受谈话。

（二）患者因素

患者对自己的疾病、健康状况及治疗护理措施不了解，但又迫切想知道自己的疾病诊断、治疗、预后等信息，使护患双方在价值观、语言技巧、经验、处世态度等方面存在较大差异，影响沟通的顺利进行。

（三）沟通因素

过度、频繁的提问，与患者争论不休，批评、指责患者的思想和行为，不切实际的保证，与事实不符的赞美，不恰当的忠告或说教等，都会使患者觉得自己不受尊重，从而丧失对护士的信任，产生反感的情绪，阻碍沟通的进行。

（四）其他

精神障碍患者往往依从性较差，另外，交谈环境杂乱，泄露患者隐私，不同护士对患者态度不一致，谈话时护士注意力不集中或谈话不断被打断等都是影响护患沟通的不利因素。

第二节　精神障碍患者的观察与记录

密切观察病情，及时了解病情变化并准确书写护理记录是精神科护理工作的重要内容。护士与患者接触时间长、机会多，可以对患者的语言、表情、行为和生命体征等观察及时掌握病情的动态变化，了解患者的心理状态和需要，对修订护理计划，防止护理活动的盲目性、主观性和片面性，提高护理质量有重要意义。

一、精神障碍患者的观察

（一）观察的目的

1. 了解患者的身心状况，为制订护理计划提供依据。
2. 掌握病情，供医生确立诊断及评价治疗效果。
3. 为护理教学、科研积累资料。
4. 避免意外事件的发生。

（二）观察的方法

1. 直接观察法　是护理工作中最常用也是最重要的观察方法。护士通过与患者直接接触，进行面对面交谈，了解患者的基本情况，从而获得患者生理、心理和社会方面的相关信息。从谈话中可以了解患者的思维是否正常，回答问题是否切题，注意力是否集中，情感反应是否正常、恰当。同时，通过患者的表情、动作和行为可以了解患者的症状，通过直接观察获得的资料相对客观、真实、可靠，对制订符合患者自身特点的护理计划更有指导意义。一般情况下，直接观察法适用于意识清晰、交谈合作的患者。

2. 间接观察法　护士观察患者在独处、与人交往、参加病房集体活动的表现，通过患者家属、同事、亲朋好友及病友等了解患者的情况，或通过患者的书信、日记、随笔、绘画、手工作品等了解患者的思维内容和心理活动。间接观察法是对直接观察法的补充。这种方法适用于不愿暴露内心活动或思维内容、不合作、情绪激动的患者。

（三）观察的原则

1. 目的性与计划性　护士首先应明确自己需要哪些方面的信息，然后根据患者的病情及自己的工作情况有计划地安排观察患者的时间、次数及重点观察的内容等。

2. 客观性　护士应将观察到的内容如实地进行记录和交班，不要随意加入自己的猜测与主观判断，避免误导其他医务人员对患者病情的了解和掌握。

3. 整体性　一方面护士对患者住院期间的躯体状况、思维、语言、行为、情绪等各个方面都要进行全面观察，以便对患者有一个全面的、整体的、动态的了解，从而制订适合患者的护理计划；另一方面护士对病区所有患者进行全面观察，可以掌握每个患者的主要特点，对重点患者或特殊患者做到心中有数，但其他患者也不能疏忽，特别是平时不说不动的患者要特别留意，此类患者平时主诉少，不易引起护士的关注，容易出现意外。

（四）观察的内容

1. 一般情况　包括患者的仪表、衣着、步态和个人卫生情况；生活自理程度；饮食、睡眠、排泄情况；接触主动还是被动；参加集体活动的积极性和适应性；对医护人员及周围人员的态度等。

2. 精神症状　患者有无自知力；有无意识障碍；有无错觉、幻觉、妄想、感知综合障碍；有无自杀、自伤、伤人、毁物、强迫、刻板、模仿行为及外走企图；有无思维中断、思维破裂、病理性象征性思维、强迫观念；情感的稳定性和协调性如何；有无记忆力、智能、定向力及意志活动障碍。

3. 躯体情况　患者的一般健康状况，生命体征，全身情况，有无躯体疾病或症状，有无外伤、脱水或水肿等。

4. 心理情况　患者目前的心理状况和心理需求，目前急需解决的问题，对住院及治疗护理的态度等。

5. 治疗情况　患者对治疗的态度，治疗的效果，有无药物不良反应，有无藏药、拒绝治疗的行为等。

6. 社会功能　患者的学习、工作、人际交往和生活自理能力，患者出院期间的社会适应能力等。

7. 家庭支持情况　观察家属对患者的态度、对治疗的支持程度，患者的内心体验等。

二、护理记录

护理记录是医疗文件的重要组成部分，真实地记录了患者的病情发展变化和各项护理措施的执行情况，不仅在医疗护理、科研教学、护理管理及法律上有重要价值，还是评价医院护理工作质量与护理管理水平的重要依据之一。

（一）记录的方式与内容

1. 入院护理评估单　入院评估一般要求在24小时内完成，记录方式可有表格式填写、叙述性记录等。记录内容包括一般资料、简要病史、主要精神症状、躯体状况、入院诊断、入院宣教等。

> **知识链接**
>
> ## 某医院的入院三级护理评估
>
> 新入院患者一级评估（重病室护士完成）
>
> 姓名：　　　　入院时间：
>
> 1. 入院
>
> 方式：□自愿；□不自愿；□步行；□轮椅；□平车；□其他。
>
> 更衣、查体：□合作；不合作（□反复劝说；□协助）。
>
> 陪伴者：□父母；□亲朋；□爱人；□单位；□学校；□社区；□警察；□其他。
>
> 2. 一般情况
>
> 年貌：□相符；□不符；步态：□平稳；□跛行；□不能行走；□受限。
>
> 皮肤：□清洁；□不洁；□完整；□疤痕；□肿胀；□硬结；□外伤；□淤血；□皮疹；□皮癣；□破溃；□其他。
>
> 生命体征：T__P__R__BP__体重：____kg
>
> 意识：□清楚；□模糊；□朦胧；□嗜睡；□范围狭窄；□其他。
>
> 定向力：□完整；障碍（□时间；□地点；□自我；□环境）。
>
> 饮食习惯：□素食；□普通；□低盐；□糖尿病饮食；□其他。
>
> 排泄情况：□正常；□便秘；□稀便；□便血；□尿频；□色深；□尿血。
>
> 3. 入院后表现
>
> 认知：□错觉；□幻觉（□命令性幻听；□言语性幻听；□幻视）；□其他。
>
> 思维：□妄想（□嫉妒；□罪恶；□被害；□关系；□影响）；□其他；□形式障碍。
>
> 情绪：□紧张；□焦虑；□恐惧；□易激惹；□高涨；□低落；□淡漠。
>
> 行为：□兴奋；□怪异；□冲动；□自伤、自杀；□紊乱；□不合作；□违拗；□木僵；□活动增多；□活动减少；□其他。
>
> 其他：□交流困难；□敌视；□疑病；□自言自语；□谩骂。
>
> 4. 安置：□重病室。体位（□坐位；□卧位；□约束保护）；□不离视线。
>
> 5. 护理照顾：□更衣；□入院护理；□入院健康教育；□熟悉病室环境。
>
> 6. 新入院患者生活用品接收后签字：_____

知识链接

新入院患者二级评估（主班护士完成）

患者姓名_____

一、入院评估

1. 门诊检查：心电图：□正常，□异常。血常规：□正常，□异常。肝功：□正常，□异常。胸片：□正常，□异常。

2. 病史资料（医生处获得）：既往史：□手术，□过敏史，□传染病，□心脏病，□糖尿病，□高血压，□青光眼，□类风湿，□输血，□外伤，□骨折，□其他。

3. 入院主因：□疑心被害；□凭空闻语；□冲动；自伤、自杀行为或想法；□外走；□紧张恐惧；□焦虑；□情绪不稳或失调；□兴奋话多；□睡眠障碍；□进食差或拒食；□生活料理困难；□家中照顾困难；□吞咽困难_____。

4. 入院查体（医护）：□异常生命体征；□皮肤破损；□水肿；□意识障碍；□牙齿缺如；□步态不稳；□营养不良；□感染；□其他异常；具体描述：_____。

二、存在或潜在风险（告知家属）

□暴力；□自伤、自杀；□外走；□噎食；□受伤；□感染；□营养不良；□皮肤完整性受损；□重要脏器功能不良；□猝死；□心梗；□低血糖昏迷；□酮症酸中毒；□特殊描述：_____。

三、新入院患者家属健康教育及各项告知：□完成，□未完成。

四、患者随身物品交由家属：□衣服，□项链，□戒指，□现金_____元，□卡_____张，□发卡，□其他_____。

五、家属明确如上内容并对物品核查、接收后请签名：_____，与患者关系_____
评估及告知者：_____

新入院患者三级评估（主管或护士长）

一、一般资料

患者姓名_____评估时间_____住院次数_____次；病程_____。
诱发因素：□有：_____，□无。

二、主要表现

1. 感觉：□感觉过敏；□感觉减退；□内感性不适；□感觉倒错。
2. 知觉：□错觉；□幻觉（□幻听，□幻视，□幻嗅，□幻触，□内脏性幻觉，□反射性幻觉，□功能性幻听，□其他）。
3. 思维：□奔逸；□松散；□迟缓；□病理性象征思维；□持续言语；□被洞悉；□逻辑障碍；□思维破裂；□思维插入；□思维中断；□思维云集；□妄想（□被害，□关系，□夸大，□嫉妒，□钟情，□疑病，□非血统，□自罪，□虚无，□影响，□释义）。
4. 注意：□增强；□减退；□迟缓；□随境转移。
5. 记忆：□遗忘；□虚构；□错构；□似曾相识；□记忆增强。
6. 定向力：□正常；□异常（□时间，□地点，□自我，□人物）。

知识链接

7. 自知力：□完整；□不完整；□部分存在；□无。
8. 情感：□高涨；□低落；□焦虑，□恐惧，□易激惹，□不稳定，□淡漠，□其他。
9. 意志：□增强；□减退；□缺乏；□易暗示。
10. 行为：□兴奋（□协调，□不协调）；□木僵；□违拗；□缄默；□强迫；作态；□冲动；□自伤、自杀；□不合作。
11. 意识：□嗜睡；□昏睡；□昏迷；□谵妄；□梦样状态；□朦胧；□人格解体。
12. 睡眠：□早醒；□入睡困难；□多梦；□感觉未睡；□易醒；□嗜睡。

三、个人情况

1. 饮食：□拒食；□进食减少；□选择食物。
2. 嗜好：□冶游；□饮酒；□吸烟；□吸毒。
3. 病前性格：□开朗；□内向；□有知心朋友；□无知心朋友。
4. 家庭支持系统：□健全；□完善；□较完善；□不完善。
5. 家族史：□有；□无。
6. 既往病史：□传染病；□心脏病；□糖尿病；□手术史；□输血史；□高血压；□抽搐；□外伤；□青光眼；□肾病；□过敏史；□晕厥；□其他。
7. 既往治疗：□口服药物；□长效针；□无抽搐电休克。

四、护理诊断

□暴力行为的危险；□自杀自伤的危险；□思维过程改变；□不安心住院；□不合作。
□受伤的危险；□感知觉改变；□自知力缺乏；□自尊紊乱；□自我贬低；□焦虑。
□恐惧；□内疚；□无能为力；□记忆受损；□生活自理缺陷；□娱乐活动缺乏。
□活动增加；□社交孤独；□知识缺乏；□个人应对无效；□舒适改变；□物质滥用。
□营养失调的危险；□营养失调：低于机体需要量；□排尿异常；□便秘；□吞咽障碍。
□睡眠型态紊乱；□合并症（感染，□心功能不全）；□疼痛；□皮肤完整性受损。

五、护理措施

1. 评估详实，全面掌握病情，明确治疗方法及护理要点，明确护理措施并落实到位。
2. 严格交接班，密切观察病情变化，及时修订护理措施。
3. 急性期内适当限制患者的活动范围，不离开护士视线，提供安全的活动场所和环境，根据危险程度采取必要的保护手段，必要时给予保护性约束，常规执行，保证过程安全顺利。
4. 准确测量生命体征，掌握异常物理检查及生化指标，采取相应的、必要的安置办法，与医生保持密切沟通并严格详实记录。
5. 加强告知：对相关医护人员进行风险告知，对家属的告知等；完成必要的健康教育，鼓励患者参与康复训练项目。

> **知识链接**
>
> 6. 加强心理疏导，了解患者的思维动态，建立良好的信任关系。
> 7. 严格执行三查八对制度，保证治疗过程的安全顺利。
> 8. 加强治疗效果的观察及药物副作用的观察，并积极反馈，采取相应的护理措施，将评估常规化。

2. **住院护理评估单** 临床上多是表格形式。记录格式一般按护理程序书写，护士根据患者的病情变化，进行每班、每日、每周的阶段性护理评估，列出护理诊断，制订护理计划，实施护理措施，评价护理效果。

3. **护理记录单** 一般按 PIO 形式记录，其中 P 代表护理问题，I 代表护理措施，O 代表护理结果。护理记录单分为一般患者护理记录单和危重患者护理记录单，一般患者护理记录单包括患者的病情、治疗、护理措施及效果、饮食、睡眠等情况。危重患者护理记录单以表格居多，记录患者的生命体征、出入量、病情变化和治疗护理要点，一般根据病情需要按每小时或每班次记录，病情变化时随时记录。

4. **出院护理评估单** 一般采用表格式填写与叙述法相结合的方法记录。内容包括：

（1）健康教育评估：患者接受入院、住院、出院的健康教育后，对精神卫生知识、疾病知识、良好生活习惯及自身疾病的认识情况。

（2）出院指导：对患者出院后服药、饮食、作息时间安排、社会适应能力、功能锻炼、定期复查等方面进行具体的指导，必要时可为患者或家属提供相关的书面材料。

（二）记录的要求

记录内容必须及时、准确、客观真实、简明扼要，必要时将患者的原话记录下来。记录项目齐全，字迹清晰，禁止涂改，书写过程中出现错误时按统一规定修改后签名，并正确使用专业术语，记录完成后签护士全名并注明时间。根据患者的病情决定记录时间及频率，病情变化时随时记录，注意时效性，不可延迟或提前记录。

第三节　精神障碍患者的基础护理

一、日常生活护理

（一）概述

精神障碍患者往往生活懒散，日常生活自理能力下降或丧失，护士应帮助、督促和鼓励患者做好日常生活护理，并注意培养其生活自理能力。

（二）护理措施

护士应先评估患者的生活自理能力，根据其能力情况，确定给予帮助的程度，帮助内容包括完全帮助、部分帮助、督促指导等。

1. **入院卫生处置** 新患者入院时，应根据情况做好一般卫生处置，如洗头、沐浴、更衣等，同时检查有无外伤、头虱、体虱、皮肤病等，并及时做好相应的处置。

2. **制订日常生活护理计划** 根据患者的情况，与患者协商共同制订日常生活护理计划，帮助患者养成良好的卫生习惯。

3. 协助、督促患者做好个人卫生

（1）晨晚间护理：督促或协助患者晨晚间刷牙、饭后漱口（必要时给予口腔护理）、洗脸、洗手、洗脚、梳头、清洗会阴、整理床单位等，保持病室和床单位的整洁。女性患者要注意协助和督促其做好经期卫生护理。

（2）个人卫生：定期督促或协助患者沐浴、更衣、洗发、理发、修剪指（趾）甲，检查皮肤情况。气候变化时，督促或帮助患者增减衣服，避免受凉、中暑等，帮助患者保持衣着整洁，定期更换。

（3）排泄情况：精神障碍患者由于服用抗精神障碍药物容易出现便秘、排尿困难等，需要每天观察患者的排泄情况。加强健康宣教，鼓励患者多吃蔬菜水果、多喝水、适量活动，预防便秘，若患者连续3天无大便，可适当予以缓泻剂。对排尿困难或尿潴留的患者，在明确排除躯体疾患后可先采用诱导法（如听水流声、会阴冲洗等）刺激排尿，如无效，则可遵医嘱予以导尿。

大、小便不能自理的患者，如老年痴呆患者，要注意观察其大、小便的规律，定时督促、协助患者如厕或给予便器。如污染被服应及时更换衣裤和床单，保持患者的清洁、舒适，预防压疮的发生。

4. 加强健康教育，鼓励患者自我护理　通过健康教育，让患者了解日常生活护理的必要性和重要性，鼓励患者自我护理，可以在病区开展个人卫生评比，对日常生活自我照料好的患者适当给予一些小奖励，并经常表扬患者的微小进步，鼓励患者继续努力以取得更大的进步。

二、饮食护理

（一）概述

精神障碍患者因受症状影响可出现各种饮食障碍，如拒食、厌食、异食、暴饮暴食等，同时精神科药物的不良反应可引起患者吞咽困难、噎食等。因此，护士应认真做好患者的饮食护理，保证患者摄入充足的营养，确保各项治疗顺利进行。

（二）护理措施

1. 创造良好的就餐环境　为患者创造一个清洁、整齐、空气清新、宽敞明亮的就餐环境，督促患者餐前用流动水洗手，一般采取集体进餐方式，特殊患者如兴奋冲动、抢食者宜单独进食。

2. 维持就餐秩序　凡生活自理、一般情况良好的患者，进餐时要依次排队领餐，维持餐厅秩序，避免拥挤、争执和烫伤。患者可按组分桌或固定席位，有秩序入座就餐。就餐时护士要巡视病房，保证每个患者按时就餐，防止遗漏、抢食、倒食或躲避进食。观察患者进食情况，若发现患者就餐时中途离开或发呆不吃，应及时查明原因，对症处理。严防冲动患者利用餐具伤人或自伤。

3. 拒食的护理

（1）对因被害妄想、疑心饭菜有毒的患者，可采取让其任意挑选饭菜；由医务人员或其他人先试吃；或与他人互换食物等方式，解除患者的顾虑，促进其进食。

（2）对有罪恶妄想的患者，可将饭菜拌在一起，让患者认为是残汤剩饭，倒掉更浪费而促使其进食。

（3）对疑病的患者，应耐心解释、劝说，鼓励其进食。

（4）对于木僵、紧张综合征的患者，应尽量劝其进食或喂食，如无效，则遵医嘱给予鼻饲或静脉补充营养，另外可将饭菜置于床旁，有时患者会自行进食。

4. 厌食的护理　对厌食的患者，应尽量准备其喜爱的食物，劝其进食，如患者不听劝说，必要时予以鼻饲或静脉补液，以保证患者充足的营养供给。

5. 暴饮暴食患者的护理　对暴饮暴食或抢食的患者，宜安排其单独进餐，可分次分量配给，适当限制进食量和进食速度。

6. 异食患者的护理　对异食患者要重点观察，密切巡视，适当限制其活动范围，必要时由专人陪护或予以隔离，防止其吞食异物。

7. 老年患者的饮食护理　对老年、严重药物副作用致吞咽困难的患者，可给予流质饮食或软质饮食，并协助喂食，不宜催促患者进食，防止发生噎食。伴有躯体疾病的患者，应根据医嘱给予适宜的饮食。

三、睡眠护理

（一）概述

多数精神障碍患者在发病前或发病时出现睡眠障碍，睡眠的正常与否往往预示病情的好转、波动或恶化。严重的失眠可使患者产生焦虑、抑郁、烦躁，导致病情恶化。护士应该密切观察患者的睡眠情况，采取有效措施，保证患者充足的睡眠，这对稳定患者情绪、巩固治疗效果有着重要的作用。

（二）护理措施

1. 创造良好的睡眠环境　病房环境应安静、整洁、空气清新、温度适宜、光线柔和，即使安置兴奋吵闹的患者，工作人员也应做到"四轻"（即说话轻、走路轻、操作轻、关门轻）。被褥应清洁、平整、干燥、舒适。

2. 合理制订作息制度　指导患者养成良好的睡眠习惯，督促患者严格遵守作息制度。白天应进行适量活动，鼓励患者参加病房的各种工娱、体力活动，不可过多卧床，中午可根据情况午睡1～2小时，晚间按时睡觉。

3. 睡前避免兴奋

（1）睡前避免参加可引起兴奋、激动的娱乐活动或长时间的谈话，不宜看情节紧张、刺激、惊悚的小说或影视节目。

（2）睡前禁忌服用可引起兴奋的药物或饮料，如浓茶、咖啡等。

（3）晚餐不宜吃得过饱，睡前不宜过多饮水，临睡前要排尿，避免夜间醒后难以入睡。

（4）睡前指导患者采取有助于促进睡眠的措施：如用热水泡脚、喝热牛奶、听轻音乐等。

4. 睡眠障碍的护理　分析失眠的原因并对症处理。引起失眠的原因很多，首先应该排除躯体不适，如皮肤瘙痒、便秘、尿潴留、疼痛等，痛苦解除后患者便可安然入睡。新入院患者因为环境陌生、思念家人、看到吵闹患者心理恐惧或对治疗的恐惧等不能入睡，护士要耐心解释，使其心理上有安全感，在不影响工作的前提下，可暂时陪在床旁，诱导患者入睡。强烈的心理因素可严重影响睡眠，尤其是患者家中发生了重大的生活事件，如失去亲人、离婚、车祸等，或探视时发生矛盾，出院前遇到问题，都可引起不良情绪反应。护士应设法了解患者失眠的原因，对症处理。对无睡眠感的患者，护士应耐心解释并证实其有过睡眠的事实。对因精神症状不能入睡的患者，应及时报告医生，遵医嘱给予镇静催眠药物帮助其入睡。

5. 加强巡视 护士要了解患者的病情，掌握患者的睡眠规律，定时巡视，巡视时要深入到床旁，观察患者的睡眠姿势、睡眠深度、面部表情、呼吸频率、鼾声及有无流涎等，发现问题及时处理。蓄意自杀或外走的患者，在策划意外事件前后可出现睡眠障碍，此时患者内心矛盾激烈，常蒙头思索，长吁短叹，坐卧不宁，反复起床活动或如厕，为麻痹护士可佯装入睡。护士巡视时要有重点，善于观察，不允许患者蒙头睡觉，并及时处理佯装入睡的患者。

四、安全护理

案例3-2

患者，女，35岁，会计。患者平日工作认真负责，谨小慎微。2007年底，单位领导在年终总结大会上提出要对财务工作进行审核，当晚患者便难以入眠。随后逐渐变得少言寡语，闷闷不乐，经常自言自语："我有罪""我贪污""我不该吃饭""我该枪毙"等（经核实，患者从未贪污犯罪）。患者少食少动并有自杀经历，被家人及时发现送医院就诊，急诊医生建议家属送患者去精神科就诊，随后在某精神科门诊确诊为：抑郁症。

（一）概述

精神障碍患者由于受到精神症状的影响常出现冲动伤人、自杀、自伤、毁物等破坏性行为或外走等，稍有疏忽便可在精神障碍的同时合并躯体残疾，甚至丧失生命。患者大剂量服用抗精神障碍药物，药物副作用可导致肌张力增高或运动不能等锥体外系症状，使患者容易晕倒或摔倒，药物还可引起吞咽困难，导致噎食。精神科意外情况常贯穿于疾病的整个过程，因此，安全护理是精神障碍护理工作的重要组成部分，护士要有高度的安全意识。做好安全护理，不仅能保障患者的安全，还能提高医疗、护理质量。

（二）护理措施

1. 掌握患者的病情 护士应熟悉每个患者，掌握其精神症状、疾病诊断、治疗、护理要点、注意事项等，尤其是对有自杀、自伤、冲动伤人、毁物、外走、藏药等行为，新入院、意识障碍、生活不能自理、疾病急性期症状活跃拒绝治疗的患者，要做到心中有数，将患者置于视线范围内，随时观察。重症患者必须安置于重病房，并重点交班，必要时进行24小时监护。

2. 加强巡视 每20～30分钟巡视病房1次，观察患者的精神症状、躯体情况、治疗效果和药物反应等，及时发现自杀、自伤、冲动、外走先兆，积极采取有效措施，防止意外发生。在交接班、午间、夜间、节假日等特殊时段，病房工作人员稀少，护理工作繁忙之时，要特别注意加强巡视，避免给患者可乘之机。

3. 病区环境安全 定期检查病区门窗、门锁、床、护栏、家具以及抢救物品及设备等，如有损坏应及时修理，并做好安全检查记录；修理用的工具，如钉子、锤头、梯子等不可遗留在病房内。患者不可触及电源开关；暖气应采用隐蔽式并加防护罩；饮用水及洗澡水保持恒温使用，防止烫伤。被患者打碎的玻璃应清扫干净，带出病房，不可倒在病房垃圾筒内；各种医疗器械、餐具、清扫用具用完后应放置于指定的安全地点；地面保持干燥，防止患者跌倒；妥善保管病区钥匙。

4. 严格危险物品管理　病房内的危险物品，如药品、玻璃制品、约束带、器械、易燃物品、锐利物品等要定点放置并加锁保管，每班清点并记录，如有缺失及时查找。其他危险物品如刀、剪、镜、玻璃制品、绳带类、火柴、打火机、刀叉等一律不准带入病区，如需使用，必须在工作人员看护下进行，用完及时收回。

5. 严格安全检查　严格执行危险物品检查制度，在患者入院时、探视时、探视后、外出活动返回时要严格检查，防止带入危险物品。整理床单位时要注意发现隐患，及时处理。每日晨间护理时进行一次常规检查，封闭式病房每周进行一次大检查。同时向患者和家属进行安全知识的宣传教育，增强患者和家属的安全意识，促使他们主动配合，遵守各项规章制度。

6. 加强重症及高风险患者的管理　精神科重点管理的患者，包括"三防"（防自伤、自杀，防伤人、毁物，防外走）患者，生活不能自理、拒食、木僵、伴严重躯体疾病的患者，更容易出现安全问题，需要重点观察，密切巡视，必要时专人护理，适当限制其活动范围，外出时需由专人陪同，做好护理工作，确保患者的安全。

知识链接

优质护理服务示范工程

卫生部于2010年在全国范围内开展"优质护理服务示范工程"活动，活动主题为"夯实基础护理，提供满意服务"。通过开展以患者满意、社会满意、政府满意为目标的"示范工程"活动，到2010年底，在全国范围内创建100所"优质护理服务示范医院"、300个"优质护理服务示范病房"和600名"优质护理服务先进个人"。活动的开展旨在提高患者和家属的满意度，使医患关系更加和谐，同时提高临床护理工作质量和护理管理水平。

2014年7月，国家卫计委（原卫生部）决定开展2014-2017年为期3年的优质护理服务评价工作，要求全国各级、各类医院，特别是二级以上开展优质护理服务的医院，在每年的下半年开展一次优质护理服务工作的自我评价。同时要求各医院根据在自我评价中发现的问题，制订整改方案，逐一落实，不断推进优质护理服务工作改革发展。

第四节　精神障碍患者的组织与管理

目前我国精神障碍专科医院或精神科病房的管理模式已经逐步从封闭式向开放式管理模式发展过渡，但总的来说，大多数住院环境还是相对封闭的。对患者来说，病房既是治疗场所，又是生活的"小社会"。患者需要在这样的环境中治疗和生活，所以病房的组织与管理就显得非常重要，这是精神科临床护理工作的重要环节。组织管理的好坏直接影响医患及护患关系，影响医疗护理工作的开展，对维持病区秩序、促进患者康复都有非常重要的意义。

一、患者的组织

病房的组织管理应该在病房护士长的领导下,由专职护士具体负责,建立以患者为主体的小组。组织工作可根据病区内患者情况分为休养小组或康复小组,进行分层管理。如根据患者生活自理情况,分为生活护理小组、生活协助小组和生活指导小组;也可根据患者所参与的康复训练项目,分为整理床单位的环境组、协助安排进餐的生活组及开展手工制作的手工组等。每个小组设组长1名,小组长可从康复期、恢复期患者中挑选有一定的组织能力、管理能力和工作能力且在患者中有一定影响力的患者担任并定期轮换。患者所在的休养小组或康复小组可根据患者的情况及时调整。小组长与专职护理人员配合,定期开会讨论、制订计划并组织患者开展各种形式的康复活动,如体育类比赛、文艺比赛、联欢会等,也可以组织患者参加疾病预防知识、心理知识、科普知识的讲座等。每周进行总结,表扬进步突出的患者,每月对优秀休养员进行表彰和奖励。通过组织各种活动,调动患者的积极性,培养其自我管理能力,配合医护人员共同做好病房的管理。

二、患者的管理

(一)封闭式管理

1. 封闭式管理的目的及适应对象

(1)目的:便于组织管理、观察和照顾精神障碍患者,有效预防意外事件的发生。

(2)适应对象:精神障碍急性期、严重的冲动、伤人、毁物、自杀、自伤及病情波动无自知力的患者。

2. 封闭式管理的实施方法

(1)制订相关制度:包括作息制度、饮食管理制度、探视制度、安全管理制度等。向患者及家属宣传各种制度,让他们明白制订相关制度的目的是为了维持病房的正常秩序,为患者创造良好的治疗、休养环境,帮助患者培养良好的生活习惯和促进病情康复。

(2)重视心理护理和人文关怀:封闭式管理的患者不可随意出入病区,活动范围有限,一般而言,患者的心理压力较大,不易安心住院。护士要重视患者的心理护理,关心患者的感受,尽可能为患者解决实际问题或满足其合理要求,鼓励患者发挥自己的特长,认识自身的价值,增强战胜疾病的信心。

(3)严密观察病情:封闭式病房收治的患者大多病情严重,缺乏自知力,随时可能发生自杀、自伤、冲动、伤人毁物等行为,护士要有高度的责任心,严密观察病情,防止意外事件的发生。在护理过程中护士应增强责任心,主动关心患者,提高护理质量,真正做到"以患者为中心"。

(4)安排丰富的工娱活动:封闭式管理的患者生活相对单调,护士应根据患者的病情,结合患者的兴趣爱好,在病室或院内安排各种工娱活动。可以组织阅读报刊书籍、观看科普影片或电视节目、欣赏音乐,也可以打球(乒乓球、羽毛球、篮球等)、跑步、跳绳、下棋、打扑克牌,还可以学习厨艺、练习书法、编绳等。通过这些活动可以转移患者对症状的关注,对稳定情绪,增强信心,锻炼身体,提高生活兴趣和质量,加强患者间的交流沟通,改善人际交往都能起到良好的作用。

> ### 知识链接
>
> #### 精神障碍患者的管理
>
> 精神医学的发展史就是人类文明的发展史。人类社会早期，迷信和超自然的思想占据着社会的主流，精神障碍患者被关闭起来，过着暗无天日的生活。公元3世纪后，宗教和神学统治了医学，所有的精神障碍患者都被认为是因魔鬼附体所致，他们被寺院用驱鬼、祷告等方法进行治疗。直到公元17世纪，随着生物学和其他医学科学的发展，人们对精神障碍有了更多的认识，对精神障碍的治疗也更科学、更人道。1972年，法国精神科医生比奈尔首先在他工作的医院废除了对精神障碍患者的锁链约束，让精神障碍患者从监狱般的囚禁生活中解脱出来，将疯人院变成真正的医院。20世纪50年代以来，精神障碍专科医院的管理模式逐步从旧式的监管向开放型发展，建立了开放型环境和管理制度，病房设置逐步家庭化、社会化，尽可能地让患者过上正常生活。

（二）开放式管理

1. 开放式管理的目的及适应对象

（1）目的：锻炼和培养患者的社会适应能力，满足患者的心理需要，调动患者的积极性和主动性，提高患者生活的信心，促进其康复，帮助患者逐步达到生活自理，适应正常社会环境，早日回归社会。

（2）适应对象：病情稳定、康复期等待出院、安心住院并积极配合治疗及自觉遵守各项纪律的患者。

2. 开放式管理的类型　开放式管理包括半开放式管理和全开放式管理。

（1）半开放式管理：指在精神障碍封闭病房住院的患者在病情允许的情况下，可以由医生开具医嘱，每日完成常规治疗后在家属陪同下外出活动，周末可以安排患者由家属陪伴回家，周一返回医院。医护人员应取得患者家属及单位的支持和配合，通过参加一系列社交活动，保证患者尽量不脱离社会，并保持心情愉悦，增强患者战胜疾病和恢复正常生活的信心。

（2）全开放式管理：病房环境是完全开放的，患者在家属陪同下可以随时外出。患者多数是自愿接受治疗的，有自我管理能力，希望有更多的知情权，生活和物品管理上也是以自我管理为主。这种管理方法有利于患者与亲人和社会的交往，减轻患者的心理压力，减少了情感和社会功能的衰退。在管理中鼓励患者参与病房管理；组织患者开展文体活动、看电视、读报纸等，充分发挥患者的主观能动作用，有利于精神康复和家庭社会功能的提高。

3. 开放式管理的实施方法

（1）患者的收治及病情评估

1）患者的收治：开放式病房收治的患者是经过精神科门诊医生初步诊断符合入住条件的，病房医生与患者及其家属或监护人签署"入院告知书"和各种知情协议书，并对其进行评估后收入病房。

2）患者的病情评估：评估患者在精神症状支配下是否存在严重的冲动外逃、伤人毁物、自杀自伤的危险。评估后如存在上述危险则不适合收入开放式病房。同时，入院时需要与患者及其家属或监护人签署各种知情协议书，让患者及其家属了解住院期间应承担的责任和义务，以提高患者及其家属的依从性，减少医疗纠纷的发生。

（2）完善规章制度，强化管理：开放式管理的病房，患者有很大的自主权，给病房的管理带来很大的困难，因此，必须建立一套完整的管理制度，包括患者住院的知情同意书、陪护管理制度、外出请假制度、药品及个人物品的管理制度、患者住院期间的权利与义务等。只有制订并不断完善各项规章制度，才能保证护理人员在从事日常护理活动中做到有章可循，才能保证护理质量与安全。

（3）加强患者行为管理和健康宣教：定期举办健康教育讲座，指导患者如何正确面对压力、紧张、恐惧和无助感。教育患者培养广泛的兴趣爱好、保持乐观情绪、正确处理不良生活事件的技巧，增强患者的自我控制力；对患者的不遵医行为（如不按时返院、不按时服药等）进行说服教育，对说服无效者建议转入封闭病房，以保证治疗的正常进行及患者的安全；鼓励患者参加各种娱乐活动，丰富生活，引导其回归正常的社会生活。

（三）精神科的分级护理管理

精神科分级护理是根据患者病情轻重和对自身、他人及周围环境安全的影响程度分为特级护理及一、二、三级护理。

1. 特级护理

（1）适应对象

1）精神障碍伴有严重躯体疾病，病情危重，随时可能有生命危险，如伴有严重心力衰竭、严重外伤或高血压危象者。

2）有严重的自杀自伤、冲动伤人及外逃行为者。

3）因精神药物引起严重不良反应（如急性粒细胞减少、恶性症候群、严重药物过敏等），出现危象或危及生命者。

4）有意识障碍；木僵患者；严重的痴呆、抑郁、躁狂状态；癫痫持续状态患者。

（2）护理内容

1）设24小时专人护理，严密观察病情变化，及时评估病情并制订护理计划，完成护理记录。

2）做好基础护理，每日进行晨晚间护理，保证口腔、头发、皮肤、手足、会阴及床单位的清洁，预防压疮的形成，协助患者翻身、移动及有效咳嗽。

3）正确执行医嘱和各项护理常规，按时完成治疗和用药。

4）保证患者每日入量，根据病情严格记录出入量；加强导管护理，防止导管污染及脱落。

5）严格掌握约束的适应证，对需要约束的患者，严格执行约束制度，保证患者的安全、清洁、卧位舒适及功能位。

6）备好急救物品及药品，随时做好抢救准备。

7）履行相关告知制度，详细记录各项护理治疗措施。

2. 一级护理

（1）适应对象：精神症状急性期；严重的药物不良反应；生活可以部分自理，但病情随时可能有变化；特殊治疗需观察病情变化的患者。

1）一级A：有自杀自伤、冲动、走失倾向的患者；严重药物不良反应的患者；严重躯体合并症的患者。

2）一级B：严防摔伤、约束的患者；病情波动较大的患者。

3）一级C：除上述情况外的一级护理患者。

（2）护理内容

1）将患者安置在护士易于观察的病室，每30分钟巡视1次，密切观察病情、药物的不良反应及有无自杀自伤倾向。

2）给予或协助生活护理，每日进行晨晚间护理，保证口腔、头发、皮肤、手足、会阴及床单位的清洁，预防压疮的形成，协助患者翻身、移动及有效咳嗽。

3）正确执行医嘱和各项护理常规，按时完成治疗并指导患者正确用药。

4）指导患者饮食，保证入量。

5）对约束的患者，严格执行约束制度，保证患者的安全、定时活动肢体、清洁、卧位舒适，指导患者进行功能锻炼。

6）履行相关告知制度并针对疾病进行健康教育，做好心理护理和康复指导。

7）随时做好抢救准备。

3. 二级护理

（1）适应对象：精神障碍缓解期，生活能自理，轻度痴呆患者。

（2）护理内容

1）安全护理措施到位，定时巡视，完成常规临床观察内容。

2）遵医嘱按时完成治疗和用药，并指导患者正确用药。

3）指导患者饮食，帮助或协助患者提高生活自理能力。

4）履行相关告知制度，并针对疾病协助患者进行功能训练及健康教育。

4. 三级护理

（1）适应对象：精神障碍恢复期，躯体症状缓解，生活能自理者。

（2）护理内容

1）安全护理措施到位，定时巡视，完成常规临床观察内容。

2）遵医嘱按时完成治疗和用药，并指导患者正确用药。

3）指导患者饮食，协助患者的生活护理。

4）履行相关告知制度，并针对疾病指导患者进行功能训练和健康教育。

> **小结**
>
> 1. 在接触精神障碍患者时，应以正确的态度认识精神障碍，了解和掌握病情，培养良好的自身素质，尊重患者的人格，设身处地为患者考虑；在治疗性沟通中，护士应遵循保密、以患者为中心、尊重和接受患者、避免过多的自我暴露的原则；通过创造良好的沟通环境，善于引导和启发患者谈话、倾听、非语言性沟通、适当的沉默等与患者建立良好的护患关系，这既是治疗的一部分，又是其他治疗及护理顺利开展的基础。同时对不同的患者要遵循不同的接触技巧。
>
> 2. 护士应熟悉对精神障碍患者观察的内容，熟练掌握并灵活运用两种观察方法：直接观察法和间接观察法，全面而又重点地对患者进行观察。记录应及时、准确、客观真实、简明扼要。

小结	3. 精神科患者因其自知力的丧失和生活自理能力的下降，护士应该协助其完成日常生活护理、饮食护理、睡眠护理，在日常工作中认真执行安全护理的要求，保证患者的安全。 4. 根据病情的轻重缓急对患者进行分级管理，同时将患者组织起来，在护士的领导下开展各种形式的治疗、娱乐活动，充分调动患者的积极性，促进患者早日康复。

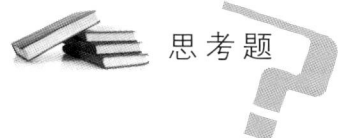

思考题

患者，女，52岁，10年前无明显诱因地认为父母、丈夫、同事等所有的人都不喜欢她，认为家人想算计她，同事想害她。认为别人说话都是针对她，故意气她，因此，经常与家人和同事发生口角和冲突。患者认为丈夫想害死她霸占家产，于某日凌晨趁丈夫熟睡时，拿菜刀砍伤其头部，之后患者由家人强制送入医院。入院后患者情绪激动，表情紧张，不断地叫喊、谩骂，对所有的人都非常敌视、不合作，对医护人员的问话不予理睬，否认自己患有精神障碍，说丈夫要害死她，所以自己先下手，并要求警察把她丈夫抓起来保证自己的安全，患者反复要求出院，拒食拒药，反复劝说无效。诊断为：精神分裂症。

请分析：

1. 通过护理评估，列出患者的主要精神症状及护理诊断。
2. 如何为该患者实施基础护理？

（王国芳）

第四章

精神障碍的常用治疗及护理

学习目标

识记
1. 描述心理治疗的基本理论。
2. 说出心理治疗的原则及方法。

理解
1. 解释MECT治疗的适应证、禁忌证。
2. 归纳工娱及康复治疗的概念、适应证及禁忌证。

运用
1. 熟记心理治疗的护理。
2. 熟记精神药物的副作用,知道药物治疗过程中的护理。
3. 熟记MECT治疗的护理。
4. 熟记工娱及康复治疗的护理。

第一节　心理治疗及护理

心理治疗是一类应用心理学原理和方法、由专业人员有计划地实施治疗疾病的技术。心理治疗人员通过与患者建立治疗关系与互动,积极影响患者,达到减轻痛苦、消除或减轻症状的目的,帮助患者健全人格、适应社会及促进康复。

知识链接

心理治疗的基本理论

心理治疗的学派颇多,但其理论基础都是源自生理与心理、躯体与精神之间辩证统一的原则。躯体的生理情况影响着心理状态的变化,心理因素又作用于躯体,影响着人的生理功能。因此,心理治疗过程中应用心理与生理、个体与环境的相互作用,以达到治疗疾病、维护心理健康的目的。常见的心理治疗理论有情绪与机体功能;条件反射和学习理论;语言在治疗中的作用;神经系统的潜力与可塑性等。

一、心理治疗的原则与方法

(一)心理治疗的原则

1. 接纳的原则 对接受心理治疗的精神障碍患者应一视同仁,理解尊重患者,积极主动地与患者建立良好的、相互信赖的人际关系,与患者沟通的过程中耐心倾听患者的诉说,与患者保持目光接触,对患者诉说的内心痛苦给予理解,避免使用指令或命令式语言。

2. 针对性原则 虽然心理治疗不像临床某些药物、手术治疗有严格的适应证,但各种心理治疗都有一定的适应范围。因此,进行心理治疗必须从患者的具体情况出发,确实与心理因素有关的疾病可以采用心理治疗,根据患者的具体情况,了解其个性特征以及医护人员的技能熟练程度、设备条件等决定治疗的环境和形式。

3. 以患者为中心 心理治疗是以患者自己积极的心理因素来治疗疾病。因此,要善于调动患者的积极性,使患者成为治疗过程的主人,取得治疗效果及时给予肯定,应将功劳归功于患者的积极配合和正确努力,激发患者的主观能动性,使之达到预期效果。

4. 保密的原则 心理治疗涉及患者的隐私,医护人员在心理治疗工作中应坚持保密的原则,不得在任何场合以任何形式泄露患者的情况,如介绍患者的有关资料时应删除患者的真实姓名。

5. 灵活治疗 心理疾病病情复杂,不同患者的心理活动存在很大差异,同一患者在不同阶段的心理变化也多种多样,因此,治疗不能千篇一律,应随时根据患者的情况变更治疗程序,以取得较好的治疗效果。

6. 综合治疗 人类疾病是生物、心理和社会因素相互作用的结果。心理治疗并不排斥躯体治疗,必要时可适当使用药物减轻某些症状,提高患者对心理治疗的信心。

(二)心理治疗的方法

1. 支持性心理治疗 是心理治疗的基本技术,是应用心理治疗的基本原理帮助患者克服情感障碍或心理挫折的治疗方法,适用于各类患者。具有支持和加强患者防御功能的特点,能使患者增加安全感,减少焦虑和不安。支持性心理治疗方法简单易行,应用比较广泛。

支持性心理治疗的具体步骤是倾听(耐心倾听被治疗者的诉说)、解释(向被治疗者提出切合实际的、真实的解释)、保证(保证和安慰要明确,以事实为依据,决不可轻加许诺)、建议(帮助被治疗者了解问题所在,自己找出解决问题的办法)和调整关系(治疗结束时引导他们不要依赖治疗者)。其中以解释最为重要。应根据患者的具体情况进行必要的解释,解除顾虑,树立战胜疾病的信心。发现患者对自己的健康和前途疑虑不安时,应以事实为根据向患者做出保证,振作其精神。使用支持性心理治疗时应注意:安慰和支持应适度,以免患者形成依赖;解释时语言应通俗易懂,避免患者发生曲解和误会,解释时应避免和患者发生争执,不能强迫患者接受自己的意见,允许患者思想反复;做出保证时,既要坚定有力,以事实为依据,又不能轻易许诺。否则当保证不能兑现时,会破坏患者对医务人员的信赖,影响治疗效果。

2. 暗示治疗 是使用患者不经过逻辑判断,直接接受医务人员灌输给他的观念而取得治疗效果的一种疗法。暗示治疗的效果取决于医务人员的权威性、学识和治疗能力,也取决于患者的人格特点及情绪状态。如果患者信任医务人员便容易接受暗示,反之会拒绝暗示,催眠状态下的患者容易接受暗示。临床常用的催眠方法有语言诱导和药物诱导。语言诱导让患者卧床，指导患者放松，注意力集中在某一点上，然后重复单调的指导语提示患者即将进入催眠状态，当患者进入催眠状态时用暗示来消除患者的有关症状。当需要取得较深的催眠状态时，可用药物诱导。催眠暗示治疗应注意环境要安静，治疗前应向患者解释清楚治疗的目的和对患者的要求，暗示语言要温和、简短、明确而有力。

3. 行为治疗　是根据学习心理学和实验心理学的理论和原理对个体进行反复训练，以达到矫正适应不良行为的一种心理治疗。这种方法在治疗师指导下，患者学会调整自己的身心功能，并注意靠自己的行动来改变心理状态和克服不适应环境或社会的异常行为，使自己与环境保持和谐一致。其理论基础包括巴甫洛夫的条件反射、桑代克和斯金纳的操作条件反射以及华生的学习理论等。行为主义理论认为任何适应性和非适应性的行为，都是通过学习形成的，也可以通过学习来增强和消除。

> **知识链接**
>
> ### 行为治疗的基本理论
>
> 1. 经典条件反射　巴甫洛夫（pavlov）创立的条件反射学说是行为治疗理论的基石，他通过一些著名的实验，阐明了条件化刺激的建立及其后继反应的规律。
>
> 2. 学习理论　代表人物华生（Watson），他认为无论是简单的或复杂的行为都是学习的结果，行为既可以习得，又可以抛弃，因此重点在于教育。
>
> 3. 强化作用　代表人物桑代克（Thorndike），他认为行为的目的不是为了获得奖励就是为了逃避惩罚。最初，动物对同一种刺激可能会做出各种不同的行为反应，但只有那些能给自身带来好处的行为反应更容易与这一刺激相连接，并在这一刺激重现时可能再次发生。
>
> 4. 操作性条件反射　代表人物斯金纳（Skinner），他以老鼠为实验对象，在实验中设计了各种情境，给予正向增强或处罚，使老鼠能持续实验者想获得的行为。根据这一原理，可使行为朝预期的方向改变，逐步建立原来没有的行为模式。

4. 认知疗法　是以改变患者对某些事物的认识为主要目标的一类治疗方法。认知心理学认为，不良的行为、情感及其反应都与适应不良的认知有关。认知是心理行为的决定因素，心理障碍产生的原因由各种内部和外部不良刺激所致。因此，通过纠正错误的认知，便可连带改善情感与行为。如通过提高对自身价值的认知，使情感与行为表现更为自信。

5. 森田疗法　是日本精神病学家森田正马教授创立的一种训练治疗方法，他认为正确的对待方法是要接受现实而"顺其自然"，使机体本身的功能得以恢复。主要用于治疗各种神经症。

> **知识链接**
>
> ### 行为治疗与认知治疗的区别
>
> 1. 行为治疗　通过行为训练、矫正,可以去除以往的不良行为。行为治疗的任务是消除旧的、不良的行为反应,建立新的、健康的行为方式。常用的方法有系统脱敏、冲击(暴露)疗法、厌恶疗法等。
> 2. 认知疗法　是通过分析、识别不良认知,建立新的相对立的概念或思维方式,从而使情绪和行为问题得到解决。认知疗法中常用一些行为技术(如自我训练、模仿等),也被称为认知行为治疗。认知疗法常用于抑郁症、焦虑症等。

> **知识链接**
>
> ### 森田正马及森田疗法
>
> 森田正马,1874年出身于日本高知县,幼年时身体虚弱,20岁时患上"发作性神经症",1902年从东京帝国大学医学部毕业,参加工作后他对自己的"疑病素质"有了认识,并摸索特殊的、以后被人称之为森田式的治疗方法。他提出:①神经质的本质论;②症状发生时的心因性因素;③少见衰弱不是真的衰弱,而是假想的、主观臆断的;④神经症者有很强的生存欲等。1938年,他因病离开人世。森田疗法的基本理论认为神经症是在疑病素质的基础上发展起来的,具有疑病素质的人,内省力强,求生欲望强烈,经常为自己的身体担忧。他们经常把一些正常的生理反应看作是病态,疑神疑鬼,忧心忡忡,天长日久真的成为病态。正确的对待方法是接受现实而"顺其自然",使机体本身的功能得以恢复。具体分为:静卧期、轻工作期、重工作期和复杂生活实践期。治疗过程中,尽量让患者把治疗过程中的感受体验记下来,通过辅导与交流,逐渐恢复其正常功能。

二、心理治疗过程的护理

(一)心理治疗过程

1. 开始阶段　为治疗的初级阶段,常需交谈1~3分钟。在本阶段需建立良好的医患关系,通过交谈详细地收集患者的资料,找出其心理的核心冲突问题,向患者解释心理治疗的目的、方法与效果,鼓励其积极参与解决心理问题。

2. 中间阶段　是心理治疗的主要阶段。在良好的医患关系的基础上,应用鼓励、倾听、疏泄、解释、保证等方法让患者进一步开放自己和弄清问题形成的经过,找出患者心理障碍的可能原因或关键问题所在,确定治疗的目标和方法。在此基础上,通过医患协助实施治疗计划。医生运用一种或数种理论作为指导,通过解释、建议、训练等方法,促使患者在治疗互动关系中产生理解、领悟、模仿、重建认知、情感和行为的正常功能。

3. 结束阶段　当患者的症状减轻或消除,认知、情绪和行为都有改善,医患双方认为目标已达到时，可终止治疗。医生应提出进一步的训练建议，并对患者今后的生活进行适当地指导。

（二）心理治疗护理

1. 建立良好的护患关系　良好的护患关系是心理护理成功的重要保证。护士应仪表端庄、态度温和、文静，给患者以亲切感和安全感，认真负责地为患者服务。护士要运用沟通技巧，充分取得患者的信任，建立良好的护患关系。

2. 了解患者的主要病史　对患者一视同仁，尊重患者，为患者解除痛苦。针对疾病的原因和性质做出令人信服的解释。

3. 注意发挥患者的主观能动性　防止患者过分依赖医护人员，要让患者明确自己的责任。进行询问纠正时须征得患者的同意。分析病因时鼓励患者发表见解，对其合理部分加以肯定，治疗取得进展主要归功于患者的积极配合和正确努力的结果。

4. 针对疾病的不同特点进行护理　重症精神障碍患者缺乏自知力，常拒绝治疗。此时应耐心解释，使患者接受治疗，等待适合心理治疗的时机。焦虑症患者，应及时向患者解释有关疾病的基本知识，介绍心理治疗的特点，解除思想负担，鼓励患者坚持接受治疗。

5. 帮助患者矫正不适应的行为　针对患者存在的问题，护士应用社交技巧、角色扮演等方法，指导患者学习人际交往的技巧以及处理日常生活中所遇到问题的能力，并逐渐锻炼其独立性和责任感，增强自信心。

案例 4-1

某学院大二学生，男，学生干部，性格比较内向，对自己要求比较高。在大一下学期期末考试的时候由于备考不足导致英语补考，从此对英语存在畏惧之心。平时上课、做作业都没有问题，正式英语考试前会明显感到头晕、头疼、胸闷，复习功课的时候注意力不集中，情绪焦虑不安、紧张恐惧，夜晚失眠。考试时会心慌、手抖、呼吸加快、口干舌燥、大脑空白。每次期末考试英语都要补考，除英语之外，其余科目成绩优秀。该学生为此很苦恼。

问题与思考：
1. 该生这种现象属于什么心理问题？
2. 这种心理问题通常有什么表现？
3. 该生出现该心理问题的原因可能是什么？
4. 结合实际谈谈如何对该学生的心理问题进行适当的调适？

第二节　精神药物治疗的应用及护理

一、抗精神障碍药物的应用及护理

（一）精神药物的分类

1. 抗精神障碍药物　主要用于治疗精神分裂症和其他重性精神障碍。

2. 抗抑郁药物　主要用于治疗情绪低落、消极悲观等各种抑郁状态，对焦虑症、强迫症、恐惧症也有治疗作用。

3. 抗躁狂药物　主要用于治疗躁狂症。

4. 抗焦虑药物　主要用于治疗紧张、焦虑和失眠。

（二）抗精神障碍药物的分类

抗精神障碍药物分为以下几类：

1. 酚噻嗪类　氯丙嗪、奋乃静、氟奋乃静、三氟拉嗪等。
2. 硫杂蒽类　氯普噻吨、氟哌噻吨等。
3. 丁酰苯类　氟哌啶醇、五氟利多等。
4. 苯酰胺类　舒必利、舒托必利等。
5. 二苯氧氮平类　氯氮平。
6. 新一代抗精神障碍药　奥氮平、利培酮、奎硫平等。

（三）作用机制

抗精神障碍药物通过阻滞中枢神经系统多巴胺受体及 5-羟色胺受体而发挥治疗作用。阻滞边缘系统的多巴胺受体能改善精神障碍的阳性症状；阻滞 5-羟色胺受体则能改善精神分裂症的阴性症状；阻滞纹状体的 a_1 受体和 M_1 受体则产生相应的副作用。

（四）临床应用

1. 适应证及禁忌证　主要用于治疗精神分裂症及预防其复发；也可用于情感性精神障碍、躁狂症、反应性精神障碍、脑器质性疾病和躯体疾病所致精神障碍及精神活性物质所致精神障碍的治疗。而严重心、肝、肾疾病，造血系统功能障碍，各种原因引起的中枢神经系统抑制或昏迷、重症肌无力、急性感染、高热、造血功能不良、对同种抗精神障碍药物过敏者均禁用抗精神障碍药物。

2. 药物选择　对兴奋躁动者宜选用镇静作用强的药物如氯丙嗪、氟哌啶醇等；对幻觉、妄想为主要表现者可选氯氮平、三氟拉嗪、氟哌啶醇等；对淡漠、退缩等阴性症状为主要表现者可选用奥氮平、利培酮、舒必利等。

3. 用药方法　尽可能单一用药、剂量个体化。对于合作的患者，可采取口服给药法。从小剂量开始逐渐加量，达治疗剂量后，经 6～8 周症状缓解，再持续 2～4 周方可逐渐减至维持剂量，需要维持治疗相当长的一段时间，时间长短要根据病情决定，一般需 2 年左右。维持治疗药量通常为出院时的治疗量或最大治疗量的 1/2～2/3。对于急性期兴奋躁动明显、有冲动伤人及拒服药的患者，可采用肌内注射法，急性期症状控制，病情好转即改为口服给药。

4. 不良反应

（1）轻度药物不良反应：如口干、便秘、乏力、眩晕、手抖、轻微的锥体外系反应、体重增加等，如果没有严重影响患者的日常生活，不必特殊处理。应鼓励患者多活动、多饮水、多吃含纤维素多的蔬菜和水果。

（2）锥体外系反应：是抗精神障碍药物最常见的不良反应之一，其发生率为 50%～70%，出现症状如流涎、震颤、肌张力增高、面具样脸、静坐不能、扭转痉挛、动眼危象、口齿不清、吞咽困难、运动不能等，长期服药者可发生迟发性运动障碍。临床表现多在服药后 3～4 周发生，最早的可在 0.5～48 小时内发生。锥体外系反应表现形式有以下四种：①急性肌张力障碍：出现最早，常于治疗后数日内发生，男性青少年多发。为局部肌群的持续性强直收缩，继而出现各种奇怪的动作和姿势，如斜颈、扭转、吐舌、面部痉挛、角弓反张、咽部肌肉痉挛时，可致呼吸困难、窒息。即刻注射东莨菪碱0.3mg可迅速缓解，必要时减量或停药。②类帕金森综合征：常在治疗早期4~6周或剂量较大时出现。女性及老人多发。患者可见静止性震颤及齿轮样肌张力增高，动作缓慢或运动不能，碎步，面具脸，唇、舌、双手震颤为特征，以上症状是可逆的，可用抗胆碱能药物治疗，必要时减量或停药。③静坐不能：女性多见。大多在治疗最初2~3周出现，也可早在用药后1小时发生。表现为烦躁不安、静坐不能、来回走动或原地踏步，伴焦虑情绪，必要时减量或停药。④迟发性运动障碍：是长期、大量（一年以上）服用抗精神障碍药物所引起。女性的发生率高于男性。表现为不自主、有节律的刻板动作，如吸吮、鼓腮、咀嚼、歪颈等，严重时构音不清，影响进食，部分患者表现为躯干、肢体舞蹈动作。应以预防为主。

（3）精神方面的不良反应：多在服药早期出现，表现为嗜睡、乏力、精神不振等，通常可逐渐耐受，部分患者可表现为焦虑、抑郁或兴奋躁动等。要注意与原有的精神症状鉴别，正确处理。

（4）心血管系统不良反应：较常见的表现有直立性低血压、头晕，去枕平卧症状可缓解。其他有心动过速、心律不齐、心电图改变等。多为可逆性，减药或停药后可恢复正常。

（5）血液系统不良反应：多在治疗6~12周出现。服用氯氮平类药物多见，药物所致粒细胞减少症的发生率为0.1%~0.7%，发现患者白细胞下降至4000/mm³以下，应立即停用抗精神障碍药物，给予肾上腺皮质激素、抗生素或升白细胞药物对症处理，定期（2~4周）复查血常规可预防。护理人员应注意发现早期临床症状。

（6）恶性综合征：使用高效价精神科药物或多种药物的联合使用，可引起罕见的、严重的不良反应，此外，患者处于兴奋状态、拒食、躯体状况不佳者亦为诱因，是抗精神病药物中一种较少见且最严重的合并症，一旦发生应立即停药并积极治疗。通常可有前驱症状，如较明显的肌肉强直、震颤、吞咽困难、精神萎靡，同时体温升高，体温可升高到40℃以上，出现意识障碍以至昏迷，伴发呼吸困难，周围循环衰竭，心律不齐，血压波动，严重者可导致死亡。

（7）肝毒性反应：患者多无主诉，轻者单项转氨酶升高，有些抗精神障碍药可引起无黄疸性肝功能异常，给予保肝治疗。如患者有乏力、恶心、厌食等症状时或引起黄疸，应立即停药，积极治疗。肝功能异常的患者应给高碳水化合物、高蛋白质、高维生素、低脂肪饮食，鼓励患者多饮水，保证充分休息。

（8）内分泌代谢的不良反应：如体重增加、水肿、阳痿、性欲减退、闭经、泌乳等。一般不需处理，停药后可恢复。由于可影响生长发育，儿童不宜长期服用。

（9）皮肤过敏反应：是抗精神障碍药物引起的过敏反应所致，严重者可发展为剥脱性皮炎。服用酚噻嗪类药物的患者，避免在阳光下直接曝晒，可引起日光性皮炎。患者在服药期间出现不明原因的过敏性皮疹，常发生在颜面、四肢、躯干，其皮疹形态多为点状红色斑丘疹，严重时可有发热，皮肤及黏膜肿胀、糜烂、脱屑及渗出。轻者行脱敏治疗，严重者立即停药，并予以治疗。

二、抗抑郁药物的应用及护理

（一）抗抑郁药物的分类

抗抑郁药物主要用于治疗各种抑郁状态和预防抑郁障碍反复发作。部分抗抑郁药物对强迫、焦虑、惊恐发作、躯体化症状有效。

抗抑郁药物分为以下几类：

1. **三环类抗抑郁药** 丙咪嗪、多赛平、阿米替林等。
2. **单胺氧化酶抑制剂** 吗氯贝胺。
3. **四环类抗抑郁药** 马普替林。
4. **新一代抗抑郁药** 氟西汀、帕罗西汀、舍曲林、文拉法辛等。

（二）作用机制

抗抑郁药物主要通过抑制中枢去甲肾上腺素和5-羟色胺的再摄取，增加突触部位的含量；或抑制单胺氧化酶的活性，增加突触间单胺递质的浓度，兴奋中枢神经而发挥作用。

（三）临床应用

1. **适应证及禁忌证** 主要用于抑郁症的治疗，也可用于焦虑症、强迫症、恐惧症等疾病的治疗。对有严重心、肝、肾疾病，青光眼，尿潴留，肠麻痹等疾病者禁忌使用。
2. **药物选择** 根据病情选择药物，抑郁症是一种易复发的疾病，对抑郁症的治疗应当是全病程治疗，如急性期治疗的目标是尽可能达到症状缓解；巩固期和维持期的治疗目标是预防复发和复燃，恢复患者的社会职业功能。治疗原则如下：

（1）治疗前向患者及家属阐明药物的性质作用和可能发生的不良反应及对策，争取他们的主动配合，能遵医嘱按时、按量服药。

（2）尽可能避免对症治疗（如专门针对激越、失眠、记忆障碍等症状的治疗），因为绝大多数症状均符合某种特定的诊断类型。

（3）针对疾病的病程特点采取特殊治疗。如对初发症状采用急性治疗；采用巩固治疗以预防复燃；采用维持治疗以减少疾病复发。倡导全程治疗，单次发作的重症抑郁，50%～85%会有第二次发作，由此常需维持治疗以防止复发。

（4）全面考虑患者的症状特点、年龄、躯体情况、药物的耐受性、有无并发症、个体化合理用药；采取剂量逐步递增的方法，尽可能地使用最低有效剂量，小剂量疗效不佳时，根据不良反应和耐受情况逐渐增至足量和足疗程（4～6周）。如仍无效，可考虑换药。应注意氟西汀应停药5周才能换用单胺氧化酶抑制剂（MAOI），其他选择性5-羟色胺再摄取抑制剂（SSRI）需2周。MAOI停用2周后才能换用SSRI。

（5）尽可能单一用药，足量、足疗程治疗和换药无效时可考虑两种抗抑郁药联合使用。一般不主张连用两种以上抗抑郁药。

（6）治疗期间密切观察病情变化和不良反应，并及时处理。

（四）用药方法

三环类药物一般采用口服给药，每日从25mg开始，逐渐增加到每日150～300mg，患者睡眠首先得到改善，但其抗抑郁疗效在2～4周开始起效，急性发作患者经药物治疗症状控制后，需继续巩固治疗。维持剂量为每日150～200mg，维持治疗需6个月至1年。对复发性抑郁发作患者应长期维持治疗，维持治疗量通常为治疗量的1/2～2/3。

四环类抗抑郁药，单胺氧化酶抑制剂及其他类新型抗抑郁药，一般均采用口服给药，先从小剂量开始，逐渐增加至治疗量。

（五）不良反应

1. 抗胆碱能副作用为最常见。表现为口干、视物模糊、出汗、便秘、震颤。一般不影响继续治疗，逐渐耐受。严重者可出现尿潴留、肠麻痹，应停药对症处理。

2. 心血管副作用　常见的有直立性低血压、心动过速和心电图异常。严重者可致低血压性休克、心律失常、传导阻滞等。

3. 罕见者有胆汁淤积性黄疸、痉挛发作和粒细胞缺乏。处理：减药、停药或换药，及时对症治疗。

4. 神经精神症状有乏力、失眠或嗜睡，较大剂量出现意识障碍或急性谵妄。过敏反应包括荨麻疹、血管神经性水肿、皮疹等。中毒反应表现为呕吐、腹泻及一过性丙氨酸氨基转移酶升高等不良反应。

三、抗躁狂药的应用及护理

（一）抗躁狂药物的分类

最常用的药物为锂盐（碳酸锂），其次为抗癫痫药卡马西平和丙戊酸钠，抗精神障碍药物中氯丙嗪、氟哌啶醇对躁狂发作也有一定疗效。

（二）作用机制

本品以锂离子形式发挥作用，其抗躁狂发作的机制是能抑制神经末梢 Ca^{2+} 依赖性的去甲肾上腺素和多巴胺释放，促进神经细胞对突触间隙中去甲肾上腺素的再摄取，增加其转化和灭活，从而使去甲肾上腺素浓度降低，还可以促进5-羟色胺合成和释放，而有助于情绪稳定。

（三）临床应用

1. 适应证及禁忌证　主要适应证是躁狂及双相情感障碍，也可用于分裂情感性精神障碍的治疗。对严重心、肾疾病、早期妊娠、重症肌无力，电解质紊乱，缺钠或限制饮食者禁用。

2. 药物选择　对躁狂症和双相情感障碍患者，首选锂盐；急性发作的躁狂常需合用抗精神障碍药物如奥氮平或喹硫平等；如锂盐治疗无效或不能耐受锂盐的不良反应时，可选用卡马西平或丙戊酸钠。

（四）用药方法

应用锂盐治疗躁狂，口服给药。应根据患者的年龄、体重、病情、不良反应程度来调整用量，从小剂量开始，缓慢加量，分次口服。锂盐的中毒剂量和治疗量比较接近，锂盐治疗的患者应每半个月查血锂浓度1次，急性期最佳血锂浓度为0.6～1.2mmol/L，维持治疗血锂浓度宜在0.4～0.8mmol/L。一般血锂浓度不宜超过1.4 mmol/L，如果超过便容易产生中毒，锂盐治疗奏效较慢，一般需7～10天。患者在服用锂盐药物的同时要补充食盐量，对有消化道反应的患者，要注意饮食情况，设法补充水分及钠盐，食盐摄入量每日不少于3g，以利锂盐的排出。急性发作的躁狂患者常需合并抗精神障碍药物，多选用奥氮平或喹硫平，因氟哌啶醇能增加血锂浓度，增加其中毒的概率。

卡马西平的开始剂量一般每次200mg，每日2次，口服给药，以后每3～5天增加200mg，直至达到有效的治疗量。

丙戊酸钠的治疗剂量范围为600～1200 mg，每日3次，口服给药。

（五）不良反应

1. 早期表现　疲乏、无力、嗜睡、手指震颤、厌食、上腹不适、恶心、呕吐、稀便、腹泻、多尿、口干等。

2. 后期副作用　持续多尿、烦渴、体重增加、甲状腺肿大、黏液性水肿、手指震颤，手指粗大震颤提示血锂浓度接近中毒。

3. 锂盐中毒先兆　频繁恶心、呕吐、腹泻、粗大震颤、抽动、呆滞、困倦、眩晕、构音不清、共济失调等，后期出现意识障碍，甚至昏迷、肌阵挛、肌束震颤等。

4. 锂盐中毒的处理　应立即停药，要做好基础护理和各项对症护理，观察病情变化，预防合并症的发生。大量给予生理盐水或高渗钠盐加速锂的排泄，或进行人工透析。

卡马西平可引起口干、便秘、视物模糊等不良反应，最严重的副作用为再生障碍性贫血，但发生率低。

丙戊酸钠常引起恶心、呕吐、腹泻及一过性丙氨酸氨基转移酶升高等不良反应。

四、抗焦虑药物的应用及护理

（一）抗焦虑药物的分类

目前广泛使用的抗焦虑药物为苯二氮䓬类，常用药物有：地西泮、硝西泮、艾司唑仑、氯硝西泮、阿普唑仑等。

（二）作用机制

苯二氮䓬类作用于大脑边缘系统的γ-氨基丁酸，通过促进γ-氨基丁酸的传导而发挥抗焦虑、镇静催眠及骨骼肌松弛的作用。

丁螺环酮主要作用于中枢神经5-羟色胺受体和多巴胺受体，降低5-羟色胺能神经元的功能而发挥抗焦虑作用。

（三）临床应用

1. 适应证及禁忌证　适用于各型神经症、各种心身疾病、睡眠障碍、酒精戒断综合征及癫痫等疾病导致的焦虑、紧张、失眠、抽搐的治疗。

严重心血管疾病、肾疾病、药物依赖、药物过敏、青光眼、急性酒精中毒、早期妊娠及重症肌无力患者禁用。

2. 药物选择　选择药物时要考虑药物作用的特点，对持续性焦虑状态，应选用长效药物，如地西泮、硝西泮等；对间断发作的焦虑，宜选用短效药物，如劳拉西泮；治疗睡眠障碍常用氟西泮、硝西泮、艾司唑仑、氯硝西泮等。缓解肌紧张时可用劳拉西泮、地西泮、硝西泮。为防止药物依赖产生，宜采用短期、间断及小剂量治疗，应避免两种或三种苯二氮䓬类药物同时合用。对肝病或老年患者常选用奥沙西泮和劳拉西泮，因两药均为地西泮的最终代谢产物，不需在肝进行代谢。丁螺环酮适用于急、慢性焦虑状态而无镇静及催眠作用。

3. 用药方法　苯二氮䓬类药物原则上从小剂量开始，逐渐加量至控制焦虑，疗程一般不超过6周，通常为口服给药。短效药物如劳拉西泮、奥沙西泮等应每日3次服药；长效药如地西泮、硝西泮等可每日1次，睡前服用，能减少日间的过度镇静。

丁螺环酮开始剂量为15mg/d，分3次口服，逐渐增加至20～30mg/d。

4. 不良反应　苯二氮䓬类药物常见的不良反应为倦怠、头昏、嗜睡、乏力等，长期服用可产生耐药性及药物依赖。

丁螺环酮常见的不良反应为胃肠道不适、恶心、腹泻、眩晕、头痛、失眠等。

五、精神药物治疗过程的护理

【护理评估】

1. 评估主观资料和客观资料

（1）认知活动：评估患者有无错觉、幻觉、妄想、注意力、记忆力或智能等方面的异常；

对自身或周围环境的反应；对自己精神症状的认知能力。

(2) 情感活动：评估患者有无情感活动方面的异常。

(3) 意志行为活动：评估患者的步态、动作、语态、食欲和失眠情况等。

(4) 躯体情况：评估患者的意识状态、生命体征、全身营养状况、饮食状况、排泄状况、生活自理情况等。

(5) 社会心理状况：评估患者的家庭环境、各成员之间的关系是否融洽、患者在家中的地位、经济状况、受教育情况及工作环境、社会支持系统。患者能否坚持正常工作，与家人及同事能否正常相处。

(6) 精神症状认识状况：评估患者有无自知力，以及自知力损害程度。

(7) 既往健康状况：评估患者的患病史、家族史、有无过敏史。

2. 评估有无影响服药依从性的关键因素

(1) 与患者有关的因素：疾病严重程度（是精神障碍还是神经症），疾病越重，依从性越差。有无自知力是影响患者服药依从性的关键因素，老年患者存在更多的依从性问题，如不定期的复诊接受医生的指导。

(2) 与药物有关的因素：药物剂量大，容易出现较严重的不良反应，从而引起严重的依从性问题，见效快的药物比见效慢的药物容易提高服药的依从性，简化的给药方案比复杂的给药方案使患者更易接受，长效制剂能确保患者服药的依从性。

(3) 与环境有关的因素：家庭和谐、人际关系好的患者依从性好，社会应激因素少的患者依从性好。

【常用护理诊断】

1. 睡眠型态紊乱　与焦虑、抑郁、对疾病担心、大脑皮质功能紊乱有关。
2. 尿潴留　与药物副作用、意志行为衰退有关。
3. 迟发性运动障碍　与精神科药物副作用有关。
4. 有中毒的危险　与精神科药物使用过量有关。
5. 不合作　与拒绝治疗、无自知力有关。
6. 自知力缺陷　与缺乏对疾病的认识有关。
7. 自理能力缺陷　与运动不能、静坐不能等有关。

【护理措施】

1. 基础护理

(1) 建立良好的护患关系：向患者讲解药物的作用及可能出现的不良反应，取得患者的积极配合，加强心理护理，提高患者服药的依从性。

(2) 创造良好的睡眠环境：创造安静、舒适的睡眠环境，养成良好的睡眠习惯，安排适合患者的活动，减少白天的睡眠时间，保证夜间充足的睡眠等。有锥体外系反应者，注意防止摔伤、坠床事件发生，制订合理的作息制度。

(3) 鼓励患者多饮水，多食纤维含量高的食物，注意观察患者有无排尿、排便困难，详细记录每日的出入量，如有严重的不良反应出现，应告知医生，并遵医嘱采取相应的减药或停药措施，必要时给予导尿或导泻。

(4) 增加营养，提高机体抵抗力：可通过合理的营养摄入，适当增加活动量，防止营养失调及感染等疾患的发生，有吞咽困难者给软质饮食，必要时鼻饲或静脉补充营养。以适应机体新陈代谢的需要。

2. 给药的注意事项　精神障碍患者多数因精神症状缺乏自知力，依从性差，不能主动配合治疗，因此，给药时必须严格执行操作规程，防止发生意外事件。

(1) 首先要尊重患者的人格，不能因为患者不合作而表现出简单、粗暴的态度，强制手段只能加重患者对治疗的抗拒。护士要采取耐心、关切的态度，取得患者的合作。护士要严格执行查对制度，防止发生差错。为了保证给药的准确性，应对所应用的药物、患者的病情做到心中有数，同时，还要随时注意患者有无出现不良反应，不要把患者的叙述当作精神症状来对待，避免延误治疗。

(2) 发药时为患者准备好温开水，看着患者把药服下，在不伤害其自尊心的前提下，认真检查患者的手、口腔以及服药的杯子，防止患者藏药，以免影响治疗效果或积攒藏药，顿服自杀。对拒服药、说服无效的患者，不能强行喂药，以免误服进气管内，可采用鼻饲或注射给药法。

(3) 为患者施行各种治疗前，应酌情向患者说明目的和注意事项、服药计划、药物的用途，告诉患者及其家属按计划服药的重要性，可能产生的不良反应及其减轻方法，以取得合作和信任。

(4) 严格执行服药制度：发药时做好"三查八对"，发药过程需两人或两人以上同时工作，防止某些患者抢药、打翻药车，治疗完毕后，要检查所用物品是否齐全，不可将棉棒、装药容器等遗留在病室，防止发生意外。

(5) 尽可能减少给药次数，根据病情可使用长效制剂或一日药量睡前顿服。

(6) 注意观察患者服药后的不良反应，如有不良反应及时报告医生，认真交接。

3. 药物治疗的安全护理

(1) 用药后，尽量避免患者活动，防止发生直立性低血压，避免摔伤。

(2) 注意观察患者服药后的不良反应，如有不良反应，出现异常情况，及时报告医生，采取相应的措施。

(3) 观察治疗效果，防止患者藏药，及时纠正藏药行为，避免意外事件发生。

4. 药物治疗的健康指导

(1) 指导患者正确认识坚持服药的重要性。定时定量服药，不擅自停药和减药。

(2) 服药后出现嗜睡、动作呆板、便秘、流涎等轻微的副作用，不需治疗处理。如出现头颈歪斜、坐立不安、四肢颤抖等较重的副作用，必须在医生的指导下调整用药。

(3) 服药后若出现头晕、面色苍白等，应平卧，切不可突然改变体位，以免引起直立性低血压，如情况严重必须由医生处理。

(4) 抗精神障碍药物的服用时间可与日常的休息睡眠规律相配合，服药后应适当小睡。

(5) 饮食宜清淡，营养合理，吞咽困难时可进软食或流食。

(6) 平时应多饮水，禁饮咖啡、浓茶及乙醇。

(7) 服氯氮平者，应定期复查血常规。

5. 服药流程

(1) 每班发药前要认真仔细地核对。

(2) 发药时，要求由两名护士同时发药，两名护士确认无误后方可交给患者，要认真核对患者相貌及姓名。

(3) 如患者或家属提出疑问，必须再次查对，确认无误后方可让患者服下。

案例4-2

李某，女性，30岁。5年来间歇性情绪低落，经常说自己心情不好，高兴不起来，对前途感到失望，认为自己没有出路，对任何事情缺乏兴趣，每天都唉声叹气，觉得活着没有意思。

问题与思考：
1．该患者的诊断是什么？首选的治疗药物有哪些？
2．评估该患者时应特别注意哪些事项？

第三节　无抽搐电休克治疗及护理

知识链接

电抽搐治疗的发现

电抽搐治疗（电休克治疗，electroconvulsive therapy，ECT）是利用短暂而适量的电流刺激大脑，引起患者意识丧失和全身抽搐性发作，以达到控制精神症状的治疗方法。现在临床对传统电抽搐治疗进行改良，即在电抽搐治疗前加用静脉麻醉剂和肌肉松弛剂，使患者抽搐明显减轻和无恐惧感，称为无抽搐电休克治疗。

电抽搐治疗的发现源于1934年关于精神分裂症和癫痫相互拮抗假说的药物抽搐疗法。1936年，意大利的Cerletti和Bini在获悉药物抽搐疗法成功后立即联想到有可能用电流来诱发抽搐，经动物实验确认ECT安全后，于1938年4月首次用于人类，一位木僵4年的精神分裂症患者经9次电抽搐治疗后精神症状完全消失，以后ECT迅速被许多国家接受和使用，从而开辟了精神障碍治疗的新纪元，精神科医师第一次有了用物理方法治疗精神障碍的有效手段。ECT历经半个世纪至今已成为一种行之有效和便捷的治疗方法，对严重抑郁症和精神分裂症的紧张症候群可以选用。

一、无抽搐电休克治疗的适用证与禁忌证

（一）适应证

1．严重抑郁、有强烈自伤、自杀行为者。
2．极度兴奋躁动、冲动伤人者。
3．拒食、违拗和紧张木僵者。
4．精神药物治疗无效或对药物治疗不能耐受者。

（二）禁忌证

无抽搐电休克治疗无绝对禁忌证。尽管如此，有的疾病可增加治疗的危险性（即相对禁忌证），必须高度注意。

1．中枢神经系统疾病尤以颅内压增高者。
2．严重的心血管疾病。

3. 颅内占位性病变或其他使颅内压增高的疾病。
4. 严重眼疾（青光眼、视网膜剥离）。
5. 肝、肾功能损害，严重的呼吸系统疾病。
6. 急性传染病或急性感染。
7. 60岁以上的老年人及12岁以下的患者、孕妇。

二、治疗方法

1. 体位，让患者去枕仰卧于治疗台上，四肢自然伸直。
2. 遵医嘱静脉注射，首先用已抽好的25%葡萄糖或0.9%盐水20ml做静脉穿刺，证明穿刺无误后，按顺序注射下列三种药物：

（1）硫酸阿托品0.5mg，注射用水稀释到2ml，使呼吸道分泌物减少。

（2）异丙酚200mg（按每公斤体重2mg），作诱导麻醉，在静脉注射至全量的2/3时给予吸氧，当患者睫毛反射迟钝或消失，呼之不应，推之不动时停止推注。

（3）氯化琥珀胆碱100mg，注射用水稀释到5ml（以每公斤体重0.5～1.0mg计算），全身肌肉松弛，自主呼吸停止时是最佳的通电时机。

3. 在麻醉后期，将涂有导电冻胶的电极紧贴于患者头部两侧颞部或非优势半球侧颞部，局部接触要稳妥，以减小电阻。
4. 通电前停止供氧，将牙垫置于患者上、下臼齿之间，用手紧托下颌，轻按肩关节，保护好患者。
5. 通电治疗中维持治疗，保持静脉通畅。
6. 当面部的抽搐将结束时，用活瓣气囊供氧并做加压人工呼吸，约5分钟自主呼吸可自行恢复。

三、护理

（一）治疗前护理

1. 治疗前应进行详细的体格检查和必要的实验室检查，如心电图、脑电图、胸部X线片，以了解患者是否存在禁忌证。
2. 对已接受过MECT治疗的患者，应详细检查其上次治疗记录，根据痉挛发作长短和呼吸恢复情况确定通电量和时间。
3. 接受MECT治疗的患者可以同时服用抗精神障碍药物，但在治疗前须停服一次抗精神障碍药物，应用利血平的患者必须在停药后3～5天方可开始治疗。
4. 做好患者的心理护理，向患者及家属解释治疗的目的、过程、效果、疗程，让患者及其家属表达对治疗的看法及感觉，可以让以前接受过改良MECT的患者与其聊天，以解除或减轻患者及其家属的紧张、恐惧，争取主动配合治疗。
5. 治疗前一天，协助患者洗头，以免油垢影响通电效果。
6. 治疗前禁食、禁饮6小时，嘱排空大、小便，换宽松舒适的衣服，取下活动义齿、发卡和配戴的金属物品，解开领口、衣带。
7. 治疗前常规测体温、脉搏、呼吸和血压，体温在38℃、脉搏在130次/分、血压超过140/110mmhg，不宜做此治疗。
8. 治疗室应宽敞、明亮、安静，准备好急救所需的各种药品和器械。

9. 准备治疗时所用的注射药物。

10. 准备生理盐水、导电冻胶、牙垫和其他消耗性材料。

11. 急性期患者连做3天，然后再改为隔日1次，治疗一般隔日1次，每周3次，每个疗程一般为6～12次。

（二）治疗后护理

1. 治疗结束后，应将患者安置在安静的室内，密切观察患者的反应，如患者意识尚未清醒，兴奋躁动，护理人员应在旁陪伴，并加床档防止意外，直至患者完全清醒。

2. 一般监护15～30分钟，返回病房后由病房护士监护，继续观察2～3小时。

3. 治疗后每15～30分钟测量体温、心率、呼吸、血压，以了解生命体征是否渐趋稳定，并做好记录。

4. 对有认知障碍的患者，护理人员要及时对患者进行心理支持治疗，与患者进行有效的沟通和交流，生活上多关心，满足患者的合理要求，保证充足的睡眠。并向患者说明无抽搐电休克治疗引起的记忆障碍是短暂的，一周内可恢复正常。

5. 记录好患者治疗前、中、后的反应。

6. 观察治疗后反应，如有无头痛，呕吐等不适，如患者头痛剧烈、四肢疼痛，应立即通知病房医生给予对症处理。

（三）MECT治疗的不良反应与并发症

无抽搐电休克治疗的不良反应与很多因素有关，如通电量、时间、次数、个体差异，电极的安置等。

（1）记忆障碍 MECT的主要不良反应是对认知的影响，治疗后可有短暂的意识模糊状态，并伴有较长时间的顺行性及逆行性遗忘。记忆损害可在治疗停止几周内消失。

（2）中枢神经系统的影响：无抽搐电休克治疗后，患者可出现头痛、意识模糊和谵妄，意识模糊发生率为10%。

（3）呼吸暂停延长：无抽搐电休克治疗约5分钟自行恢复。中枢抑制、呼吸道阻塞或镇静剂剂量过大等原因可致呼吸不能及时恢复，应立即给予人工呼吸、吸氧，至少在治疗室休息30分钟，专人护理，观察生命体征和意识的变化，待患者意识清醒后方可离开。

第四节 工娱与康复治疗及护理

一、工娱治疗及护理

（一）工娱治疗

工娱治疗是通过工作、劳动、集体的文体娱乐活动，丰富和调节患者的住院生活，缓解精神症状，改善交往能力，防止精神衰退，提高适应环境能力的治疗方法。是恢复期或慢性精神障碍患者一种重要的辅助治疗，既可在医院内实施，又可在社区内实施。

精神障碍患者由于受疾病的影响或病程迁延，长期住院与外界隔绝，常致人际交往障碍、语言交流困难、适应技能缺乏，出现适应不良行为等，通过工娱治疗可以改善患者与环境的接触，转移其注意力，缓解精神症状，树立生活信心，延缓精神衰退，促进患者的职业和社会适应能力的恢复。常根据患者的具体情况选择合适的工疗和娱疗。

（二）工娱治疗的临床意义

1. 有计划、有措施地组织或者参加劳动　利用适当的劳动手段使患者置身于健康的劳动之中，以转移患者对病态体验的注意力，克服焦虑、抑郁或恐惧等异常情绪。保持机体与外环境的密切联系，有利于大脑功能的恢复，防止或延缓精神衰退。

2. 提高工作和社交的能力　力所能及、形式各异的劳动，能增加患者与他人之间的友谊，巩固和提高药物的疗效，促进康复。患者在有报酬的劳动中享受乐趣，并发挥创造力和想象力，逐渐唤起和恢复病前的思考能力，有利于大脑活动平衡建立，使患者行为得到改善，帮助患者回归社会从事生产劳动生活。

3. 有利于睡眠和饮食的改善　通过系统化、规律化、现代化的劳动增强体质，促进新陈代谢，提高机体的代谢能力和防御能力，建立生活的信心和勇气，重建患者的适应能力。

（三）工娱治疗的适应证与禁忌证

1. 适应证　适应于各种急、慢性精神障碍患者的间歇期或恢复期。

2. 禁忌证　凡意识障碍、极度兴奋、高热者均不适宜进行工娱治疗，其他严重的躯体疾患、严重的外逃、自杀、自伤、伤人及冲动行为等患者也不适宜。

（四）工娱治疗的原则

1. 工娱治疗常规

（1）工娱治疗的种类、规模：视具体情况而定，如医院内的工娱治疗，由医院的规模、性质和床位比例而定。从事工娱治疗的医务人员不但应具备精神病学专业基础知识，还应具有一定的组织管理能力，熟练掌握各种工娱操作技术，并具备一定的音乐、舞蹈等文体活动的表演及指导才能。

（2）医嘱：医师可根据患者的病情和需要下达工娱治疗医嘱。

（3）填写工娱治疗申请单：由主管医师填写工娱治疗申请单，注明患者的姓名、性别、年龄、职业、兴趣爱好、技术特长等，同时还应注明患者的主要精神症状、躯体情况、治疗情况、有无冲动伤人、逃跑等危险行为，以及其他有关的注意事项，同时根据其病情、职业、兴趣爱好、技术特长，在申请单上提出工娱治疗项目的建议。

（4）治疗前的准备工作：工娱室的工作人员在接到申请单后，应亲临病房阅读患者的病历，并与患者做深入细致的治疗前谈话。一方面接触患者，掌握患者的病情，另一方面要把工娱治疗的意义、方法、内容，以及预期达到的目的、注意事项等告诉患者，以取得患者的信任和合作。

（5）治疗中的观察：当确定患者工娱治疗项目后，工娱室的工作人员应做好病情的观察记录。内容包括患者在治疗中的表现，如工娱治疗时的态度、主动性、持久性、精确性、创造性、速度和质量，以及与工作人员的合作程度和患者精神症状变化等情况。

（6）治疗结束后的观察：疗程已满或根据病情变化需要结束治疗时，工娱治疗医师应在观察记录的基础上，书写工娱治疗总结。内容包括患者的精神状态变化、体质变化、学会了哪些劳动和生活技能、工娱治疗疗效判定等。

2. 工娱治疗的种类

（1）工疗：根据患者的病情、性别、年龄、职业、兴趣爱好、体力情况等因素选择适合的具体工疗种类。

工疗种类有编织、剪纸、绣花、木工、种地、打扫卫生、整理床铺等。

对于兴奋的患者如躁狂症，由于其精力充沛、好动，可安排他们做劳动强度大、时间长的工作，如挖土、平整土地、搬运物品等工作，促使他们把过盛的精力发挥出来；对于情绪抑郁、情感淡漠的患者，应安排他们做力所能及、易出成果、操作简单的工作，如粘贴信封、粘贴纸盒、贴标签等，有利于增强自信心、改善抑郁情绪；对于慢性衰退期的患者，可安排他们做一些简单的工作，如浇花、打扫卫生等，以保持劳动能力和生活自理能力。

(2) 娱疗：应根据病情及患者的兴趣、爱好，选择适合患者的娱疗种类。娱疗包括文娱和体育两种。文娱有音乐、舞蹈、阅读报刊杂志、电视电影、书法、绘画等种类；体育有做操、球类运动、棋类、牌类、跳绳、拔河等种类。对于兴奋、情感高涨、精力旺盛的躁狂症患者，应安排平静的棋类、牌类活动，使其过盛的精力能发挥出来又不感到枯燥乏味；对于幻觉、妄想症状明显的患者，可组织其听轻音乐、观看喜剧片等；对于情绪抑郁、有自责自罪的患者，应鼓励其参加舞蹈、唱歌、听音乐等活动。

（五）工娱治疗的护理

1. 护理人员应具备良好的职业素质，对待患者要有高度的责任心。工娱治疗室应建立健全工作人员的职责和各项医疗护理常规、器械及用品的保管、安全保障及其他有关制度。

2. 工娱治疗活动应计划周全、统筹安排，对患者在工娱活动中出现的各种心理问题要善于诱导，既要满足工作的心理需要，又要使活动不受影响。当患者出现急躁情绪而放弃活动时，护士要帮助患者寻找原因，并给予启发和鼓励。在不影响工作的情况下，可与患者共同参加工娱活动，使患者感到亲切、友谊、平等。

3. 在工娱治疗中应根据不同的病情，因人而异，选择不同的项目，发挥患者各自的特长爱好，充分调动患者的主观能动性，以达到有效的治疗目的。在进行工娱治疗期间制订奖励机制，定期召开讲评会、成品展览会，对于表现突出的患者，可给予精神物质奖励，以达到行为矫正的目的。

4. 工娱治疗的各项活动，都必须保证患者的安全，注意观察患者的精神状态变化，认真清点各种物品，防止患者发生自伤或伤人行为。集体工娱活动时随时注意患者的动向，如要中途离开应予以陪伴，随时注意清点患者人数，防止患者外走。各种治疗完毕，要认真清点人数、用物，及时书写治疗记录，并做好交接处理。

二、康复治疗及护理

康复治疗是使患者病后受损功能恢复的治疗措施。精神障碍的康复治疗是通过对精神障碍患者进行生活、职业、学习技能的反复训练，来恢复或减轻疾病对患者心理社会功能的损害，以尽量提高其生活技能，减轻精神残疾，重新回归社会的一种治疗方法。

（一）康复治疗的适应证

1. 社会交往障碍者。
2. 环境适应不良者（如学习压力、职业疲倦）。
3. 焦虑、抑郁状态者（如焦虑症、强迫症、应急障碍、患者家属应急心理状态）。
4. 精神障碍者（如心境障碍、精神分裂症）。
5. 生活技能障碍者（如儿童发育迟滞、儿童孤独症、学习技能发育障碍）。

（二）康复治疗的原则

康复治疗的原则是功能训练、全面康复、重返社会。

1. 功能训练　是康复治疗的方法和手段，功能训练的活动包括精神、心理活动、体育锻炼、语言沟通、生活技能、职业生活和社会生活等方面的技能。

2. 全面康复　是康复治疗的准则和方针，指在心理、生理及社会生活实现全面的整体康复。

3. 重返社会　是康复治疗的目标和方向，通过功能改善及环境条件的改变，促使患者重返社会，力争成为独立自主和实现自我价值的社会有用之人。

（三）康复治疗的内容

1. 人际交往技能训练　教会患者交谈技巧，包括交谈时的目光对视、体态、姿势动作、面部表情、语调变化、声音大小、语速快慢及精力是否充沛等。

2. 生活行为技能训练　让患者自己料理衣、食、住、行。早晨按时起床，整理床铺，整理个人卫生，按要求摆放洗漱用品。纠正患者不良的卫生习惯，定期更换内外衣、理发、修剪指甲、睡前洗脚、按时就寝等。

3. 参加劳动　主要让患者参加的是农疗，进行康复训练前向患者介绍康复的目的，使患者熟悉蔬菜的品种、生长及病虫害的防治，康复师通过讲解、示范、指导完成工作。通过种植花草及蔬菜，可以使患者的体力和智力都得到锻炼。从播种到收获并在收获的喜悦中感到自己对社会是一个有用的人，使患者的心理产生自豪感和成就感。

4. 药物治疗的自我管理技能训练

（1）应使患者了解药物治疗对预防病情复发、恶化的重要意义，自觉接受药物治疗自我管理的训练，坚持治疗。

（2）学习有关精神药物的知识，并对药物的作用、不良反应等有所了解，如学会识别常见的药物不良反应，并能做简单的自我处置，以便进一步得到医生的帮助。

5. 学习求助医生的技能　如在需要时能找到和得到医生的及时帮助；能向医生正确地提出问题，能有效地描述自己所存在的问题和症状。

6. 职业康复　是医院康复和社区康复阶段共同承担的一项重要康复措施，更侧重社区康复。当今社会，一般病残者的职业安置比健全者困难得多，而精神残疾者的职业安置更为困难。因此，除了针对性的职业康复设施外，还需要必要的政策和法规作为保障。

（四）康复治疗的护理

1. 制订恰当的康复计划　对患者的精神症状、认知能力、语言沟通能力、情绪状态、日常生活能力进行全面、仔细地评估，给予精确的诊断，制订恰当的康复计划。

2. 了解患者和家属的心理状况　让患者和家属充分参与到康复计划的制订过程中来，了解他们的需要，争取患者和家属的支持和配合。

3. 采取各种方法实施计划　在制订计划和实施计划的过程中要充分考虑到患者的需要和认同度，训练前要认真介绍康复项目，训练中督促和鼓励患者坚持达到目标，训练结束时要给予患者评价和欣赏。

4. 要鼓励患者持之以恒地进行训练　各种康复手段不是一朝一夕就可以达到目标的，只有不断地努力和坚持才能达到康复目的，在康复治疗中要根据患者的情况对计划做出及时的调整。

5. 康复治疗的最终目标是使患者能回归家庭和社会　为了达到这一目标，应注意不宜操之过急，从简单到复杂，先易后难，从家务劳动过渡到社会劳动，直至恢复原有的工作能力。

6. 综合性治疗护理　对精神障碍患者只有在症状得到较好控制的前提下，各种工娱治疗、康复手段和干预措施才可能实施。因此，精神障碍患者应进行全程的躯体、心理、康复三位一体的综合性治疗护理。

小结	1. 通过对心理治疗的学习，了解心理治疗的原则，掌握心理治疗的方法，将心理护理熟练运用于日常工作中，通过与患者专业化的互动达到治疗疾病与促进康复的目的。 2. 熟悉药物治疗的作用、用法、不良反应的观察及护理，学习中结合临床病例，加深对理论知识的理解，指导合理用药，并能更全面地对患者进行整体评估，更好地服务患者，减少药物不良反应的发生。 3. 通过学习了解 MECT 治疗的适应证、禁忌证，掌握 MECT 治疗前、中、后的护理。 4. 通过对工娱及康复治疗的学习，认识工娱及康复治疗概念、适应证及禁忌证，能够说出工娱及康复治疗护理的内容。

思考题

刘某，女，32岁。半年前因工作变动，销售工作签单达不到要求而被领导批评，逐渐出现心情不好，情绪低落。对任何事情都提不起兴趣，不愿意和人交往，家务也懒得做了，经常想哭。觉得一切都不如别人，认为自己一无是处，自己的生活没有一点儿意思。感觉脑子好像生锈的机器，转不动了。经常睡不着，需要服安眠药才能睡两三个小时，后半夜会突然醒来，就再也睡不着了。经常有轻生的念头，曾自杀一次，但念及孩子还小，所以又呼救了。躯体及神经系统检查无阳性发现。精神科检查：意识清楚，语声低微，需侧耳倾听，愁眉苦脸。诉说活着没意思，不如死了好，一了百了。觉得自己脑子很迟钝，不会思考问题，自己能力很差，觉得记忆力也变差了。智能可。

请分析：
1. 以上案例可采用哪些治疗方法？
2. 其药物的全病程治疗原则是什么？

（申文英）

第五章

精神障碍患者急危状态的防范及护理

学习目标

识记
描述急危状态、自杀、噎食、木僵的概念。
理解
描述识别患者发生暴力行为、自杀、出走、噎食的先兆表现。
运用
发现患者的急危状态并采取有效的护理措施。

精神障碍患者的急危状态是指患者突然发生的、个体无法自控的、急性疾病和存在威胁自身或他人生命安全可能性的一种严重的需要立即干预的状态。包括：暴力行为、自杀自伤、出走、噎食窒息、木僵、昏迷、谵妄状态、缄默状态、拒食、机体衰竭状态等。精神障碍患者由于受精神症状影响常出现急危状态，特别在急性期可出现各种伤害和破坏事件，如暴力行为、自缢行为、出走行为，以及在治疗和慢性期出现的吞咽障碍和噎食等。

临床工作中，护士对精神科常见急危状态的判断是否准确，处理是否及时有效，对保证患者的安全有着重要的作用。本章内容主要介绍精神科实际工作中常见急危状态的护理，包括住院患者暴力行为的防范及护理、自杀行为的防范及护理、出走行为的防范及护理、噎食和吞食异物的防范及护理、木僵的防范及护理。

第一节 暴力行为的防范及护理

暴力（violence）行为是精神障碍患者最为常见的急危状态，它常出现在患者家中、社区、医院等，会给患者、家庭及社会带来危害及严重后果。暴力行为通常是指直接伤害另一个人的躯体或某一物体的严重破坏性的攻击行为。精神障碍患者常见的心理暴力如口头谩骂、威胁、讥讽、嘲笑等；身体暴力如打人、踢人、咬人、吐口水、破坏物品等。发生在精神科的暴力行为多见于精神分裂症、情感性精神障碍、人格障碍、精神活性物质所致精神障碍、脑器质性精神障碍等患者中。在精神科护理工作中，除对已实施的暴力行为需立即处置外，还应重视及时发现潜在的或可能的暴力先兆行为。

【护理评估】
（一）暴力行为发生的原因及危险因素评估
1. 精神障碍　不同种类的精神障碍，暴力行为的发生率、严重性、针对性均不相同。

精神分裂症患者暴力行为的发生率最高，其次为情感性精神障碍、精神活性物质滥用等。幻觉、妄想、躁狂状态、情绪障碍、冲动和意识障碍等精神症状与暴力行为的发生多有直接或间接的关系。一般来说，活跃的精神症状，尤其让患者感到有威胁的症状，如感觉思想被控制、行为被监视等，会增加暴力行为发生的危险性。因此，仔细认真地评估可能与暴力行为有关的患者的精神症状及精神状态非常重要。如精神分裂症患者的暴力行为多是在妄想或幻觉影响下发生的，患者可在命令性幻听的支配下攻击他人；受妄想影响的患者认为某些人正在监视自己或者说的某些话是在对自己"指桑骂槐"，于是突然冲动要伤害对方；某些患者会在意识障碍的情况下发生冲动性暴力行为，这类行为最难预防，因为意识障碍患者的行为往往具有突发性，缺少明确的目的和先兆。此外，精神运动性兴奋的患者，在其要求未得到满足的情况下，或者在发生严重的药物副作用下患者也会产生暴力行为；再者，患者如果有某种病理性优势情绪，如焦虑、抑郁、躁狂，往往因为一点挫折就可激发其暴力行为。因此，护理人员应仔细评估可能与暴力行为有关的精神症状及患者的情绪状态。

某些违拗症的患者容易对护理人员的管理及身边的生活琐事产生对抗和敌对情绪，从而发生暴力行为。还有部分严重精神障碍的患者因为缺乏对自身疾病的自知力，不认为自己有精神障碍，非自愿住院后，觉得家属或亲友嫌弃自己，从而对他们产生敌对态度，甚至暴力行为。躁狂症患者在急性躁狂状态下可发生严重的暴力行为，此时患者的激惹性增高，如果要求没有得到及时的满足、意见被否定、活动受到限制与被约束、被要求服药等事件均可引起其暴怒而伤人毁物。躁狂症患者也可能由于性欲增强而发生性攻击行为；而抑郁症患者虽然以自杀常见，但有些患者将愤怒发泄到外部，以此来寻求外部的惩罚，达到结束自己生命的目的；醉酒者可以引起暴力行为，其原因是醉酒时处于"去抑制"状态，情绪不稳定，并出现判断能力障碍；但戒酒亦可使患者易激惹、激动或引起谵妄状态而发生暴力行为。此外，很多精神活性物质都可使患者过度兴奋、激动和多疑，容易诱发暴力行为。其他如脑器质性精神障碍、精神发育迟滞等都易发生各种形式的暴力和破坏行为；癫痫患者在发作期间可能会由于意识模糊或思维紊乱而发生无目的的暴力行为。

2. 心理学特征 从心理发展的角度看，早期的心理发育或生活经历与暴力行为息息相关，它影响患者选择非暴力应对方式的能力。并非每个精神障碍患者都会发生暴力行为，也不是当患者受到挫折时就会激发出暴力反应。因此，从性格特征的角度来看，当患者遭遇挫折和受到精神症状控制时，个体出现暴力行为或者其他应对方式（如压抑、否认、退缩、逃避），这与其性格、心理应对方式等因素有关。但多项研究发现，既往有过用暴力行为来应付挫折史的患者更容易再次发生暴力行为。此外，既往人格不良者（冲动、边缘型人格障碍）也容易发生暴力行为。

3. 诱发因素 社会环境、文化等因素会影响精神障碍患者暴力行为的发生，如当患者聚集在一起、过分拥挤、缺乏隐私及处于被动时，容易发生暴力事件；如药物副作用使患者感到无法耐受，被家属强行带至医院治疗和封闭式管理环境也容易引起患者的怨恨和不满，促使暴力行为的发生。另外，临床医护人员也可能由于自身的工作态度、言语和行为对患者产生的影响而有意或无意地参与了患者的暴力行为。如歧视、挑逗或激惹患者，未满足患者的需求，临床管理经验不足，与患者交流时的人际距离掌握不准确等，均可能对患者的情绪有消极的影响。封闭的住院环境，让患者感到枯燥、无助、乏味，甚至是浪费时间。因此，在制订护理计划时应充分考虑上述诱发因素，尽量避免这些因素的发生。

4. 人口学特征 与患者的年龄、性别、受教育状况、婚姻状况、工作、暴力行为的既往史有关。由于年龄和体能的因素，青壮年患者较儿童或老年患者更容易发生暴力行为；男性患者暴力行为的发生率高于女性；受教育经历更多的患者发生暴力行为的可能性相对较低，其破坏性相对较小；有研究发现，单身患者发生暴力行为的可能性较大；既往发生过暴力行为的患者，尤其是近期出现过暴力行为的患者，再次出现暴力行为的风险要高于以前从未发生的患者。

> **知识链接**
>
> ### 暴力行为的前兆
>
> 精神障碍患者在采取暴力行为前往往有些先兆表现。如动作和姿势方面，有踱步、不能安静、激越、紧握双拳或咬紧牙关、呼吸增快、突然停止正在进行的动作、难以控制的运动、敌意的面部表情伴持久的盯视、经常站起来、动作增多；在情感方面，出现愤怒、易激惹、紧张、焦虑、忧伤不安；言语方面，提高嗓门或讲话含糊不清、嘲讽、辱骂、诅咒或威胁性的言语内容；意识方面，常表现为思维混乱、精神状态突然改变、定向力缺乏等。一旦出现这些先兆，医护人员应当高度重视；周围人的反应通常是恐惧、愤怒、焦虑、挫折、不安、回避等。

（二）暴力行为发生的征兆评估

1. 当精神障碍患者出现下列情况时，应视为暴力行为的先兆，护理人员应高度警惕。

（1）患者原有的精神症状突然加重或波动。

（2）患者拒绝接受治疗、护理合作及执行相关医疗制度。

（3）言语攻击行为，表现为激惹性增高，如无对象的抱怨、发牢骚、说怪话。在交往时出现社交粗暴（交谈时突然离去、躲避、推挡他人等），突然停止正在进行的动作等。

（4）患者突然激动、说话声音较平时加大、烦躁不安、呼吸增快、高声喊叫、骂人、威胁工作人员或病友、固执、强迫他人注意、反复纠缠工作人员要求出院、不合理需求增多等。

（5）脸部（面部紧张、狰狞、下颚紧绷）、眼睑部（警觉、怒视、双眼圆睁、四处张望）及手臂的肌肉紧张度增加（双手握拳、按压指节等）、动作活动增多（坐立不安、来回踱步、跺脚、脚尖不停地点击地板），捶打物体（病床、桌面、墙面等），用力摔门等。

（6）与周围人保持警戒距离，交谈时态度不好、抵触、有敌意或不信任。用言语威胁，不让工作人员靠近自己，躲向窗边、墙角、大门等人少的地方。

（7）对周围人或某些特定人员持敌对态度，并以杀（伤）害对方相威胁。

当患者出现上述情况之一时，有可能立即发生暴力行为。基于医护人员的人身安全考虑，在对患者进行风险评估时，需注意不要单独检查患者，不要将患者带到关闭的空间，如办公室、治疗室，不要用言语行为激惹患者。如需要安静的环境进行评估或查房，必须带患者进入单独房间时，工作人员应处于房间出口位置，保持房门打开，一旦出现意外可及时离开，并迅速呼救。

2. 评估暴力行为可能导致的损害，旨在采取合理有效的措施减少人员伤亡和财产损失。

（1）评估患者所处的环境和位置，周围是否有其他患者，是否有贵重的器材物品，空间是否开阔,是否有利于护士对患者进行控制或实施保护性约束。

（2）患者是否手持危险器具,或周边有无可作为武器的器具或其他工具是决定危害大小的关键因素。一般而言,赤手空拳者,损害较小;持有刀、棒、锐器、玻璃器具、拖把、椅子等,可能伤人或自杀自伤;持有引爆物、可燃物等危害较大。

3. 目前也有一些心理评估工具来预测和评定暴力攻击行为,如精神症状评定量表（BPRS）、攻击风险因素评估量表、王小平等人编制的精神障碍患者攻击行为预测问卷,对预测精神障碍患者是否有出现暴力行为的风险均有一定的效度。

知识链接

攻击风险因素评估量表

Ⅰ级：有下列情况之一者,若为男性则有两项①男性;②精神分裂症,伴有幻听或被害妄想;③躁狂;④酒药依赖的脱瘾期;⑤意识障碍伴行为紊乱;⑥痴呆伴行为紊乱;⑦既往人格不良者（冲动、边缘型人格障碍）。

处理：防冲动,密切观察。遵医嘱,对症治疗。

Ⅱ级：被动的言语攻击行为,表现为激惹性增高,如无对象的抱怨、发牢骚、说怪话。交谈时态度不好、抵触、有敌意或不信任;或精神分裂症有命令性幻听者。

处理：防冲动,密切观察,安置在重症监护室;遵医嘱使用抗精神障碍药物降低激惹性;对症治疗。

Ⅲ级：主动的言语攻击行为,如有对象的辱骂,或被动的躯体攻击行为,如毁物,或在交往时出现社交粗暴（交谈时突然离去、躲避、推挡他人善意的躯体接触）;既往曾有过主动的躯体攻击行为。

处理：防冲动,安置在重症监护室。遵医嘱实施保护性约束,必要时陪护,使用抗精神障碍药物降低激惹性。

Ⅳ级：有主动的躯体攻击行为,如踢、打、咬或使用物品打击他人;攻击行为在一天内至少出现两次以上或攻击行为造成了他人躯体上的伤害。

处理：防冲动,安置在重症监护室。及时报告医生,遵医嘱实施保护性约束,对症处理,必要时陪护,使用抗精神障碍药降低激惹性。

【护理诊断】

1. 有暴力行为的危险（针对他人）与幻觉、妄想、焦虑、器质性损伤等因素有关。
2. 不合作 与妄想、情绪障碍、不正确的应对方式有关。

【护理目标】

1. 患者能够知道导致自己情绪激动、愤怒的因素,并能以适当的应对方式对自己的行为自我控制或立即寻求医务人员的帮助。
2. 患者能以积极的心态和方式配合治疗和护理。

【护理措施】

（一）针对暴力行为的预防措施

护士应在进行攻击风险评估后,特别留心有暴力行为的患者,在工作中若发现患者有暴力行为的先兆，应及时给予患者有效的护理干预措施，力争把暴力行为消除在萌芽状态。

1. 运用适当的沟通技巧　通过早期的语言或非语言交流来化解急危状态，在现场的护士对局面的掌控非常重要。在暴力行为的先兆阶段，安抚患者的情绪往往是最重要的护理手段。良好的治疗性护患关系会使暴力行为的发生率下降，如果条件许可，尽量安排患者较信任的工作人员（如主管医生、主责护士、护士长等）与其接触，更容易让患者尽快平复。医护人员应尽量使用平静而低沉的声音与患者沟通来降低患者的激惹程度，并特别注意避免不恰当的笑声。

工作人员应向患者表明自己对其的关心，运用共情等方法理解患者心情，向患者表达自己会尽力帮助其摆脱困境，以减轻患者的激动程度。待患者可以接受沟通后，鼓励患者表达自己的内心困扰，并鼓励其参与治疗决策，为治疗提供信息。鼓励患者对自己的冲动进行自控。处于冲动早期的患者受到安慰后，可能会离开刺激性环境来增加对自我的控制。此外，护士采用的非语言交流方式也会影响干预的效果，如护士应该将手置于口袋外面，避免威胁性、紧张性或突发性的姿势，并调节自己的身体位置，平视患者的眼睛，这样可使患者感觉是平等的交流。如果护士侵犯了患者的个人空间，会让其感到威胁，从而激发其攻击性。因此，护士在接近患者时应细心观察患者的行为，如出现紧握拳头、面部肌肉紧张或转身走开等都提示患者可能感到威胁，应适当后退保持与患者的安全距离。

2. 确保药物治疗效果　安全有效的药物治疗是减少患者冲动行为发生的基础。护士应及时执行医师的处方，发药时应注意一人发药，另一人检查患者口腔，严防患者口腔藏药，确保药物正确、安全服下，以保证药物对精神症状的控制。

3. 营造舒适安全的环境　为住院患者营造出一个安静与整洁的环境，避免嘈杂、拥挤，保持病房内的良好秩序，可使患者感觉到安全、舒适。应尽量提供丰富多彩的工娱治疗活动和康复治疗项目，这样可减少患者不良行为的发生概率，同时也让患者提高对社会的适应性，为患者尽早回归社会打下良好基础。此外，病房内对各种危险物品的管理也尤为重要，包括清洁工具的管理（如拖把、扫帚、皮撅子、消毒液等），以免被冲动的患者拿作攻击的工具。为患者提供的饮用热水应等待温凉后再加入保温桶，定期对负责病区的保洁和配餐人员进行安全教育，在各个环节杜绝安全隐患。

4. 注重对患者的健康宣教　护士可通过沟通性咨询及健康教育，指导患者掌握人际沟通的方法和表达愤怒情绪的适宜方式，可以有效预防暴力行为的发生。在谈话过程中应引导患者打开心扉，暴露出自己被尘封的、忽视或压抑的情感，当引出这些情感后，护士可与其一起探索不良情绪的表达方式，向患者提供处理愤怒情绪的一些实用方法，如进行活动、离开不良刺激的环境、进行放松训练等，以有效提高患者的自我控制能力，减少暴力行为的发生。

（二）暴力行为发生时的处理

1. 立即寻求帮助　患者出现攻击他人或破坏物品等暴力行为时，在场护士应第一时间呼叫其他工作人员进行协助，以增加人员力量。

2. 尽快控制局面　由一位工作人员作为主要谈判人从正面与患者沟通，其他人员分散在患者两侧，防止患者突然冲动，在控制局面的同时应转移其攻击对象，并疏散其他围观患者，以防造成不必要的伤害。

3. 降低患者的破坏性　语言制止无效时，谈判人转移患者注意力，其余人员要乘其不备快速夺下危险物品，并控制患者。

4. 隔离与约束　目的是为了保护患者，使其不会伤害他人或自己，帮助患者重建行为控制的能力，并减少对整个病房医疗秩序的干扰。但必须在有医嘱的情况下使用，紧急情况下执行医生口头医嘱。

（1）隔离技术：如果条件允许，尽量使用这种方法，隔离可以从空间上使患者与其他患者分开，处于一个安全、安静的环境中。隔离的原则是封闭、孤立及减少感官刺激。

（2）医学保护性约束：使用约束带或约束衣等工具限制患者的活动范围。约束时需要特别注意的是，在无其他可替代措施（安抚、劝说、药物等治疗）时才可以采用，医学保护性约束必须有医嘱才可实施，在约束时要对患者进行告知，避免患者由于恐慌而激烈反抗，以防对患者和工作人员带来伤害。在实施医学保护性约束后，应遵医嘱为患者进行药物治疗，以尽快控制患者症状，约束后由医护人员按时对患者进行评估，当患者不再符合约束指征时，应及时为患者解除约束。

（三）暴力行为发生后的处理

当患者的暴力行为缓解后，工作人员应及时运用心理治疗等非药物方法对患者进行长期性行为干预，进行行为的重建。其理论依据是当暴力行为发生后，无论患者的负性激励程度有多大，当暴力行为实施者知道如果再次发生同样情形时，自己可以采用何种新的应对方式来处理，则原有的行为就可能改变。

1．分析患者暴力行为与当时情景的联系，以及该行为发生的时间、地点、诱因及表现。

2．找到强化暴力行为和触发情景之间的"扳机点"，去除该点可使二者失去联系。

3．重建新的行为反应方式，包括各种行为矫正、社会功能康复治疗及日常生活作训练等。通过学习如何与他人建立正确的人际关系，应对失败与挫折，把控自己的情绪，做出正确的决策，以及如何正确评估自己的行为等方法。

4．最后应综合评价治疗效果，与患者共同制订个性化的后续治疗方案。

【护理评价】

1．患者是否出现了暴力攻击行为，是否让他人受到伤害。

2．患者是否能预知失去自制力前的症状，并立即寻求帮助。

3．患者是否能正确地处理自己的愤怒情绪。

4．患者是否能识别应激原，并以有效的方法处理自己所遇到的挫折，并表达自己的需要。

5．患者的人际关系是否得到改善。

【健康指导】

1．指导患者提高心理防御水平　指导患者在遭遇挫折、压力时可以使用正确的应对方法，提高其心理适应能力。

2．指导患者转移注意　教会患者遇到情绪激动时，通过参加各种活动，如运动、书法、做手工、看电视、阅读等方式来发泄自己的不良情绪。

3．对疾病知识进行宣教　帮助患者了解自己失控前的先兆症状、心理变化、情绪反应，指导患者在失控前及时寻求有效帮助，提高其服药及治疗依从性。

4．指导患者进行有效沟通　对患者有针对性地进行健康指导，帮助患者正确表达自己的需要，帮助患者建立和谐的人际关系，提高其社会适应能力。

5．帮助患者发泄情绪　指导患者进行安全的情绪发泄，如通过活动、听轻音乐来放松自己的身体；指导患者随遇而安，用豁达的态度来看待事物的发展变化，用积极的心态对待生活；指导患者进行一些自己擅长的活动，让患者多体验成功的喜悦。

6. 对家属的指导 对患者家属应进行有关知识的宣教，指导家属不可对患者随意指责，以减少其暴力行为的诱发因素。

案例 5-1

患者，男性，32岁，精神失常7年，语乱、兴奋躁动、无故伤人、毁物、不认亲人，怀疑别人要害他，故紧张、恐惧、饮食差、夜不眠，先后5次住院治疗，病前性格内向，少语，读至高三，无知心朋友，病前无劣迹。本次住院由家人强制送入院，患者凌晨3时，如厕回来时通过护士站，冲进去搬起电脑高高举起并扔到地上，护士上前阻止，一拳打在护士脸上，在多名工作人员的配合下将患者给予保护性约束。并即刻给予氟哌啶醇注射液5mg肌内注射后缓解，事后患者否认冲动行为。

问题与思考：
1．预防暴力危险的护理干预有哪些？
2．患者发生暴力行为时应如何处理？

第二节 自杀行为的防范及护理

自杀（suicide）是指个体在复杂心理活动作用下，有意识地伤害自己的身体，以达到结束生命的目的。据WHO在2012年采集的数据显示，我国每10万人中有6.9人自杀，而精神障碍患者的自杀率远高于一般人群，自杀是精神科较为常见并且后果最为严重的急危状态，也是精神障碍患者最常见的死因。因此，防止患者自杀是精神科护理任务的重中之重。

根据自杀行为程度的不同，可分为：自杀意念、自杀威胁、自杀姿态、自杀未遂、自杀死亡。

据国外研究报告，与精神障碍相关的自杀死亡者中，50%~75%患有抑郁性疾病，其中很多合并酒或药物依赖，约25%患有精神分裂症。据估计，每年发生1千万~2千万自杀未遂事件。因而对精神障碍患者的自杀原因评估中，除评估普通人群可能有自杀原因及个体的特殊原因外，还应重点评估精神症状与自杀的相关性。

【护理评估】

（一）自杀的原因及危险因素评估

1. 精神障碍 几乎所有的精神障碍都会增加自杀的危险性。临床上常见的自杀率较高的精神障碍包括：抑郁症、双相情感障碍、精神分裂症、酒精和药物依赖以及人格障碍。与自杀有关的一些精神症状包括抑郁、妄想、幻觉、睡眠障碍等。在所有精神障碍中，抑郁症作为风险最高的疾病，尤其值得护理人员注意。

2. 其他生物学与社会心理学因素
（1）遗传因素：家庭成员的自杀史是导致患者自杀的重要危险因素。
（2）个性特征：较差的心理承受力和不良的个性特征与自杀有一定的关系。如不会应对痛苦的情感；为了逃避或解脱某种困境；为了引起他人的注意等。
（3）其他社会心理因素：家庭支持系统缺失、不良的生活事件容易使人产生自杀行为。

如感情受到伤害、发生在近亲属中的较大矛盾、离婚、亲人去世、失业、经济状况恶化、被侮辱、受威胁或恐吓、犯罪等。

> **知识链接**
>
> ### 自杀危险因素评估表
>
> | 一类危险因素 | 抑郁症：1 轻 2 中 3 重 | | |
> |---|---|---|---|
> | | 自杀观念 | 0 无 | 1 有 |
> | | | 频度　1 偶尔 | 2 经常 |
> | | | 程度　1 轻度 | 2 强烈 |
> | | | 时程　1 短暂 | 2 持续 |
> | | 自杀企图 | 频度　1 偶尔 | 2 多次 |
> | | | 计划性　1 盲目 | 2 有计划 |
> | | | 坚定性　1 犹豫 | 2 下决心 |
> | | 自我评价 | 1 自责、评价低 | 2 自罪 |
> | | 自杀方式 | 1 无办法 | 2 有且易得易失 |
> | | 可救治性 | 1 易发现可救治 | 2 隐秘不易救治 |
> | | 无望 | 0 无 | 2 有 |
> | | 无助 | 0 无 | 2 有 |
> | | 酒药滥用 | 0 无 | 2 有 |
> | 二类危险因素 | 年龄 | 0 ≤ 45 岁 | 1 ≥ 46 岁 |
> | | 性别 | 1 女 | 2 男 |
> | | 婚姻 | 0 已婚 | 1 未婚　2 离异或丧偶 |
> | | 职业 | 0 在职在校 | 1 失业无业 |
> | | 健康状况 | 0 健康　1 患病多年（未影响功能）2 患多种疾病（严重影响功能） | |
> | 三类危险因素 | 人际关系不良 | 0 无 | 1 有 |
> | | 性格特征 | 0 乐观 | 1 自卑内向冲动 |
> | | 家庭支持 | 0 良好 | 1 差 |
> | | 事业成就 | 0 有成 | 1 一事无成 |
> | | 人际交往 | 0 交友多 | 1 交友少 |
> | | 应激事件 | 0 无 | 1 有 |
> | | 自知力 | 0 良好 | 1 差 |
> | 总分 | | | |
> | 评定者 | | | |
>
> 注：总体评价：31～43 分为极度危险；21～30 分为很危险；11～20 分为危险；10 分以下为较安全

（二）自杀行为发生的征兆评估

1. 患者是否曾有过企图自杀的历史，包括有无自杀观念，发生的频度、程度、时间；有无自杀企图以及出现的频度、计划性、坚定性。
2. 自我评价降低，情绪突然低落，表现为紧张、无助、无望、经常哭泣。
3. 夜眠减少，没有食欲，体重下降，以及害怕夜幕降临。
4. 喜欢独处，特别是将自己关在隐蔽的地方或独自待在病室中。
5. 患者出现被要求自杀的命令性幻听。
6. 出现严重的自罪感，觉得自己对不起所有人，不配活在世上。
7. 日常生活方式突然有很大转变，如把自己最喜爱的物品分给其他人，对将自己的事情处理得有条不紊表示出异常的兴趣。
8. 在抑郁较长一段时间后，突然变得很开心，且无任何理由。
9. 显得非常冲动、易激惹，行为比较突然，在预料之外。
10. 问一些可疑的问题，如"值夜班的人员多长时间巡视一次""这种药要吃多少才会死""这窗户离地面多高"或"流血死亡需要多长时间"等。
11. 谈论死亡与自杀，表示想死的意念，经常发呆，如患者可能会说"我不想活了""没什么值得我活下去了"或"这是你最后一次见到我"。
12. 社会支持系统缺乏，作为患者处理危机最后的生命线，一旦丧失，患者的自杀风险就会大大增加。
13. 收集和储藏绳子、玻璃片、刀具或其他可用来自杀的物品。

（三）自杀意愿的强烈度评估

自杀意愿的强烈度取决于自杀观念出现的频率、程度、时程；自杀是否有明确的计划、是否具有可救治性；自杀企图频度和坚定性。如果患者有一个周密的自杀计划和计划实行的具体方式，其自杀的危险性就非常高。因此，要评估患者自杀的危险性，必须通过严密观察和倾听来取得患者自杀的线索、自杀的计划和致死程度。对自杀的危险性推测得越准确，预防性措施越有的放矢。

（四）评估自杀意愿强度的辅助工具

如贝克抑郁自评问卷（BDI）、贝克绝望量表（BHS）、汉密顿抑郁量表（HRSD）、自杀意念自评量表（SIOSS）等来分析患者自杀的危险性。

知识链接

自杀危险知多少

精神障碍患者的自杀危险性比一般人群高 6~12 倍，精神障碍与自杀的关系一直是自杀学领域的重要方向之一。尤其是在西方国家，自杀未遂者有精神障碍的比例为 32.8%，明显低于国外报道的 90%。另外，国外研究报道，在自杀未遂者中前两位的精神障碍分别为心境障碍和物质使用障碍，在严重到有自杀行为的精神障碍者中仅 26.1% 曾经求助过精神疾病诊治机构，就诊比例偏低，可能与患者、家属及社会对精神障碍的认识存在误区有关。

【护理诊断】
1. 有自杀行为的危险（对自己） 与绝望的情绪、幻听等有关。
2. 个人应对无效 与社会支持不良、处理情绪的技巧缺乏有关。
3. 睡眠型态紊乱 与抑郁情绪有关。

【护理目标】
1. 患者能够向他人表达自己痛苦的内心体验。
2. 出现自杀意念时，患者能够掌握良好的应对技巧。

【护理措施】

（一）自杀的预防

对于自杀者来说，决定自杀与否，患者的内心充满挣扎，因此，自杀与其他原因所致死亡相比，更具有可预防性。在护理自杀者时，其中一个重要方面是向患者提供一个温暖的、治疗性的环境。

1. 及时准确的交接班 使用相应量表对患者进行自杀风险评估，对有精神障碍患者伴有自杀意向者，医护人员的责任是防止他们采取自杀行动。正确诊断、积极合理的治疗和科学严谨的护理是最好的预防措施。预防自杀需要全体医护人员共同的努力。对存在自杀风险的患者，细致入微地观察可了解患者的真正意图，若被忽视，可能就会错过挽救患者的良好时机。

2. 营造安全环境 严格病房安全管理，定期检查患者住院环境是否有危险物品，要做到检查彻底、不留死角。特殊情况留家属陪住时，要对所有自备物品严格管理。服药后认真检查患者口腔，保证遵医嘱服药，确保治疗顺利进行。应注意防止患者悄然积存药物用于自杀。此外热水器、电灯开关等生活设施应增加安全设施，以免成为自杀工具。如患者开始收集一些平时不常用的物品，护士应特别留心并加以分析，评估那些物品是否可以成为患者自杀的辅助工具。

3. 外出检查交接 由于与患者接触时间较长，病房内的护理人员对有自杀风险的患者关注程度较大，防范意识较强，自杀出现的概率相对较小。但陪同患者外出检查时有专职的工作人员，由于对患者病情掌握较少以及安全风险评估不足，作为薄弱环节，极易让患者找到合适的时机实施自杀。因此，如果患者自杀风险较高，如不是急需做必要检查，应暂缓进行，可在风险降低或消失后再行检查。否则，应和专职外勤人员详细交接患者病情及风险，必要时一对一看护，不可让患者脱离工作人员视线，尤其是患者如厕等较私密活动时，应尤为注意。

4. 密切观察病情 安置患者于重症病室，24小时不离工作人员视线，患者活动时应严格交接患者去向。对于巡视间隔时间，可在医院规定范围内随机变化，勿让患者掌握规律而伺机自杀。患者的自杀行为最常出现在凌晨时分，护士在巡视时应该认真仔细，不放过蛛丝马迹。某些患者在采取自杀行动前，可能会出现情绪的好转。护士不能因患者的一时好转而掉以轻心，在确定自杀风险消失之前，都应该保持高度警惕。

5. 建立信任治疗性护患关系 在真诚、接纳、理解、支持的基础上与患者建立一种信任性治疗性关系。最好是有患者信任的护士，如主责护士应是专人与患者交流，经常倾听患者诉说，了解其内心感受，与其一起分析导致痛苦或自杀企图的原因，探讨可以提供帮助的潜在力量，如亲人或朋友等。应提供支持性心理护理，鼓励患者表达其不良心境、自杀的冲动和想法，使内心活动外显化，可产生疏导效应。指导患者认识其心情或情感属于人之常情，但认识方法是错误的。训练患者学习新的应对方式，指导患者在无能应付时如何求助，而不是采取自杀行动，这对经历着无助及无望感的患者来说具有重要作用。与患者建立一种融洽的关系，本身就是一种最有效的预防自杀的措施。

6. 订立安全契约　与患者订立不伤害或不自杀契约，对治疗自杀患者非常有帮助。在此契约中，患者要同意（口头上或书面上）在一定时间内不会采取自杀行为，如果有自杀冲动应立即找工作人员寻求帮助。大多数研究者认为，当患者可以接受在规定的时间内不伤害自己的条件时，风险会大大降低。当这个时期过去后，可同患者再重新商定一段时间。本方法给护理人员一段时间来帮助患者。而且，当患者在一种开放、无偏见的氛围中与所信任的人说出自杀想法时，会有一种释然的感觉。最后，护士应指导并鼓励患者的亲友也参与制订契约，因为他们都是照料患者的直接参与者。

7. 给患者提供希望　护理人员应鼓励其接受一些乐观的信息，告诉其生活会好起来的，不会总有像现在这样的感觉。并注意与其讨论解决困难或矛盾的方法，告诉患者尽管过程可能比较困难，但存在希望。

8. 提高患者自尊　护理人员应留意患者的优点，并真诚地给予表扬，以帮助其树立正向的感觉和自信。同时，也要向患者表明，医护人员随时准备帮助他，早日治疗好其疾病。

9. 指导患者参加有益活动　很多活动可帮助患者释放紧张和愤怒的情绪，如洗衣服、打扫卫生、整理床铺等。让患者独立参与日常活动也很重要，因为这些活动可以促进患者对生活的参与，增加其归属感、成就感和自我价值感。

10. 调动支持系统　自杀行为间接反映出患者内在与外在资源的缺乏，因此，充分利用患者的社会支持系统是护理干预的一个重要方面。在家庭支持方面，患者的亲友或许对患者的自杀行为有诸多感受，他们也需要一个机会来表达并对未来做一些现实的计划。

社会公共资源的利用对有自杀意愿患者的长期护理也非常重要。如专业性危机干预机构、心理危机干预热线电话、危机干预或心理咨询门诊，这对预防自杀有非常积极的作用。

（二）对常见自杀的紧急处理

根据国内外资料显示，精神障碍患者多采用服毒、自缢、坠楼、撞墙、割腕、触电、煤气中毒等方式进行自杀。当自杀行为发生时，护理人员应立即和医生一起对患者进行抢救。

1. 服毒　患者常以一次性服用过量精神科药物或毒药的方式自杀。如有条件应立即就地洗胃，必要时立即转往综合性医院或急症监护室，进行相应的急救。

2. 自缢　是精神障碍患者常用的一种自杀方法。自缢死亡率极高，发现和抢救时间的早晚，是心肺复苏、脑复苏抢救是否成功的关键。紧急处理方法如下：

（1）双手环抱患者下肢，用力将患者向上托起，立即解脱自缢的绳带套，可用刀切断或剪刀剪断。

（2）将患者就地放平，解松衣领和腰带。如患者心搏尚存，可将患者的下颌抬起，使呼吸道通畅，并给予吸氧。

（3）心搏、呼吸停止者，立即进行心肺复苏。

（4）初步心肺复苏后必须尽快遵医嘱给予患者进一步心、肺及脑部复苏治疗，包括控制脑水肿、给予中枢神经系统兴奋药物、纠正体液酸碱失衡等措施，注意观察病情变化，记录出入量。

（5）当班护士应正确书写护理记录，同时保护好现场及相关物品。

3. 触电　也称电击伤，是人体直接接触电源受到电流通过而造成的伤害。电流对人体的损伤，主要是电热所致的烧伤和强烈的肌肉痉挛，可引起心搏骤停，处理如下：

（1）立即切断电源。救护者不可直接用手触碰触电患者，当找不到电源时，可穿上绝缘鞋（胶鞋），用绝缘物体如被服类套住触电患者，牵拉其脱离电源。

（2）意识清醒者就地平卧休息，解松衣服，抬起下颌，保持呼吸道通畅。

（3）心搏、呼吸停止者，立即进行心肺复苏。

（4）复苏后期要维持血压稳定，纠正酸碱平衡失调，防治脑水肿，彻底清创电灼伤面，遵医嘱给予患者肌内注射破伤风抗毒素和抗生素等。

4．撞击自杀 当发现患者撞击墙壁或硬物自杀时，护士应立即阻止，转移其注意力。对不能听从劝告又无法控制的患者，立即通知医师，遵医嘱给予保护性约束。迅速检查患者的伤情，观察患者的意识、瞳孔、呼吸、脉搏、血压及有无呕吐等。如有开放性伤口，立即进行清创缝合及止血，配合医生对患者进行各项检查和紧急处理。

5．坠楼 如果发现患者自高处坠落，应立即对患者实施检查，确定有无开放性伤口，判断患者意识是否清醒，有无头痛、呕吐，外耳道有无液体流出，肢体有无骨折等。对开放性伤口，应立即用布带结扎肢体近心端止血，如果出现骨折，应尽量避免搬动患者，将骨折固定后方可搬运，搬动时应使用硬板，并观察有无内脏损伤。如果休克，就地抢救，初步抗休克处理后，送患者至相应的科室进一步诊疗。

6．自伤 患者使用锐利器具引起的切割伤，应迅速给予止血处理，可用布带结扎近心端或压迫止血，观察患者的面色、口唇、尿量、血压、脉搏、神志，并根据受伤部位、出血时间，大致估计失血量，判断是否存在休克，决定是否需要外科治疗。

在对自杀患者急救之后，常需要进一步使用精神科药物进行治疗，以控制症状。必要时可采用电抽搐治疗，还可用心理治疗和危机干预帮助患者解决存在的问题和矛盾，改变患者原有的思维和应对方式，提高其适应能力。

【护理评价】

对自杀患者的评价应该是一个长期持续的过程，护士需根据患者病情变化不断地重新评价和判断目标是否达到。对患者的护理评价可从以下几个方面来进行：

1．患者能否自己表达是否出现自杀意念，或出现自杀意念时，能积极地寻求帮助。

2．患者的抑郁情绪是否得到缓解，能否树立和保持一个更为积极的人生观念。

3．患者是否可以调动自己的社会资源，遇到问题时能否向他人表达，人际关系组建是否成功。

4．患者是否有良好的支持系统，是否感觉自己被他人接纳，有归属感、被认同感。

【健康指导】

1．指导患者在心情差、情绪低落时正确表达自己的内心感受，让处于康复期的患者分享自己的经验，指导其他患者走出心理困境，树立康复信心。

2．指导患者使用恰当的沟通方式，向家人和医务人员诉说，及时获得有效帮助。

3．指导患者培养积极的心态和观念，正确应对挫折。

4．向患者宣教疾病相关知识、先兆表现、药物治疗等。

5．评估患者的承受能力和应对方式，指导患者用正确的方法处理压力，积极配合心理治疗及行为治疗，以纠正患者的不良行为。

6．指导患者及家属在早期识别自杀症状，并分析患者的自杀危险性，如果家属早期进行干预后效果不佳，则应尽快就医。

案例 5-2

患者，女性，28岁，已婚，顺产一女婴。两个月后表现为哭泣、想死、悲观、不管甚至虐待孩子，说自己不想活了，有自杀想法，无自杀行为，自语、病情逐渐加重、语无伦次、饮食不规律、夜眠差、担心孩子将来受罪、想事多、生活懒散，在家护理困难被家属送入医院，住院期间进食少，仍有自杀想法，收集危险品。一日，工作人员带其出病房做检查，趁如厕期间在窗棂上自缢，被护士及时发现并解救下来。

问题与思考：
对自杀危险性大的患者如何进行预防？

第三节 出走行为的防范及护理

出走在临床上也称外走，它是指患者在住院期间，没有得到医院的同意而私自离开医院的行为，也是精神科的重要急危状态之一。患者的出走行为轻则导致治疗中断，重则可能造成自己受伤或伤害他人，还可能因走失而导致各种意外，由于精神症状的影响，患者社会适应能力不强，自我照顾能力差，如果遇到外界恶劣环境，不能及时将患者寻回，则可能导致患者死亡。因此，精神科护士必须对精神障碍患者的出走行为进行防范及护理。

【护理评估】

（一）出走的原因及危险因素评估

1. 精神症状影响　许多精神分裂症患者存在大量的迫害性幻觉和妄想症状，认为自己被家人送往精神科治疗是对自己加以迫害，并且医院的医生和护士对自己的治疗也是加害的一种手段。因此，除了在医院想尽一切办法拒绝治疗外，外走行为成为患者躲避迫害的一种逃避手段。患者通常会寻找机会突然离开医院，也有一些精神分裂症患者因为缺乏自知力，对自身疾病无正确的认识，认为自己没有精神障碍，无须治疗而选择逃离医院；另外，某些处于衰退期的精神分裂症患者由于意志活动的减弱，会无目的地到处走动而意外走失；一些抑郁症患者则可因自己有自杀计划而寻找机会离开医院，选择一个特殊的地方来结束自己的生命；某些躁狂症患者则可能由于情感的高涨和思维的敏捷，认为自己能力很强，在医院治疗是在浪费生命，自己突然做出决定要实行一个宏伟的计划，但是因来不及或怕受到阻拦而伺机离开医院。此外，严重精神发育迟滞的患者和严重痴呆患者，也可在外出时因到处乱走发生出走现象。

2. 社会心理因素

（1）由于精神科特殊的封闭式管理模式，使一些非自愿住院的患者感到生活单调、压抑、受拘束和限制，处处不自由，担心自己在住院治疗后被人贴上"疯子"的标签，而想方设法脱离这样的环境。

（2）在经过一段时间的药物治疗后，一些患者病情好转，社会功能逐渐恢复，因无法见到自己的亲人，思念父母和孩子，想早日回家，或担心住院会耽误自己的工作或工作被人顶替，或急于完成某项事务而出走。

(3) 患者对住院和治疗存在恐惧心理，如害怕被约束，对电抽搐治疗有恐惧等。
(4) 工作人员态度生硬、对患者不耐心等都会使患者产生不满情绪而想离开医院。

> **知识链接**
>
> ### 外走常见的环节
>
> 1. 患者做辅助检查过程中脱离工作人员的视野外走。
> 2. 送工疗环节趁工作人员不注意溜走。
> 3. 有外人到科室办事，患者乘机从病室走廊的门硬挤出去。
> 4. 在工疗室康复训练时外走。
> 5. 在室外康复训练时，以如厕为由外走。
> 6. 家属探视，以带患者外出散步为由带领患者回家。
> 7. 踹坏病房走廊的门外走。
> 8. 抢了工作人员的钥匙外走。

3. 环境因素　医院的安全设施存在隐患，或损坏后没有及时维修。

（二）出走的征兆评估

下列内容可以帮助护士评估精神障碍患者出走的危险性，及时发现患者出走的意图：

1. 患者的病史中有出走史，尤其是在既往住院治疗中出现过出走行为的发生率高。
2. 患者有明显的幻觉、妄想，由于症状支配，患者会出现不服从病房管理制度，尝试出走。
3. 由于精神症状未能得到控制，患者缺乏自知力，对疾病缺乏认识，不愿住院或非自愿住院。
4. 患者强烈思念亲人、经常挂念家人；给家人打电话时多数谈话内容是让家人接自己回家，或威胁家人要求回家；经常找医生、护士询问自己什么时间可以回家，并扬言不让自己出院就会采取行动。
5. 患者有寻找出走机会的表现，如观察一些通风管道或空调系统是否能够逃脱；在下楼活动时对护士的警惕性进行试探，故意走得很慢或很快，尝试脱离护士视线；外出检查或活动时，观察有无低矮的围墙或可供攀爬的树木翻越围墙。
6. 患者对住院及治疗感到恐惧，不能适应住院环境。患者常拒绝治疗或出现藏药行为。

（三）出走患者的表现

1. 意识清楚的患者多采用隐蔽的方法，平时积极地创造条件，发现机会时便会出走。如与工作人员建立良好关系，取得工作人员的信任；有出走想法的患者通常会留心观察病房内有没有可以外走的出口，如常在门窗附近观察并检查是否锁好或松动，趁工作人员防备懈怠时出走；观察病房的各项设施，寻找可以出走的途径，如不结实的门窗等。与这些活动相伴随的，是患者经常会有四处张望、紧张焦虑、坐卧不安、失眠等表现。
2. 意识不清、处于衰退期、精神发育迟滞、阿尔茨海默病患者，出走时无目的、无计划，也不讲究方式。他们会不知避讳、旁若无人的从门口出去，他们一般不会逃回家，对周围环境的认知较差，一旦出走成功，危险性较大，极易造成不良后果而导致医疗纠纷。

【护理诊断】
1. 有走失的危险　与幻觉、妄想、思念亲人或意识障碍等有关。
2. 暴力行为危险　与出走时遇阻（对人或物）有关。

【护理目标】
1. 患者能对自身疾病和住院有正确的认识，安心住院。
2. 患者能将自己的心态向他人表述并控制出走念头和行为。

【护理措施】
1. 出走行为的预防

（1）增进沟通：护理人员应加强与患者的交流，密切观察病情变化，了解患者的心理需求，并尽量满足。指导患者面对现实，向患者解释住院治疗的意义和目的，教会患者面对挫折和克服困难的方法以及如何调整心态、改变心理环境，了解患者是否知道从医院回家的路线。对有出走想法的患者，应了解原因，给予解释与安慰，力求消除患者的出走念头。

（2）加强安全管理：严格按照安全管理制度及危险物品管理制度执行。可用醒目的提示标识提示工作人员进出病房大门后，应检查门锁是否正确上锁，除医护人员随手锁门外，应特别注意对进修人员、实习人员以及外科室人员的安全意识进行培训。做好医院院区的安全评估，如围墙边是否停有车辆、有无树木可供攀爬、施工时是否有沙土或建筑工具在围墙边堆砌，以防患者借助这些物品翻越围墙，逃离医院。

（3）丰富住院生活：经常开展室内工娱活动，充实患者的住院生活，使其安心住院，而且能促进其精神活动及社会功能的恢复。如有条件，可组织患者到户外活动，在户外活动前应严格进行患者安全风险评估，有外走风险及不安心住院的患者应暂缓外出。外出时应配备足够的工作人员，如有条件，尽量使用电梯，必须使用楼梯时，应有工作人员把守各个楼梯出口，确保安全。户外活动应尽量安排在封闭的场地，如无条件，应尽量安排患者集中活动，工作人员需分散站在患者的四周。

（4）争取社会支持：加强与患者家属或单位的联系，向家属讲解患者住院期间的心理需求，以及家属的定期探视给患者带来的安慰和信心。鼓励他们来医院探视患者，减少患者的被遗弃感和社会隔离感，保障患者的通讯权和会客权利，条件许可的话，在病区设置电话，待患者病情允许时，定期、定时安排患者与亲友通话，以满足患者的心理需要。

（5）加强监护：对于精神发育迟滞、痴呆者，以及处于谵妄状态的患者，应加强监护，对上述患者非急需的外出检查应暂缓，待病情允许后再行检查，以防出现意外和出走。在患者集体外出活动时，护士应在患者出入病房时、进入或离开活动场地时进行人数清点，必要时活动间歇也要进行人数清点，发生患者出走时可以及时发现并处理。

（6）加强工作人员的团队协作精神：定期开展职工培训，加强医院全员的安全风险教育，在医院中，尤其是精神专科医院中，医务工作应该是一个整体，每一个医务人员都应有安全风险防范意识，当发现安全隐患时及时上报，发现无监管的精神障碍患者应上前询问，看到其他工作人员追赶出走患者时应积极协助。

2. 出走发生后的处理

（1）当患者出走行为发生后，当班护士应立即通知其他医护人员、保安人员并与患者家属联系，综合分析与判断患者出走的时间、方式、去向，立即组织人员对可能的去向进行寻找。找到后带回病区首先要进行身体检查和安全检查，继续做好患者的药物治疗与护理监管，防止再次发生出走。

(2) 分析患者出走发生的原因以及医院存在的薄弱环节，针对原因进行改正，杜绝类似事件再次发生。

【护理评价】

1. 患者是否出现出走的先兆、想法和计划。
2. 患者对医院的治疗和住院环境是否满意，孤独和无助感是否降低，对治疗和护理有无焦虑、恐惧。
3. 患者是否对自身疾病和住院治疗的意义有正确的认识，并表示要安心住院。
4. 患者的出走行为是否感染其他患者，带来负面影响，以及自身是否受到伤害或伤害其他患者。

【健康指导】

1. 指导患者用健康的心态来正确面对现实。
2. 让患者理解，只有住院接受规范化治疗，才能让疾病尽快康复。
3. 向患者介绍所患疾病的病因、临床表现以及治疗方法。
4. 向家属介绍患者在住院期间的心理需求，建议家属加强对患者的关注，定期同患者联系并进行探视，让患者感受到家庭的支持。
5. 指导患者家属对患者进行习惯培养，使其掌握生活和工作技能。

案例 5-3

患者，男性，21岁，大学生，因反复发作情绪低落3年，近1个月病情波动，表现为情绪低落，对学习及娱乐活动没有兴趣，整日卧床，茶饭不思，入睡困难，不去上课，有轻生想法，由老师和同学送入医院。入院后情绪激动，认为自己没病，不愿待在医院，多次欲出走均被及时制止，一日趁护士开门推饭车的机会溜出门去，护士及时找回。

问题与思考：
1. 针对该患者应如何进行健康指导？
2. 如何为该患者制订有效的护理措施？

第四节 噎食和吞食异物的防范及护理

一、噎食的防范及护理

噎食（choke a food）是指食物堵塞咽喉部或卡在食管的第一狭窄部，甚至误入气管，引起呼吸抑制、窒息，危及生命。由于住院患者大多服用抗精神障碍药物，而很多药物会引发椎体外系反应，出现吞咽肌肉运动的不协调，因此，精神障碍患者发生噎食较正常人多见。除药物因素外，在电抽搐治疗后，患者意识尚未完全清醒时仓促进食；一些脑器质性精神障碍患者自身吞咽反射迟钝，当发生抢食或进食速度过快时，也会发生噎食；癫痫患者在进食时抽搐突然发作，也可能造成噎食；一些糖尿病患者因为饥饿，看到食物后进食速度过快，也可能引发噎食。

噎食是精神科一种非常凶险的突发急危状态，对患者噎食风险的评估，噎食的预防措施，噎食发生及时正确判断，噎食发生后的正确有效处理，是精神科安全护理的重要环节。

【护理评估】

1. 噎食的原因及危险因素评估

(1) 精神障碍患者因服用抗精神障碍药物发生锥体外系不良反应时，出现吞咽肌肉运动的不协调，抑制吞咽反射。长期服用抗精神障碍药物容易出现噎食。

(2) 患有脑器质性疾病如帕金森综合征的患者，吞咽反射迟钝，如果抢食或进食过急会发生噎食。癫痫患者在进食时抽搐发作也可能导致噎食。此外，患者在意识不清的状态下进食也可引起噎食。

(3) 接受静脉麻醉下的电抽搐治疗的患者因个人体质不同，或对麻醉药的反应不同，其意识恢复时间也不尽相同，在意识尚未完全清醒时进食或进水，轻则发生呛咳，重则可能发生噎食。

(4) 一些住院时间较长的患者，或老年患者，或处于慢性衰退时期有低级反射意向亢进者，或有些合并糖尿病患者，因为症状和饥饿等原因而抢食或进食速度过快，极易发生噎食。

(5) 常见的阻塞气管的食物有：馒头、花卷、年糕、包子、长纤维蔬菜、难咀嚼的肉类（或肉筋）、排骨（鸡块）、油饼、蛋黄（鸡蛋）、月饼、汤圆、鱼丸、水饺、香蕉等。

(6) 一些患者在进餐、食品发放、家属探视过程中私自藏匿食品，带回病房或没人的地方，在非进餐时间进食食品，这种情况由于担心护士发现或其他病友抢食自己的食物，一般进食速度较快，易发生噎食，并且护士难于及时发现，因此一旦发生噎食，后果不堪设想。

2. 噎食的表现　精神障碍患者的噎食一般突然发生，及时地识别及抢救是挽救生命的重要环节。噎食程度较轻者会表现呛咳、呼吸困难、面色青紫、双目直瞪、双手乱抓，四肢抽搐；严重者意识丧失、全身瘫软、四肢发凉、呼吸和心搏停止，大小便失禁。

【护理诊断】

1. 有噎食的危险　与抗精神障碍药物的不良反应或脑器质性疾病等有关。
2. 窒息　与噎食致呼吸道堵塞有关。

【护理目标】

1. 患者明白噎食的危险性，进餐过程中能有效防止噎食。
2. 患者发生噎食时能得到及时观察和救治。

【护理措施】

1. 噎食的预防　对噎食的护理应以预防为主，将噎食防范的关口前移，以下措施可以有效防止噎食的发生：

(1) 严密观察病情和药物的不良反应，注意患者日常进餐时有无吞咽困难。

(2) 加强日常食品的管理，加强对患者随身携带物品及房间的安全检查。所有患者必须集中进餐（包括发放零食），进餐时最大限度地保证护士的人力，全面观察患者的进餐情况，同时病区医生也应共同监护患者进餐。

(3) 患者进餐时应分层管理，可安排有噎食风险的患者集中就座，并设立明显标识，指定高年资护士专人看护并协助上述患者就餐，必要时应由护士将食物碾碎并喂食患者。或者可先安排普通患者进餐，后安排有噎食风险的患者进餐，保障进食安全。当患者离开就餐环境时,护士要对患者进行安全检查,确保患者未携带食品离开。

(4) 吞咽困难者,护士应给予软食,必要时给予半流质或流质饮食,避免带骨、带刺、粘糯、易形成团块以及体积较大、表面较粗糙的圆形、椭圆形等易发生噎食的食物。

(5) 加强进食护理,对于抢食及暴饮暴食者,应单独进食,必要时由护士喂食,适当控制进食量,并帮助患者矫正不良的进食习惯。

2. 噎食发生后的处理

(1) 争分夺秒,就地抢救:一旦发生噎食,护士应立即让患者停止进食,同时呼叫医护人员共同协助。首先应清除口咽部食物,清理呼吸道。如果患者牙关紧闭,可用开口器撑开口腔,取出食物。

(2) 如果清除口咽部食物后仍未缓解,护士应用力叩击患者后背,通过震颤作用,促进食物吐出。

(3) 如取出口咽部食物,窒息仍未缓解,对于意识尚清醒的患者应立即实施海姆里克法急救(图 5-1),护士站在患者身后双臂环抱患者,使患者头朝下垂,身体前倾,护士一手握拳,使拇指掌关节突出点顶住患者腹部正中线脐以上部位,另一手掌压在拳头上,连续快速向上、向内冲击 6～10 次(注意防止肋骨损伤)。对于意识不清,无法站立的患者可采用仰卧位(图 5-2),患者卧于硬板床或地面,护士骑跨在患者的髋部,按照上述方法推压冲击脐上部位。原理是冲击上腹部使腹内压力急剧增大,膈肌抬高,使气道压力瞬间增大,肺内空气被迫排出,将阻塞在气管的食物或异物上移并冲出。此法如果无效,可间隔几秒钟后重复操作一次。

(4) 如以上海姆里克急救法无效,应立即实施环甲膜穿刺,用一粗针头在环状软骨上沿正中部位插入气管,暂时恢复通气(图 5-3)。

(5) 经上述处理后,呼吸困难可暂时缓解,如果气管内仍滞留食物,可请五官科医师会诊,决定采用气管镜、气管插管还是气管切开的方法取出食物。

(6) 取出食物后应立即遵医嘱采取相应措施防止吸入性肺炎。

(7) 如患者心搏骤停,立即进行胸外心脏按压,在心肺复苏的同时,应及早进行脑复苏,开放静脉通道,进行生命支持。

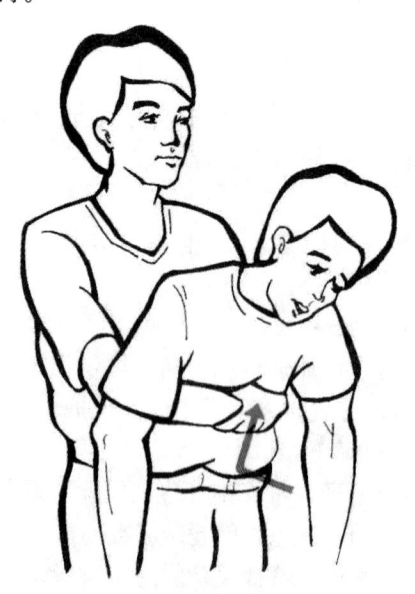

图 5-1　海姆里克法(站立位)

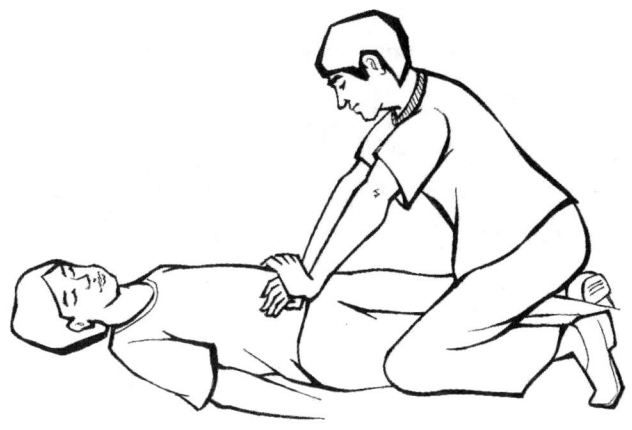

图 5-2 海姆里克法（仰卧位）

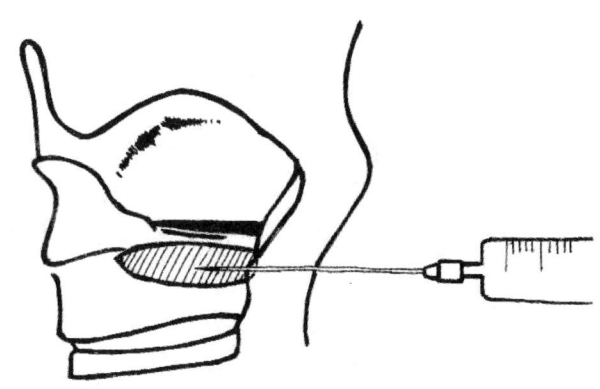

图 5-3 环甲膜穿刺

【护理评价】

1．各种预防措施是否有效，患者是否出现噎食。

2．患者能否主动认识到缓慢进食、细嚼慢咽的意义，能否对自己可摄入的食物进行正确选择。

3．发生噎食的患者是否得到及时、正确、有效的抢救，患者有无并发症发生。

4．发生噎食的患者是否认识到噎食的危险性，从而改变行为方式，在护士监护下进食，放慢进食速度。

【健康指导】

1．指导患者选择正确的饮食，进餐时要有工作人员监护。

2．让患者了解控制进食速度对消化吸收的重要作用。

3．向患者宣教进食的注意事项和预防噎食的方法。

4．指导患者在发生吞咽困难时，如何向周围的人求助。

案例 5-4

患者，男性，52岁。某天午饭吃红烧肉时，患者在进食时突然停下，一手放在喉部，另一手在空中乱抓，表情痛苦，双目圆瞪，出现面部发红继而发绀，呼吸困难，四肢瘫软倒地，医护人员立即为患者实施海姆立克急救，由于抢救及时，患者被成功救过来，然后又给予患者吸氧半小时后缓解。

问题与思考：
对噎食的患者如何实施急救？

二、吞食异物的防范及护理

吞食异物（swallow eyewinker）是指患者吞下了食物以外的其他物品，如戒指、发卡、电池、别针、铁钉、玻璃片、刀片、指甲刀、体温表、筷子、铅笔、剪刀、牙刷等。吞食异物可导致十分严重的后果，需严加防范，及时发现和正确处理。

【护理评估】

1. 吞食异物的原因　精神障碍患者吞食异物可能由思维障碍引起，也可能是一种冲动行为或者想以此作为自杀的方法。抑郁症和人格障碍患者也可采用吞食异物作为一种自杀手段。某些精神分裂症患者或精神活性物质所致精神障碍患者以吞食异物威胁家人或医院，来达到出院的目的。

2. 吞食异物的表现　将吞食异物作为威胁家属或医院作为出院条件者通常会在吞食异物前有言语性威胁，如果未达到目的，患者则可能伺机吞食异物，在吞食异物后患者通常会主动报告医护人员或家属，以达到出院目的。其他吞食异物的患者通常不会主动报告工作人员，患者往往出现胃肠道症状甚至引发肠梗阻等急腹症时才被发现。

3. 吞食异物的风险评估　如果患者吞食了异物，护士应立即评估患者所吞食异物的种类及时间，从而判断危险程度。吞食异物的危险性视吞食异物的性质不同，有锋口的金属或玻璃片可损伤重要器官或血管，因而引起胃肠穿孔或大出血，见于以自杀为目的的吞食异物行为给患者造成的伤害较大。吞食塑料类如牙刷、勺子和吞食硬币多见于要挟家属或医院以出院为目的的患者。

【护理诊断】

1. 有受伤的危险　与吞食锐利物品有关。
2. 有中毒的危险　与吞食金属、电池、塑料等物品有关。

【护理目标】

1. 患者住院期间能采用积极的应对方式安心住院。
2. 患者能认识到吞食异物对自己的伤害，改变不良的行为。

【护理措施】

1. 吞食异物的预防

（1）对有吞食异物风险的患者要了解原因，不可随意斥责患者。护士应耐心地向其说明吞食异物对身体的伤害和不良后果，并帮助患者改变行为方式，建立积极正确的应对方式。

（2）加强对各类物品尤其是危险物品的管理，危险物品常规上锁，放在患者不会接触到的房间内，患者使用指甲刀等物品时应在护士的视野内，对有吞食异物或自杀风险的患者测量体温时，有条件者使用电子体温计，在使用水银体温计时，应做到表不离手，以防患者吞食。

2. 吞食异物后的处理

（1）当精神障碍患者出现进食差、腹痛、便血、肠梗阻、急腹症或内出血休克时，医护人员应考虑患者有无吞食异物的可能，并追问病史，同时进行B超、X线等影像学检查，积极予以对症处理。

（2）如果确定患者已吞食异物，应及时通知家属，对家属进行风险告知，根据异物性质及大小，采取不同的措施，积极处理相应的并发症。

1）如异物较小且圆润，可自行经肠道排出。

2）若异物在胃内，可尝试使用胃镜将异物取出，若异物较小，但有锐利的刀口或尖锋，并已进入肠道内，可安排患者卧床休息，并进食含较多纤维的食物如韭菜、芹菜，根据病情给予缓泻剂，以利异物排出；同时进行密切观察，尤其注意患者腹部情况和血压。必要时转至综合性医院进行观察，当发现患者出现急腹症或内出血倾向时，立即手术取出异物。

3）若异物属于金属类，应进行X线检查，及早确定异物所在位置，胃肠道黏膜是否受伤，判断异物能否经肠道自行排出。

4）若异物较大，无法经肠道自行排出，应尽快采用外科手术取出异物，以免发生异物嵌顿，导致肠梗阻的发生。

5）若患者咬碎体温计并吞食了水银，应让患者立即吞服蛋清和牛奶，使其中的蛋白质和水银结合，保护胃黏膜。

6）对症处理吞食异物引起的各种并发症。

【护理评价】

1. 患者是否吞食了异物，以及是否发生了内出血、中毒等危险情况。
2. 患者是否认识到吞食异物的危险性，从而改变行为方式。

【健康指导】

1. 指导患者树立治疗的信心，以及正确的应激事件处理方法。
2. 让患者了解住院治疗的意义，帮助患者拥有积极的心态。
3. 有针对性地向患者家属宣教吞食异物的紧急处理方法。

案例 5-5

患者，男性，32岁，已婚。饮酒10年，持续大量饮酒5年，酒后打人、毁物、摔东西，家属无法护理送入医院。入院后挑剔、要求多、但仍能安心住院。近日患者妻子要求患者签离婚协议，患者情绪激动，不同意签字，待家属走后，患者将牙刷吞入腹部，夜间护士巡视病房，发现患者辗转反侧，疼痛难忍，上前询问，告知护士吞入牙刷，护士立即通知医生，拍片检查牙刷卡在食管，经手术治疗将牙刷取出。

问题与思考：

对于吞食异物的患者应如何防范与处理？

第五节　木僵的防范及护理

木僵（stupor）是严重的精神运动性抑制，指患者的动作、行为和言语活动完全抑制或减少。木僵患者可出现言语和动作明显减少或缓慢、迟钝，严重时全身肌张力增高，随意运动完全抑制。木僵与昏迷不同，患者一般无意识障碍，对外界事物能正确感知，各种反射存在。如果患者的言语活动和动作行为明显减少，但是还没有达到完全消失的地步，则称为亚木僵状态。

【护理评估】

（一）木僵的原因及分类评估

应详细了解患者的病史，评估木僵发生的时间、过程、起病缓急及发生的原因。严重的木僵常见于紧张型精神分裂症，又称紧张性木僵；严重的抑郁症也可能出现木僵状态，称为抑郁性木僵，但程度较轻，如与患者交流时提及患者的不愉快经历，可以引起患者表情的变化（如皱眉、哭泣等）；患者遭遇突然严重的精神刺激可引起心因性木僵，一般持续时间很短，事后对木僵的情况不能回忆；由于脑部感染、中毒、血管病变、肿瘤、癫痫而导致的木僵称为器质性木僵；由于使用药物而导致的木僵称为药源性木僵。

（二）木僵的表现

其典型表现为动作和言语的减少，有时呆坐不语、刻板动作、刻板语言、模仿语言或违拗等症状。根据木僵的严重程度，可分为为轻度木僵和重度木僵。

1. 轻度木僵称为亚木僵，表现为言语和动作明显减少或缓慢、迟钝，问话不答，对指令没有相应的反应，表情木讷，目光呆滞，但在周围无人或夜深人静时可自行进食，自行如厕。

2. 严重时患者可发展为木僵状态，表现为不语、不动（呆坐或卧床不起）、不进食，双目凝视，面无表情，随意运动完全抑制，始终保持一个固定姿势，僵住不动，大小便潴留，对刺激缺乏反应，甚至对外界强烈刺激（如针刺）也无反应。患者口腔存有唾液或食物时既不吞咽也不向外吐出，任其从口角流出。全身肌张力增高（有的也表现为全身肌张力下降），并可出现"蜡样屈曲"，即患者的肢体位置可以任人随意摆布，如将患者肢体抬高并弯曲成任意角度，即使摆放为一个极其不舒服的姿势，患者也可长久保持不变。患者也可出现"空气枕头"现象，即安置患者于仰卧位，将患者头部抬高而离开床面，患者头颈部可以保持这个姿势，好像枕在枕头上一样。患者可出现呼吸、脉搏变慢，血压偏低等生命体征改变，同时可出现嘴唇和肢端发绀，瞳孔缩小，对光反射迟钝。患者虽然对外界环境没有反应，但通常可以有正确的感知，大部分患者在木僵缓解后能够清楚说出病中的住院经过。有时在安静环境中，与患者轻声耳语，能够获得回答。

木僵持续时间长短不一，有的患者为数小时，有的可长达数年。其病情发展既可逐渐消失，也可突然结束，部分患者可突然进入兴奋状态，或与兴奋状态交替出现。

【护理诊断】

1. 营养失调：低于机体需要量　与进食量少有关。
2. 生活自理能力缺陷（进食、沐浴、如厕等）　与精神运动性抑制有关。
3. 有暴力行为的危险　与突然转为兴奋状态有关。
4. 有受伤的危险　与缺乏自我保护能力有关。

5. 有废用性萎缩的可能　与长期卧床有关。
6. 有感染的可能（皮肤、口腔、肺部）　与长期卧床，机体抵抗力下降等有关。
7. 排便异常：便秘　与精神运动性抑制有关
8. 排尿异常：尿潴留　与精神运动性抑制有关。

【护理目标】
1．患者生活上得到全面照顾，不发生护理并发症。
2．患者能意识到自身冲动的危害性并注意保护好自己。

【护理措施】
1. 提供安全的环境　将患者安置于护士易于观察的病室和床位，避免其他患者接近，既要防止受到其他患者的干扰和伤害，又要避免患者突然转为兴奋冲动而伤害他人。在患者自行如厕时，护士应跟随患者，以防发生意外。
2. 病情观察　严密观察患者的病情变化，配合医师做好有关的治疗和检查。必要时遵医嘱给予电抽搐治疗，做好电抽搐治疗护理常规。
3. 加强生活护理
（1）木僵患者活动减少或基本不动，因此，定时翻身对预防压疮有着积极而重要的作用。应根据皮肤评估状况定时协助患者改变体位，进行皮肤护理，保持床单位的清洁、平整、干燥，必要时使用空气循环床垫，并在受压起的骨突起部位垫气垫或海绵垫预防压疮。
（2）木僵患者唾液含在口中，要及时为患者清理口腔分泌物，在每日晨晚间做好患者的口腔护理，预防口腔感染的发生。
（3）做好大小便护理：记录患者的出入量，在患者发生尿潴留时，遵医嘱给予导尿等措施，缓解尿潴留症状；患者便秘时遵医嘱给予灌肠等治疗，协助患者排便。
（4）饮食护理：轻者协助患者进食，重者遵医嘱给予鼻饲。可在患者桌边准备好食物，注意患者自行进食情况，同时应确保食物不被其他患者抢食而发生噎食意外。
4. 重视肢体功能锻炼　定时按摩肢体、关节，协助患者进行肢体被动运动，病情允许时，应搀扶患者进行活动，预防肌肉萎缩、关节功能退化。
5. 心理护理　要向对待普通患者一样和木僵患者进行交流，定时探望患者，态度和蔼，语言亲切。做好保护性医疗，在进行各种治疗和护理时，都应当为患者进行详细解释，并给予正性鼓励，帮助患者树立战胜疾病的信心。查房时避免在患者面前谈论病情及其他不利于患者的事情，以免给患者造成恶性刺激，因木僵患者意识清楚，要防止患者突然转为兴奋时出现攻击和报复行为。

【护理评价】
1．患者生命体征是否平稳，有无发生并发症。
2．患者有无发生受伤或伤人等意外情况。
3．患者生活自理能力是否恢复正常。

【健康指导】
由于疾病原因，患者对护士宣教常没有反应，但患者意识清楚，对周围事物能有正确的感知，因此，对木僵患者进行健康指导也很有必要。
1．在进行护理操作前，应向患者详细介绍目的及意义，让患者易于接受。
2．避免打扰和刺激患者，为其讲解必要和良好的生活护理对患者舒适度的重要作用。
3．向患者宣教长期卧床的危害，鼓励患者起床活动。

4. 指导患者明白保证入量的重要意义，鼓励患者进食，并留意观察患者在周围无人时的进食情况。

案例 5-6

患者，女性，17岁，在14岁时某晚自习回家的路上遇到坏人抢钱，受到过度惊吓，此后逐渐出现学习成绩下降，情绪低落，食欲下降，胆小、话少，夜间不敢独自外出，家人带患者在门诊治疗，病情逐渐好转。近1个月患者逐渐出现进食不规律，有时3天才吃一顿饭，每次可吃3碗米饭，逐渐发展为不再进食，一直卧床，完全不与他人交流，对他人的呼唤也没有反应。入院时患者被平车送入病房，在床上不语不动，面无表情，呼之不应，对精神检查不配合，甚至用针刺患者手臂也无反应，躯体检查可见四肢肌张力增高，被动体位，如将患者肢体抬高至为某一位置，可长时间保持不动。患者在接受输液治疗5天后，可由护士床边喂食，但对问话仍不回答，在夜深人静时可自行如厕，返回病房后仍卧床休息，不语不动，呈被动体位。

问题与思考：
如何根据病例特点制订护理措施？

小结	1. 通过对精神障碍患者危机状态进行防范和护理，能够识别患者发生暴力行为、自杀、出走、噎食的先兆表现。 2. 理解急危状态，如暴力、自杀、外走、噎食、吞食异物、木僵的概念，并能对发生上述危机状态的患者做出正确的评估及制订相应的护理措施，使护理风险降至最低。

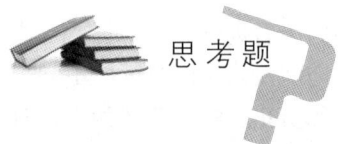

思考题

患者，李某，女，27岁，性格内向，不爱说话，1个月前突然出现话多，活动增多，常自言自语，无明显诱因指责单位领导对她不公平，打骂领导，无法正常工作，并坚信有男同事暗恋她，虽然她与该男同事从未有过交往；花钱大手大脚，1个月花掉3万元，家人劝其不听，并认为家人要害她，有时突然大笑，转眼又痛哭流涕，多次出现外走及自杀行为，都被家人发现并制止，被家人强制送入院治疗。

请分析：
针对该患者的行为如何进行防范及护理？

（许冬梅）

第六章

精神分裂症患者的护理

 学习目标

识记
描述精神分裂症的概念。
理解
1．知道精神分裂症的临床表现。
2．说出对患者症状的评估结果与临床护理工作的意义。
运用
评估患者的整体情况，对患者在精神症状影响下可能出现的危险行为有一定的预见性。

第一节　精神分裂症的临床特点

精神分裂症（schizophrenia）是一组病因未明的精神障碍，具有思维、知觉、情感和行为等多方面的障碍，以精神活动脱离现实与周围环境不协调为主要特征。一般无意识和智能障碍。

一、病因及发病机制

确切的病因尚不清楚，但许多因素与发病有关。

（一）遗传因素

通过家族、孪生子和寄养子调查资料显示，遗传因素在本病的发生中有一定的作用，与患者的血缘关系越近，精神分裂症的发病率就越高，至于遗传途径，目前还处于假设阶段。多数研究倾向于多基因遗传，主要是由于致病基因和环境因素共同作用而发病。近年来，分子遗传学的进展使基因定位有了可能，但目前尚无公认的结果。

（二）社会环境因素

有研究表明精神分裂症常见于经济水平较低或社会阶层较低的人群。这可能与经济水平低、社会阶层低的人群社会生活环境差，生活动荡，职业无保障等心理社会应激的负荷过重有关，在遗传因素的基础上容易发病。

（三）神经生化异常假说

精神分裂症神经生化的研究，主要有三个方面的假说：

1. 多巴胺（DA）假说　20 世纪 60 年代提出了精神分裂症的多巴胺假说，认为精神分裂症患者中枢多巴胺功能亢进。该假说有很多支持的证据，如长期使用可卡因或苯丙胺，会使一个无任何精神障碍遗传背景的人产生幻觉和妄想。苯丙胺和可卡因的主要神经药理学作用是升高大脑神经突触间多巴胺的水平，而阻断多巴胺 2 型（D_2）受体的药物用来治疗精神分裂症的阳性症状。多项研究表明，精神分裂症患者血清高香草酸（HVA，DA 的主要代谢产物）增高，尸检脑组织中多巴胺高于对照组。经典抗精神障碍药物是通过阻断多巴胺受体发挥治疗作用的。研究还进一步证实传统抗精神障碍药物的效价与 D_2 受体的亲和力有关。

2. 氨基酸类假说　中枢谷氨酸功能不足可能是精神分裂症的病因之一。谷氨酸是皮质神经元重要的兴奋性递质。使用放射配基结合法及磁共振波谱技术，与常人相比，发现精神分裂症患者大脑某些区域谷氨酸受体亚型的结合力有显著变化，谷氨酸受体拮抗剂如苯环己哌啶（PCP）可在受试者身上引起幻觉及妄想，但同时也会导致情感淡漠、精神退缩等阴性症状。

3. 5-羟色胺（5-HT）假说　早在 1954 年 Wolley 等就提出精神分裂症可能与 5-HT 代谢障碍有关的假说。最近 10 年，新型扰精神障碍药在临床上的广泛应用，再次使 5-HT 在精神分裂症病理生理机制中的作用受到重视。这类药物如氯氮平、利培酮、奥氮平等除了对中枢多巴胺受体有拮抗作用外，还对 $5\text{-}HT_{2A}$ 受体有很强的拮抗作用。$5\text{-}HT_{2A}$ 受体可能与情感、行为控制及多巴胺调节释放有关。

（四）脑结构异常

CT 和 MRI 的研究，发现 30%～40% 精神分裂症患者有脑室扩大或其他脑结构（如胼胝体）异常，以前额角扩大最为常见。这类患者的临床特点是有明显的阴性症状，对治疗不敏感。

（五）躯体生物学因素

有研究发现，孕期曾罹患病毒感染及产科并发症多的新生儿，成年后患精神分裂症者的比例明显高于对照组，这可能与病毒感染影响胎儿神经发育有关。

总之，从现有资料可以看出，精神分裂症是一种具有遗传基础的疾病，环境中的生物、心理和社会环境因素对发病具有一定影响，部分患者具有脑结构和功能上的异常。遗传的方式、环境因素的作用以及脑结构形态异常，神经生化变化和临床特点的关系还有待进一步阐明。

知识链接

精神分裂症的发病年龄与性别

精神分裂症多在青壮年发病，男性为 15～20 岁，女性多为 25～29 岁，特征性起病年龄为 15～45 岁。国内资料统计，以 16～35 岁发病为最多，占住院精神分裂症的 80% 以上。发病年龄与临床类型有关，陶国泰等 1957 年对 1600 例精神分裂症住院患者分析表明：偏执型起病较晚，紧张型次之，青春型居三，单纯型起病年龄最小。20 世纪 70 年代调查资料发现：女性的患病率高于男性，尤其在 35 岁以上年龄组更为明显。近年来，不少研究资料认为本病无性别差异，但男性平均起病年龄较女性提前 5 年。

二、临床表现

精神分裂症的临床症状十分复杂而且多种多样，不同类型、不同阶段的临床表现可有很大的差别。但它具有特征性的思维和知觉障碍、情感、行为不协调和脱离现实环境。具体表现如下：

1. **联想障碍** 联想过程中缺乏连贯性和逻辑性是本病的特征性症状。其特点是在意识清楚的情况下，患者的言谈或书写虽然在语句、文法上正确，但语句之间或上下文之间缺乏内在意义上的联系，因而缺乏中心内容。如交谈时可表现为对问题的回答不切题，对事物叙述不中肯，使人感到不易理解，称为思维松弛；严重时，言语支离破碎，甚至个别语句之间也缺乏联系，称为思维破裂；有时患者可在无外界原因的影响下，思维突然中断，称为思维中断；或涌现大量思维并伴有明显不自主感，称为思维涌现（强制性思维）；有些患者用一些很普通的词或动作，表示某些特殊的，除患者自己以外别人无法理解的意义，称为病理性象征性思维；或将两个或几个完全无关的词拼凑起来，赋予特殊意义，称为语词新作。这些都是精神分裂症患者思维联想过程特征性的症状。

2. **心境障碍** 情感淡漠、情感不协调也是精神分裂症的特征。情感淡漠最早表现的是较细腻的情感，如对朋友欠关心，对亲人欠体贴等。病情加重后，患者可对周围事物的情感反应变得迟钝，对生活和学习的兴趣减少。随着疾病的发展，患者的情感淡漠，甚至对巨大痛苦的事情也表现惊人的平淡，最后患者可丧失与周围环境的情感联系。在情感淡漠的同时，可出现情感反应与环境的不协调，与思维内容不配合。患者可为琐事而勃然大怒，或含笑叙述自己的不幸遭遇，后者称为情感倒错。

3. **意志、行为障碍** 特征是意志活动减退或缺乏。患者的活动减少，缺乏主动性，行为变得孤僻、被动、退缩，即意志活动减退。患者对生活、学习及劳动的要求减低，如不主动与人往来，无故旷课或旷工等。严重时对生活的基本要求亦如此，如患者不注意清洁卫生，长期不洗澡、不理发，终日无所事事，呆坐或卧床。

部分患者的行为与环境不配合，如吞食异物（如肥皂、污水），伤害自己的身体等，称为意向倒错。

案例 6-1

男，18岁，近1年来对家人、亲友变得冷淡、旷课、不洗澡，不主动换衣服，对与自己有关的各种事情表现得无动于衷。

---

4. **其他常见症状** 不是见于所有的类型，但在某种类型、某个阶段，可以是本病突出的症状。常见幻觉、妄想和紧张症候群等症状。

(1) 幻觉：主要是言语性幻听。内容往往是使患者不愉快的，威胁患者或命令患者（命令性幻听）；评论患者的言行（评论性幻听）；说出患者的思想（思维鸣响）或思维被广播。患者的行为受幻听的影响，可与幻听对话，做侧耳倾听状，或沉醉于幻听中，有的自笑、自语。

幻听有时可持续相当长的时间，幻视较少见。可有幻味、幻触和幻嗅。

(2) 妄想：妄想可见于其他许多精神障碍，并不是精神分裂症的特征性症状。精神分裂症的妄想具有内容荒谬、泛化的特点，且多不愿意暴露其病态体验而加以隐蔽。以关系妄想、被害妄想和影响妄想最为常见。

1）关系妄想：患者最初认为邻居和同事的举止行为和他有关系，后来则认为其所到之处，在街上、公共汽车、商店里人们的谈话都在议论他，甚至报纸新闻、广播内容也含沙射影地说他，周围的一言一行、一举一动、咳嗽、吐痰、关门等都是"信号"，暗示要害他。

2）被控制感：患者坚信有外力在控制、干扰和支配他的思想和行为。

3）影响妄想：患者认为有电波、电子计算机在操纵或控制他。

4）被洞悉感：患者坚信自己的内心体验、所想的事已被人知道。

案例 6-2

女性，24岁，干部，告诉医生自己在饭厅吃饭觉得菜很淡，想拿酱油，但别人先拿走了；想喝水时，有人立即去倒水，认为别人了解自己的想法。

被控制感、影响妄想和被洞悉感是精神分裂症的特征性症状。

原发性妄想是精神分裂症的特征性症状。这种妄想发生突然，完全不能用患者当时的处境和心理背景来解释。如一患者从外地回来，一下火车突然感到环境变了，周围人的态度也变了，行人以特殊的眼光看他，家人的态度也与往常不同，都在议论与他有关的事等。

(3) 紧张症候群：患者言语运动受抑制，程度不同，从运动缓慢、少语少动（亚木僵状态）到固定于某个姿势，不语不动、不饮不食，对环境变化毫无反应（木僵状态）。患者肌肉紧张，可处于某个固定姿势不动，呈蜡样屈曲。紧张性木僵可与短暂的紧张性兴奋交替出现，此时患者出现冲动行为，如突然起床，无故摔东西、毁物，然后仍旧躺下。

人格解体在本病亦不少见，是患者对自我和周围现实的一种不真实感觉。患者感到脑袋离开了身体，走路时感觉不到下肢存在。或患者诉述丧失了完整"我"的感觉，"我"分裂成为两个或三个，自己是其中的一个，只有部分精神活动或肉体受自己支配等。

5. 自知力缺乏　绝大多数患者认为自己的病态体验不是自己有病，而是由于某些人企图恶意加害他。由于缺乏自知力，患者往往不愿意接受治疗。

6. 无意识障碍　精神分裂症患者大多没有意识障碍，妄想、幻觉、联想障碍等都是在意识清晰情况下出现的。

7. 无智能障碍　如果患者合作，一般查不出智能障碍。

精神分裂症的症状，可因疾病类型、临床阶段有很大的不同。在急性阶段，临床症状以幻觉、妄想等为主，这类症状称阳性症状。在慢性阶段，临床主要症状是思维贫乏、情感淡漠、意志缺乏、孤僻内向为主，又称阴性症状。

三、临床分型

1. 单纯型　较少见。于青少年期发病，起病缓慢，持续进行，病情自动缓解者少。早期可出现类似神经衰弱的症状，易疲劳、软弱无力、失眠、工作效率下降等。临床表现为日益加重的孤僻、被动、生活懒散和情感淡漠。幻觉妄想不明显。此型患者在发病早期常不被注意，可被误认为不开朗或性格内向，往往经过数年病情发展至较严重时才被发现。治疗效果与预后较差。

2. 青春型　较常见。多发病于青春期，起病较急，病情发展较快。主要症状是思维内容离奇，难以理解，思维破裂。情感喜怒无常，表情做作，扮鬼脸，傻笑。行为幼稚、愚蠢，常有兴奋冲动行为及本能（性欲、食欲）意向亢进，可有意向倒错表现。幻觉妄想片断零乱，此型病程发展较快，但如及时治疗，效果较好。

3. 紧张型　此型逐渐减少。起病较快，多在青壮年发病，以木僵状态多见，以紧张症候群表现为主。此型可自行缓解，治疗效果较其他类型好。

4. 偏执型　又称妄想型。约占精神分裂症患者的一半以上。发病年龄多在青壮年或中年，起病较缓慢。病初表现敏感多疑，逐渐发展成妄想，并有泛化趋势，妄想内容日益脱离现实，结构可系统化，亦可零乱。有时可伴有幻觉和感知综合障碍。情感和行为常受幻觉或妄想支配，甚至出现自伤及伤人行为。精神衰退现象不明显，因此，在发病后相当长时间内，患者尚能维持日常工作，治疗效果较好。

5. 其他类型　有的患者无法归入上述分型中的任一类型，放入其他类型，有未分化型、精神分裂症后抑郁、残留型及其他型。

（1）未分化型：患者的精神症状符合精神分裂症的诊断标准，有明显的精神障碍症状，如妄想、幻觉、思维散漫、破裂、严重的行为紊乱等。患者同时表现多种类型的精神症状，很难归入以上任一类型。

（2）精神分裂症后抑郁：当精神分裂症症状部分或大部分控制后，部分患者出现抑郁状态，可持续较久。这种抑郁状态可能是本病症状的组成部分，也可能是患者的心理反应，或由神经阻滞剂引起。一般达不到重性抑郁的程度，但存在自杀的危险性，临床上应予以重视。

（3）残留型：精神分裂症进入慢性阶段时，阳性症状少见，以阴性症状为主，如精神运动迟滞、活动减少、情感淡漠、思维贫乏、意志缺乏、接触被动等。

四、诊断

依据特征性的思维和知觉障碍、情感不协调、平淡以及意志活动缺乏等症状，缓慢发展迁延的病程，无特殊阳性体征，大多数患者没有意识及智能障碍，常规化验均无特异性阳性发现，可考虑精神分裂症的诊断。当本病的特征性症状表现还不明显或症状不典型时，早期诊断较为困难，常需要经过较密切的观察才能确诊。现将ICD-10介绍如下：

1. 症状标准　具备下述（1）~（4）中的任何一组（如不甚明确常需两个或多个症状）或（5）~（9）至少两组症状群中的十分明确的症状。

（1）思维鸣响、思维插入、思维被撤走及思维广播。

（2）明确涉及躯体或四肢运动，或特殊思维、行动或感觉被影响、被控制或被动妄想、妄想性知觉。

（3）对患者的行为进行跟踪性评论，或彼此对患者加以讨论的幻听，或来源于身体某一部分的其他类型的幻听。

（4）与文化不相称且根本不可能的其他类型的持续性妄想，如具有某种宗教或政治身份，或超人的力量和能力。

（5）伴转瞬即逝或未充分形成的无明显情感内容的妄想，或伴有持久的超价观念，或连续数周或数月每日出现的任何感官的幻觉。

（6）思维断裂或无关的插入语，导致言语不连贯，或不中肯或语词新作。

（7）紧张性行为，如兴奋、摆姿势，或蜡样屈曲、违拗、缄默及木僵。

(8) 阴性症状，如显著情感淡漠、言语贫乏、情感迟钝或不协调，常导致社会退缩及社会功能下降，但需澄清这些症状并非由抑郁症或神经阻滞剂治疗所致。

(9) 个人行为的某些方面发生显著而持久的总体性质的改变，表现为丧失兴趣、缺乏目的、懒散、自我专注及社会退缩。

2. **严重标准** 自知力障碍，并有社会功能严重受损或无法进行有效交谈。

3. **病程标准**

(1) 符合症状标准和严重标准至少已持续1个月，单纯型另有规定。

(2) 若同时符合精神分裂症和心境障碍的症状标准，当情感症状减轻到不能满足心境障碍症状标准时，分裂症状需继续满足精神分裂症的症状标准至少2周以上，方可诊断为精神分裂症。

4. **排除标准** 排除器质性精神障碍及其他精神障碍。尚未缓解的精神分裂症患者，若又罹患本项中前述两类疾病，应并列诊断。

五、治疗原则与预后

（一）治疗

原则上应尽可能使用一种抗精神障碍药物。有时可将低效价和高效价药物合并使用，但以一种为主。当患者有抑郁症状时，可合并抗抑郁药物。一般在药物副作用出现后，才合并使用抗锥体外系副作用的药物。

长期使用抗精神障碍药物，易出现迟发性运动障碍。目前尚缺乏有效的治疗方法，应尽量预防其发生。故应：①尽可能用最小剂量，保持最佳效应；②避免用超大剂量；③尽可能少用抗胆碱能药物；④可采用"药物假期"，即周末停药；⑤早期识别迟发性运动障碍。

1. **抗精神障碍药物治疗** 对首次发病或复发的患者，使用抗精神障碍药物治疗力求系统和充分，以获得较好的临床缓解，一般疗程为2~3个月。常用的抗精神障碍药物有：

(1) 氯丙嗪：有明显地镇静、控制兴奋以及抗幻觉妄想作用。适用于有精神运动性兴奋和幻觉妄想状态的各种急性精神分裂症患者。剂量一般为300~800mg/d。60岁以上老年人的剂量递减。

(2) 奋乃静：除镇静作用不如氯丙嗪外，其他同氯丙嗪。此外对心血管系统、肝和造血系统的副作用较氯丙嗪轻。适用于老年、躯体情况较差的患者。成年人治疗量40~60mg/d。

(3) 三氟拉嗪：药物不但无镇静作用，相反有兴奋、激活作用。故除有明显抗幻觉妄想作用外，还对行为退缩、情感淡漠等症状有一定疗效。适用于精神分裂症偏执型和慢性精神分裂症。成人剂量20~30mg/d。

(4) 氟哌啶醇：是丁酰苯类药物，除能较迅速控制精神运动性兴奋外，还对慢性症状有一定疗效。成人剂量12~20mg/d。

(5) 长效制剂：适用于有明显精神症状而拒服药或有藏药企图的患者，以及对于巩固疗效、预防复发、维持治疗的患者。治疗剂量：氟癸酯，12.5~50mg，每2~3周肌内注射1次；哌泊噻嗪棕榈酸酯，50~100mg，每3~4周肌内注射1次；五氟利多，40~60mg，每周1次。维持剂量：氟癸酯，12.5~25mg，每4~6周肌内注射1次；哌泊噻嗪棕榈酸酯，50~100mg，每3~4周注射1次；五氟利多，10~30mg，每周1次。

(6) 舒必利：具有较强的抗精神障碍作用，治疗范围较广，适用于情绪活跃的患者，对慢性精神分裂症的孤僻、退缩、行为不主动、情感淡漠以及木僵等症状效果较好，还用于幻觉、妄想等症状。每日治疗量 600～1200mg，分 3 次服用。

（7）氯氮平：锥体外系副作用小，抗精神障碍作用明显。对幻觉、妄想和兴奋、躁动的症状效果较好，也可用于情感淡漠、行为退缩及其他药物治疗无效的患者。但该药可引起白细胞减少，故不宜作首选药物。适用于难治性精神分裂症病例，即经 2～3 种抗精神障碍药系统治疗无效者，并在定期监测白细胞的条件下进行，有效剂量 200～600mg/d。在治疗开始的 2～3 个月内，应每周查白细胞，一旦出现粒细胞下降，应立即停药，积极处理。

（8）奥氮平：治疗效果与氯氮平相当，无粒细胞缺乏的副作用，无锥体外系不良反应，长期服用可出现体重增加。成人剂量为 10～20mg/d。

（9）利培酮：能改善患者的阳性症状、阴性症状、认知功能及情绪障碍。不良反应可有锥体外系症状、体重增加等。每日治疗量 3～6mg，分 1～2 次服用，药物剂量应因人而异。一般从小剂量开始，根据个体对药物的耐受情况和对药物的敏感性采用不同的速度缓慢加量，一般于 10 天至 2 周内加至治疗剂量，达到治疗量维持 4～6 周，以控制急性精神症状。

（10）五氟利多：本药为长效口服药，适用于对治疗不合作、拒服药的精神分裂症患者。治疗剂量 20～40mg，每周 1 次或 3 天 1 次，维持治疗用量可每周 1 次，每次 10～20mg。

2. 继续治疗和维持治疗

（1）继续治疗：在急性期精神症状已得到控制后，宜继续用治疗剂量持续 1 个月左右，以期继续获得进一步改善。

（2）维持治疗：采用维持治疗，可减少复发或再住院。一般在第一次发作后，用药物维持治疗 2 年。如果患者为第二次发作，药物维持的时间更长。药物剂量应逐渐减量，一般在 3～6 个月后逐渐减至治疗量的 1/2，如病情稳定，可继续减量减至 1/4 或 1/5。

知识链接

精神分裂症治疗

1. 甘氨酸受体补充剂　甘氨酸的受体在边缘系统某些部位下调被认为是病因，甘氨酸制剂对部分精神分裂症患者有效。

2. 饮食治疗　B 族维生素、维生素 C、特殊蛋白质的补充有利于部分精神分裂症患者的康复。

3. 基因定位诊断和基因导弹的靶向治疗　已有很多研究发现人类 17 号染色体短臂基因片段的缺失可能是疾病的原因。

4. 分裂症分子学病因与糖尿病可能同源　Akt 蛋白是负责细胞内胰岛素信号传导的蛋白质，研究人员发现老鼠体内这种胰岛素信号缺陷仅在神经元中出现，老鼠的异常行为与我们经常看到精神分裂症患者的症状极其相似。

（二）预后

预后与临床特点和治疗有关。一般起病较急，有明显诱因，病前性格无明显缺陷，家族遗传史不明显，病程为间断发作，预后较好。如能早期发现及治疗，多数可获得较满意疗效，症状可及时控制。预后随着抗精神障碍药物的广泛应用，临床缓解率明显提高。预后亦与家庭照顾、复发次数有关。

第二节 精神分裂症患者的护理

精神分裂症患者的症状复杂且多种多样，存在自知力不全或丧失，生活不能自理，甚至造成自身或他人的伤害，对社会秩序造成严重影响等。由于其特殊性，所以护理工作十分重要，应运用护理程序为患者做好整体护理。

【护理评估】

（一）评估主观资料

1. 认知活动　评估患者目前精神状况，是否有认知方面的问题，有无错觉、幻觉，有无思维方面的异常，有无注意力、记忆、智能方面的改变，是否存在定向力障碍，以及对精神障碍的识别能力。

2. 情感活动　评估患者情感活动的情况，了解情感的活动与思维内容、环境是否协调，情感是否受幻觉、妄想影响。

3. 意志行为活动　评估患者意志和行为活动的情况，意志行为活动是否受幻觉、妄想的影响。

（二）评估客观资料

1. 躯体状况评估　评估患者的意识状态、生命体征、全身营养情况、睡眠和饮食状况、排泄状况以及生活自理能力情况等。

2. 对疾病认识的评估　评估患者的自知力以及损害程度。

3. 社会心理状况评估　评估患者的家庭教育、经济状况、性格、工作学习环境、社会支持系统，与同事、家人能否正常相处。

4. 健康状况评估　了解患者的家族史、以往疾病史。

5. 治疗情况评估　了解患者的用药情况及有无药物不良反应等。

6. 实验室及其他辅助检查　评估患者的常规实验室以及特殊检查结果。

【护理诊断】

1. 有暴力行为的危险：对自己或对他人　与幻觉、妄想、精神运动性兴奋、意向倒错、自知力缺乏等因素有关。

2. 不合作　与自知力缺乏、违拗、不合作、不能耐受药物不良反应、不能耐受医院的生活等因素有关。

3. 思维过程改变　与思维联想障碍、思维逻辑障碍、妄想等因素有关。

4. 自理能力缺陷　与紧张性木僵，疾病急性期，精神症状丰富，极度焦虑、紧张，精神衰退、生活懒散，自伤、他伤而造成行为不良等因素有关。

5. 语言沟通障碍　与思维破裂或贫乏、木僵状态、违拗等因素有关。

6. 进食障碍：低于机体需要量　与幻觉、妄想、违拗引起的拒食或少食、极度兴奋、躁动、紧张性木僵、精神衰退等因素有关。

7. 自我形象紊乱　与感知综合障碍、妄想、恢复期不能面对未来等因素有关。

8. 睡眠型态紊乱　与环境生疏、警觉性增强、精神症状丰富等因素有关。

9. 角色紊乱　与自知力缺乏、非系统妄想等因素有关。

10. 个人应对无效　与无能力应对妄想的内容、对现实问题无奈、难以耐受的药物不良反应等因素有关。

【护理目标】
1. 控制异常行为　患者能控制攻击性行为、暴力行为，能学会控制情绪的方法，适当表达自己的需求。
2. 恢复社会功能　患者最大限度地完成社会功能，而不受思维改变的影响，能表现出符合现实的言语性和非言语性思维，患者将表现出适合自身智力水平和文化背景的判断力、自知力和解决问题的能力。
3. 正确评价　患者能正确评价自身价值，情绪好转，并且能维持良好的身体状况，能对疾病、幻觉、妄想有正确的认识，能叙述其内容，正确对待别人的评价，患者在出现严重焦虑和精神困扰时，能向工作人员诉说，且学会应付压力、危机的技巧。
4. 自知力好转或恢复　患者对精神症状有正确认识，自知力恢复或部分恢复，能正确认识各种治疗作用与不良反应的关系，主动服药。
5. 生活自理　患者在住院期间生活自理，正常进食，睡眠改善，防止发生伤害。

【护理措施】
（一）基础护理
1. 制订护理计划
（1）为患者制订详细、适宜的护理计划。
（2）创造舒适的治疗、休养环境。
2. 生活护理
（1）做好晨晚间护理。
（2）帮助患者做好日常个人卫生。
（3）保持床单位清洁、整齐、干燥，防止压疮。
（4）根据天气变化及时给患者增减衣物、被服，防止受凉。
（5）预防患者继发感染。
（6）认真检查患者皮肤情况，发现皮肤破溃、擦伤要及时处理。
（7）对兴奋不合作的患者，应做好患者的晨晚间和日常生活的护理。
（8）行为退缩、生活懒散的患者，应采取督促指导方法，保证患者按时洗漱、定时更衣、沐浴，必要时做口腔护理及皮肤护理。
3. 饮食护理
（1）结合原发疾病的情况，为患者提供易消化、营养丰富的饮食。同时注意水分的摄入。
（2）为患者创造整洁、舒适的进餐环境，提供充足的进餐时间，让患者细嚼慢咽、防止噎食。
（3）在不影响治疗和病情许可的前提下，提供患者喜爱吃的食物，以促进食欲，保证营养的需求。
（4）对吞咽困难、不能进食者，及时给予鼻饲饮食或静脉补充营养物质，以保持营养、代谢的需要。
（5）对暴饮暴食的患者要严格限制入量，进食要专人看护，防止发生噎食等情况。
（6）对异食的患者要限制活动范围，防止进食异物。
（7）对拒食的患者要尽量劝说，耐心协助进食，或做示范，消除患者的疑虑，必要时给予鼻饲饮食，维持营养的摄取。

(8) 对于木僵患者，由于患者常在夜深人静时恢复肢体活动、自行进食等，可将饭菜放置于患者床旁，保持环境安静，在避开患者视线下，观察其进食情况。

4. 睡眠护理

(1) 评估导致患者睡眠障碍的原因，减少或祛除影响患者睡眠的诱发因素。

(2) 为患者创造良好的睡眠环境，保持病房空气新鲜，温度适宜，周围环境安静，除必要的观察和操作外，不要干扰患者睡眠。为患者提供适当的照明，避免因光线不足而令患者产生错觉或感到恐惧不安及辨认困难。

(3) 为患者建立有规律的生活，为其安排适当的活动，以减少白天卧床、睡眠的时间。

(4) 避免睡前兴奋，减轻焦虑，做一些有利于入睡的活动，促使其尽快进入睡眠。

(5) 晚饭不宜吃得过饱，不宜多饮水。

(6) 做好睡前心理护理。

(7) 必要时，可遵照医嘱给予药物辅助入睡。

5. 二便护理

(1) 观察患者大小便情况：尿潴留时应注意及时给予导尿，12小时无尿者采取诱导方法刺激排尿，必要时请示医生给予导尿。

(2) 保持大便通畅：对便秘者，应增加粗纤维饮食，3天无大便者给予缓泻剂或灌肠，促使排便。

(3) 对卧床的患者，要定时提供便器，让患者逐渐适应床上排便。

(4) 对认知障碍的患者，每日定时送其到卫生间，帮助患者认识并记住卫生间的标志和位置，训练患者养成规律排便的习惯。

(二) 安全护理

1. 掌握病情

(1) 做到重点患者心中有数，了解病情变化特点。

(2) 严密观察病情变化，了解幻觉、妄想的内容，注意相应的情感表现。

(3) 对异常行为要劝说阻止，防止发生意外。

2. 加强巡视

(1) 定时巡视，清点患者数目，确保患者安全。

(2) 对极度兴奋、冲动毁物的患者要隔离，必要时可采取保护性约束措施（《精神卫生法》实施后对约束的患者应在无其他替代措施，征得家属同意的情况下方可实施约束）。

(3) 对严重自杀的患者，要专人护理，24小时监护，使患者在护理人员的视线内活动。

(4) 对不合作的患者要适当限制其活动范围，防止患者出现逃离医院行为。

3. 严密观察

(1) 密切监测患者的病情变化。

(2) 发现异常情况时，应立即报告医生，并做好抢救准备。

4. 采取措施，防止发生意外

(1) 对冲动患者，安置于重病室，由专人监护，防止摔伤、坠床，在无其他替代措施下，必要时可遵医嘱予以约束。

(2) 对烦躁不安的患者，必要时安置在重病室，重点监护。

(3) 对有敌意的患者，要密切观察，防止患者发生伤人、自伤等行为。

(4) 对抑郁的患者，应将其置于护理人员易观察及安全的环境中，避免独处或单独活动。严密观察病情变化,严防患者消极自杀。

(5) 鼓励患者参加工娱活动,减少病态行为,促进患者康复。

5. 安全管理

(1) 加强病区环境检查,发现设施损坏应及时维修,病区办公室、治疗室、配膳室、浴室、杂用间等处必须随手锁门。

(2) 加强患者物品管理,在患者入院、返院时以及家属探视后,护理人员应认真做好安全检查,严防危险物品带进病房。

(3) 避免患者使用危险物品,必要时必须有医护人员监督,以防发生意外。

(4) 加强患者床位检查,防止患者在精神症状支配下存放危险物品,导致危险行为发生。

(三)症状护理

1. 以幻觉、妄想为主要表现的患者 在幻觉妄想支配下,患者可出现不合作、逃离医院、伤人、自伤等行为。

(1) 与患者建立良好的护患关系,并运用沟通技巧,了解患者幻觉和妄想的种类及内容。

(2) 要耐心倾听患者叙述病理思维,不要过早指明病态表现,不要争论,防止患者隐瞒病情。

(3) 不要引导患者重复病理体验,以免强化病理联想,使症状更加顽固。

(4) 细心观察患者的言语、表情、动作及非言语行为是否受幻觉、妄想的支配,及时处理异常情况,防止发生意外。

2. 以兴奋为主要表现的患者,可出现冲动、伤人、毁物,生活不能自理等。

(1) 掌握病情变化,不激惹患者。

(2) 运用良好的言语有效地阻止患者伤人及破坏性行为,必要时采取约束方法,帮助患者控制冲动行为。

3. 以木僵为主要表现的患者,多为精神运动抑制,生活不能自理,违拗、不合作。

(1) 主动关心、照顾患者,细心观察病情变化。

(2) 针对患者丧失自理能力的情况,做好基础护理,防止躯体合并症发生。

(3) 采取保护性医疗,多数患者意识清楚,对外界事物能正确感知,不在患者面前谈论病情及无关的事情。

(4) 对患者态度和蔼,注意"四轻",即关门轻、操作轻、说话轻、走路轻,减少不良刺激。

(5) 如患者出现蜡样屈曲症状,在完成治疗护理后应及时将患者的肢体放置于舒适的功能位置。

4. 对意志行为抑制的患者,表现为生活懒散,无意向要求,对任何事情都无情感反应。

(1) 针对病情特点为患者制订长期的生活自理能力训练计划,督促患者按计划训练,以达到适应社会生活的目的。

(2) 加强基础护理,保证患者的基本需要,防止发生皮肤损害以及其他意外事故。

(四)药物治疗护理

1. 口服用药 防止患者藏药,服药后检查患者口腔,观察用药后不良反应,如患者出现锥体外系反应、心血管反应、皮肤过敏、精神方面的症状等应与医生及时取得联系,给予对症处理。

2. 注射用药

（1）遇有不合作的患者需耐心解释、劝说，尽量争取得到患者的配合。

（2）准确执行医嘱，核对药物剂量。

（五）心理护理

1. 入院阶段　加强与患者的心理沟通，建立良好的护患关系，取得患者的信任，找出主要问题。患者由于不适应住院环境，可出现焦虑、恐惧、紧张，不接受住院治疗引起的精神症状等护理问题。采取主动热情、耐心细致的工作方法，用适当的言语技巧为患者解决出现的症状，体贴尊重患者，使患者体会到医院的温暖，安心住院，为治疗奠定良好的基础。

2. 治疗阶段　掌握病情动态变化规律。对兴奋、冲动、毁物的患者，以亲切耐心的态度，镇静而温和的言语，了解患者的需要，帮助患者建立良好的生活及行为模式，指导患者用非破坏性行为进行表达和发泄。对其在幻觉、妄想支配下出现的过激行为要及时疏导和阻止。对不合作的患者，要耐心解释、劝说，讲明治疗的目的和方法，帮助患者稳定情绪，将患者不配合治疗的行为降到最低限度。对严重自杀的患者，要了解患者的内心体验，帮助患者分析病态的思维方式，鼓励患者参加集体活动，消除自杀想法，积极配合治疗。

3. 康复阶段　康复期患者的心理变化和精神负担是多种多样的，如疾病对生活的不良影响，担心出院后社会、同事、朋友甚至家人不能接纳自己，担心自己能否继续工作、学习、结婚、过正常人的生活等。要重视患者的心理问题，注意使用倾听的技巧，及时做好心理疏导。指导患者制订近期、远期的康复目标，让其学会如何尊重他人，克服自己性格中的缺陷，掌握一些科学、适宜的方法完善性格。教会患者正确处理与自己有关的社会矛盾和生活事件，避免有害的应激源对自身的不良影响，协助患者维持心身平衡，使其在生理、心理各方面都处于接受治疗和管理的最佳状态，达到维护健康、预防疾病、促进康复的目标。

（六）康复护理

1. 入院期　针对患者新入院的特点，为患者制订住院期间的康复计划，督促、训练患者每日完成生活料理，让患者参加一般性的活动，如散步、做操、听音乐等，以达到安心住院的目的。

2. 治疗期　根据病情变化，适宜地指导患者参加一些简单的工疗、娱疗，如折纸、粘贴、编织、唱歌等。转移患者的病态思维，体现患者生命的价值，增强患者治疗信心，达到辅助治疗的目的。

3. 康复期　根据患者兴趣、爱好，在护士带领下安排适当的康复活动，如书法、绘画、表演、体育比赛、手工艺制作、炊事作业及外出活动购物等，为患者回归社会打下基础。

【护理评价】

1. 患者的精神症状得到缓解或消失，自知力部分或全部恢复。
2. 患者能正常进食、睡眠和排泄，生活自理能力部分或全部恢复。
3. 患者能与护士和病友正常地进行交谈，并能较确切地反映心理问题与心理需要。
4. 患者被动或能积极配合治疗和护理，积极参加工娱治疗活动。
5. 患者的社交能力、社会适应能力部分或全部恢复。
6. 无意外事件和并发症发生。

【健康指导】

1. 患者　向患者介绍疾病的有关知识，指导患者掌握症状复发的先兆，预防复发及发现药物不良反应的方法。帮助患者明确坚持服药、定期门诊复查的必要性。强化患者纠正不良生活习惯,提高综合性自我护理能力的重要性。

2. **家属** 指导家属学习有关疾病知识及预防疾病复发的常识。教会家属为患者创造良好的家庭护理环境,使患者学会在家庭环境中改善人际关系的方法,给患者提供与家人、社会接触的机会。指导家属学会简单的观察、识别、判断症状复发的方法。做好宣传教育。督促患者服药,监护患者。告诫家属已婚患者在精神症状未缓解前,不宜生育子女,如双方均患过精神分裂症,则建议避免生育。

小结

1. 掌握精神分裂症概念及表现。精神分裂症类型包括单纯型、青春型、紧张型、偏执型。精神分裂症护理从五个方面学习,包括护理评估、护理诊断、护理目标、护理措施及护理评价。

2. 在明确本章学习目标的基础上结合已学过的常见精神症状的相关知识进行学习。

3. 尤其要学会针对不同类型的精神分裂症患者进行教育训练。同学之间可以互相交流自己所接触过的案例,结合自己所掌握的知识和查阅一些课外专业书籍,在一起进行更深层次的讨论。

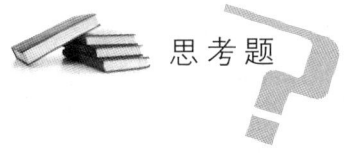

思考题

案例一

患者郭某,女性,高中文化,无业,未婚。主诉:砸电话,在地上睡了2年多,加重3个月。

现病史:患者于2006年6月,无明显诱因向母亲发脾气后离家出走,在外租房住,断断续续找工作干。在工作期间生活自理能力差,表现为经常不洗脸、不洗脚和不刷牙,因为不能完成工作任务,多次被雇主辞退。最后一次工作时与人吵架,认为同事在害自己,其姐姐在接到通知后将其领回家。回家后患者表现为行为怪异,自笑、发愣或自言自语,家人也听不清她在说些什么。有时无原因的行为冲动,有时砸玻璃、砸电话、摔电视,打母亲和姐姐。不喜欢在床上睡觉,抱着被子在地上睡。2008年12月,患者突然打来访的亲友,姐姐阻止她,便打姐姐。母亲回家后,患者躲在姐姐后面说很怕声音,突然拿起菜刀要砍母亲,大骂母亲是坏女人。情绪不稳定,时哭时闹,生活无规律,常不吃饭,家人无法护理而送入医院。

既往史:病前体健,无肝炎、结核等传染病史,无手术外伤史和药物过敏史。

个人史:同胞3人,排行第2。母孕期体健,足月顺产,婴儿期发育正常。7岁上学,成绩一般,能与同学正常交往。6年前在职高就读,3年前毕业,与姐弟及父母相处和睦。病前无特殊嗜好。病前性格:内向、孤僻少语,朋友少,固执、好强。

家族史:父母两系三代否认有精神异常或自杀者,无近亲婚配和其他遗传性疾病。

体格检查及实验室检查无异常。

精神检查:经家属强迫送入病房,衣着整齐。意识清晰,定向力完整,接触被动,对医生的问话不理不睬。有明显的难以理解的谈话内容,问:"你说你能用下巴想事,是吗?"答:"是啊,人的头长在脖子上,头脑是想事的,下巴在头上,所以我可以用下巴想事。"问:"你每天在哪里睡觉?"答:"我在地上睡,因为床立地上,地便是床,地床更大,我喜欢在地上睡觉。"当问及患者为什么殴打亲友时,患者称:"他来我家议论我,他来我家的目的就是来监视我。"患者要求回家,认为自己没病,认为是父母犯傻把自己送到医院。常突然无故痴笑,问她笑什么则不回答,谈到被辞退和自己爷爷去世时则哈哈大笑。对于将来的学习、工作和婚姻等无计划和要求,问:"你想出院吗?"答:(点头)。问:"住在我们这别回家了。"答:"行"问:"以后想干什么?"答"没想过。"问:"想交男朋友或者结婚吗?"答:(摇头)。

请分析:

1. 通过对患者的评估,指出其有哪些症状与护理问题?
2. 根据护理问题制订出针对该患者的护理措施。

案例二

患者夏某,男性,24岁,高中文化,工人,未婚。

主诉:3年来工作成绩下降,生活懒散,态度冷淡,寡言独处,加重半年,少语,多卧床,拒出门。

现病史:患者于4年前高中毕业后参加工作。能完成任务,与其他同事关系融洽。3年前,患者无明显诱因逐渐开始出现失眠,入睡困难,白天常诉头痛。患者请假外出看病,经多家医院治疗未见异常。之后对工作拖拉,工作效率逐渐下降,常出差错,经领导提醒,仍无改进。同时患者出现沉默,不愿意与同事接触,有时无故不上班,家人劝其看病也置之不理。1年前开始经常发呆,更少主动讲话,生活更加懒散,不刷牙洗脸,长久不理发、不洗澡,对家人漠不关心,其母曾摔伤在地,也无动于衷。近半年来,经常独自躺在床上,不再出门与朋友交往,日常生活不能自理,吃饭需督促,食欲下降,病后体重下降4kg,大便秘结,每周1次。为进一步治疗,由家人送入院。

既往史:病前体健。无肝炎、结核等传染病史,否认其他重大疾病史。

个人史:同胞3人,排行第2。母孕期体健,足月顺产,婴幼儿期发育正常。7岁上学,成绩较好,顺利高中毕业后参加工作。病前无特殊嗜好。病前性格:内向、少语,自幼胆小好哭,怕见生人,一向孤僻,少与朋友交往。

家族史:父母两系三代否认有精神异常或自杀者,无近亲婚配和其他遗传性疾病。体格检查、实验室检查无异常。

精神检查:在父母陪同下步入病房,衣着欠佳。定向力完整、被动接触尚可。日常生活不能自理,吃饭、洗漱和起床需督促。患者经常卧床或呆坐,生活懒散,对周围事物不关心,行为孤僻,不参加病房的文体活动。住院数天尚不知道主管医生是谁。对检查和治疗从未提出任何要求。对医生的咨询不作回答,或简单回答"很好""没什么"。父母来看患者,表情呆板,谈话语调平淡,对周围环境变化无任何反应。对于将来学习、生活和工作漠然置之。

请分析:

1. 通过对患者的评估,指出其有哪些症状与护理问题?
2. 根据护理问题制订出针对该患者的护理措施。

(邵山红)

第七章

心境障碍患者的护理

 学习目标

识记
描述心境障碍的概念及临床表现。
理解
知道整体护理程序,能对心境障碍患者的症状进行评估,指导护理临床实践工作。
运用
通过综合评估,说出患者的整体情况,重点描述患者的心理社会因素。

第一节 心境障碍的临床特点

一、概述

心境障碍(mood disorder)又称情感性精神障碍(affective disorder),是指由各种原因引起的、以显著而持久的心境或情感改变为主要特征的一组疾病。其临床特征是:以情感高涨或低落为主要的、基本的或原发的症状,常伴有相应的认知和行为改变;可有幻觉、妄想等精神障碍症状;多数患者有反复发作的倾向,每次发作多可缓解,部分患者可有残留症状或转为慢性。心境障碍还包括以心境高低波动、但幅度不高为特征的环性心境障碍和以持久心境低落的慢性抑郁为主要特征的恶劣心境两种持续性心境障碍。

二、病因及发病机制

心境障碍的病因及发病机制尚不明确,大量研究结果提示遗传因素、神经生化因素及心理社会因素与本病的发生关系密切。

(一)遗传因素

心境障碍与遗传因素有关,但遗传方式未得到证实,也没有足够的证据说明本病为一种遗传性疾病。

1. 家系研究　心境障碍患者的生物学亲属的患病风险明显增加，同病率为一般人群的10～30倍，血缘关系越近，患病概率也越高。在双相障碍研究中，这种趋势尤为明显。

2. 双生子与寄养子研究　研究发现，单卵双生子（MZ）的同病率远远高于双卵双生子（DZ）。寄养子研究也显示，患有心境障碍的亲生父母所生寄养子的患病率明显高于正常亲生父母所生寄养子的患病率。这些研究充分说明遗传因素在心境障碍发病中占重要地位，其影响远甚于环境因素。

（二）神经生化因素

1. 神经生化改变　研究表明，抑郁症患者5-羟色胺（5-HT）功能活动降低；双相障碍患者去甲肾上腺素（NE）系统功能紊乱，抑郁发作时尿中NE代谢产物明显降低，转为躁狂时NE代谢产物含量升高；抑郁症患者脑内多巴胺（DA）功能降低，躁狂症DA功能增高；双相障碍患者血浆和脑脊液中γ-氨基丁酸（GABA）水平下降等。研究还发现心境障碍患者下丘脑-垂体-肾上腺轴、下丘脑-垂体-甲状腺轴、下丘脑-垂体-生长素轴的功能异常。

2. 神经病理学与大脑结构的异常　CT、MRI、单光子发射计算机断层成像术（SPECT）等影像学检查发现多数患者脑室较正常对照组大，脑室扩大的发生率为12.5%～42%；重性抑郁症患者尾状核体积缩小，额叶萎缩；部分抑郁症患者大脑皮质，尤其是额叶皮质血流量减少。

（三）心理社会因素

应激性生活事件与心境障碍，尤其是与抑郁发作的关系较为密切。抑郁发作前92%有促发生活事件；女性抑郁发作患者在发病前1年所经历的生活事件频度是正常人的3倍；个体经历一些可能危及生命的生活事件6个月内，抑郁发作危险系数增加6倍。常见负性生活事件，如丧偶、离婚、婚姻不和谐、失业、严重躯体疾病、家庭成员患重病或突然病故，均可导致抑郁发作。另外经济状况差、社会阶层低下者易患本病。

三、临床表现

心境障碍典型表现为躁狂发作和抑郁发作，首次发病年龄多在16～30岁，可急性或亚急性起病，病程长短不一。抑郁症一般病程较长，躁狂症病程较短。

（一）躁狂发作

躁狂发作（manic episode）的典型临床表现是情感高涨、思维奔逸、活动增多的"三高"症状，可伴有夸大观念或妄想、冲动行为等。大多数急性或亚急性起病，至少持续一周，并有不同程度的社会功能损害，可给自己或他人造成危险或不良后果。

1. 情感高涨　情感高涨是躁狂发作的主要原发症状。典型表现为患者自我感觉良好，主观体验特别愉快，生活快乐、幸福；整日喜气洋洋，笑逐颜开。其高涨的情感有一定的感染力，言语诙谐幽默，常博得周围人的共鸣，引起阵阵欢笑。症状轻时可能不被视为异常，但了解他（她）的人可以看出这种异常性。有的患者尽管心境高涨，但情绪不稳，时而欢笑愉快，时而激动易怒，表现为易激惹、愤怒，或者敌意，动则暴跳如雷，怒不可遏，甚至出现破坏及攻击行为，但持续时间较短，易转怒为喜或赔礼道歉。

2. 思维奔逸　患者思维联想速度明显加快，言语增多，口若悬河，滔滔不绝，感觉说话的速度跟不上思维活动的速度，即使口干舌燥、声音嘶哑，也要讲个不停。说话内容肤浅，方向不确定，有时可出现音联、意联和随境转移。在心境高涨的基础上，患者常自我评价过高，过分夸大自己的能力、财富、权力、容貌等，严重者出现妄想，但内容多接近现实。

案例 7-1

某住院患者见到另一患者伤心落泪，走上前立即说道"你哭啊哭，哭出一陇湘妃竹，痛苦的背后是幸福，我劝你还是不要哭！"次日清晨，该患者起床跑步，见到天上一轮红日升起，驻足观看，忽见一只小猫从脚下经过，于是信口念出一首打油诗："太阳当空照，花儿对我笑。小猫咪咪咪，好像对我说早上好。本人起得早，天天练长跑，锻炼身体好，要把祖国建设好"。

一天，他看见一位医生手提一个竹篮，竹篮里面装着几株兰草，他上前拦住医生，医生试图绕过他走，他又迅速地挡在医生的面前，并念起了顺口溜"有一男，手提篮，脚踏南山去采兰。又一男，把路拦，你说为难不为难！"以上案例形象地说明患者的情感状态，也显示出患者的联想速度明显加快的情况。

3. 活动增多、意志行为增强　多为协调性精神运动性兴奋，即内心体验、行为方式与外界环境相协调。患者自觉精力旺盛，能力强、兴趣范围广，想多做事、做大事，想有所作为，因而活动明显增多，整日忙碌不停，但多虎头蛇尾、有始无终。患者喜交往，好热闹，爱管闲事，挥霍钱财，随意赠送礼物，注重打扮装饰，社交活动多，且好接近异性，有时举止轻浮。

4. 躯体症状　患者自我感觉良好，很少有躯体不适的主诉。常伴有睡眠需要减少，可整夜不睡或只睡 2~3 小时，终日奔波而不知疲倦。一般食欲增强，性欲亢进，且体力过度消耗，患者体重多有减轻。

5. 其他症状　注意力增强，但不能持久。症状较轻的患者社会功能不受影响，能保持一定自知力，称为轻躁狂。躁狂患者一般自知力不全，极为严重的躁狂发作，患者可有意识障碍、错觉、幻觉及思维不连贯、行为紊乱无目的，可有冲动、攻击行为，称为谵妄性躁狂。

（二）抑郁发作

抑郁发作（depressive episode）概括为情绪低落、思维迟缓、意志活动减退的"三低"症状，但这些典型的抑郁发作症状不一定出现在所有抑郁症患者中。目前认为，抑郁发作的表现可分为核心症状、心理症候群和躯体症候群。发作至少持续 2 周，并且有不同程度的社会功能损害，或给本人造成痛苦或不良后果。

1. 核心症状

（1）情绪低落：患者自觉情绪低沉、苦恼忧伤，情绪的基调是低沉、灰暗的。抑郁障碍患者常自觉兴趣索然、痛苦难熬、忧心忡忡、郁郁寡欢，有度日如年、生不如死之感，自称"高兴不起来""活着没意思"等，愁眉苦脸、唉声叹气。典型病例常有晨重夜轻节律改变的特点。

（2）兴趣缺乏：患者对以前各种喜爱的活动缺乏兴趣，如体育活动、娱乐活动等，严重者对任何事物均毫无兴趣，离群索居，不愿见人。

（3）乐趣丧失：患者无法从生活中体验到快乐，感到生活没有意义。有时可在百无聊赖的情况下参加一些活动，如看书、看电视、跑步等，但患者无法从这些活动中获得快乐，只是为了消磨时间，或希望从悲观失望中摆脱出来。

2. 心理症候群　抑郁发作包含许多心理学症状，如焦虑、注意力及记忆力下降，认知扭曲，自责自罪，妄想和幻觉，自杀观念和行为等。

焦虑和抑郁常伴发，部分患者的焦虑甚至可以完全掩盖抑郁，但仔细检查可发现明显的痛苦和抑郁情绪，如对各种事物都做出悲观的解释，将周围一切都看成灰色的，对自己既往的一些轻微过失或错误痛加责备，认为自己的一些作为让他人感到失望，认为自己患病给家庭及社会带来巨大的负担，严重者出现妄想，如罪恶妄想、无价值妄想、疾病妄想、灾难妄想或出现谴责性幻听等。大多数患者自知力完整，主动求治。

严重抑郁发作的患者自感极度忧伤、悲观、绝望，内心十分痛苦，度日如年，可产生强烈的自杀观念和行为。自杀行为是严重抑郁的标志，抑郁发作中至少有25%的人有自杀企图或自杀行为。有的患者会出现"扩大性自杀"，患者认为活着的亲人也非常痛苦，可在杀死亲人后再自杀，导致极其严重的后果。

3. 躯体症候群　主要包括食欲缺乏、睡眠障碍、体重减轻、性欲减退、头痛或全身疼痛、周身不适、便秘、心慌气短、尿频等。80%的患者有睡眠障碍，以入睡困难最为多见，以早醒最具特征性，一般比平时早醒2～3个小时，醒后不能再入睡。患者常因为这些躯体症状到综合医院反复就诊，接受多种检查和治疗。

案例7-2

某女，30岁，本次病程3个月，木讷，说话逐渐减少，活动也较前减少，不想出门，在家唉声叹气，有时独自流泪，家人问及时，患者偶尔低声回答，说脑子没有用了，想事情想不出来了，病治不好了，自己做错事，有罪，应该死。以前喜欢看的电视连续剧也不感兴趣了，称胃口差，每天只吃一顿饭，体重明显下降，睡眠减少，早晨3～4时即醒来。就诊时，由家人搀入病室，低头，愁眉不展，问多答少，声音低沉缓慢，或点头、摇头示意，谈到病情时，患者流泪说："我该死，我不应该拿国家的钱，我应该死……"入院诊断：抑郁发作。

（三）双相障碍

双相障碍（bipolar disorder，BPD）的临床特点是反复出现心境和活动水平明显紊乱的发作，有时表现为心境高涨、精力充沛和活动增加（躁狂和轻躁狂），有时表现为心境低落、精力减退和活动减少（抑郁）。发作间期通常以完全缓解为特征。

混合发作是双相障碍的亚型，指躁狂症状和抑郁症状在一次发作中同时出现，临床上较为少见。患者既有躁狂，又有抑郁的表现，如一个活动明显增多、说话滔滔不绝的患者，同时又严重的消极观念；或者有抑郁心境的患者可有言语和动作的增多，但这种混合状态一般持续时间较短，多数较快转为躁狂或抑郁相。

案例 7-3

陈某，男，38岁，某中学后勤主任。1个月前因经济问题受到撤职处分，表现为沉默不语、闷闷不乐、唉声叹气，说活着没意思，脑子变迟钝，连做家务也很困难，感到处境艰难，度日如年。晨起情绪特别坏，晚上稍好。不愿出门，不愿见人，不想讲话，不参加任何活动，整日无精打采，饭量锐减，但不知饥饿。入睡困难，早醒，对性生活无要求。家属及单位都认为是受处分"闹情绪"。2周前患者一改以往表现，变得无原因的喜悦和兴奋。整日眉飞色舞，谈笑风生，洋溢着欢乐之情。言语明显加快，口若悬河，滔滔不绝，常一个话题未完便转到另一个话题，自称"舌头和思想在赛跑"。患者天不亮就起床锻炼身体，洗冷水澡，开始极为忙碌的一天，时而访问一些多年不来往的朋友，时而帮助邻居干家务，时而指挥交通，时而走访报社或上级机关，提出一些不着边际的建议，并要求马上答应采纳。买许多华丽贵重的非必需品，作为摆饰或直接送人。患者自觉体力超人，才能出众，因而态度傲慢，盛气凌人，自称："主任算什么，校长我也不干，起码当局长……"。对女性有不礼貌言语，食欲亢进，睡眠要求少，精力充沛，有时情绪不稳，常因小事暴怒或毁物。在家管理困难，家属要求住院治疗。入院诊断：双相心境障碍，躁狂相。

（四）持续性心境障碍

有许多患者有慢性抑郁病史或抑郁与兴奋的病史，但他们的症状从未严重到符合抑郁症或双相心境障碍的程度。在这种情况下，如果他们的病程持续两年以上，则可以分别诊断为环性心境障碍和恶劣心境。

1. 环性心境障碍（cyclothymia） 是指情感高涨与低落反复交替出现，但程度较轻，且均不符合躁狂或抑郁发作时的诊断标准。轻度躁狂发作时表现十分愉快、活跃和积极，且在社会生活中会做出一些承诺；但转为抑郁时，不再乐观自信，而成为痛苦的"失败者"，事后可能回到情绪相对正常的时期，或者又转变为轻度的情绪高涨，其主要特征是持续性心境不稳定，这种心境的波动与生活应激无明显关系，与患者的人格特征有密切关系。

2. 恶劣心境（dysthymia） 指一种以持久的心境低落状态为主的轻度抑郁，从不出现躁狂。常伴有焦虑、躯体不适和睡眠障碍，患者有求治要求，但无明显的精神运动性抑制或精神障碍症状，生活不受严重影响。心境恶劣障碍病程迁延且容易复发。另外，几乎所有心境恶劣障碍患者最终都可能发展到共患抑郁障碍。因此，虽说心境恶劣障碍患者症状为轻到中度，但从纵向发展来看，情况却是严重的。

知识链接

心境状态量表（简式 POMS）

请根据下列单词表达您在上一周（包括今天）的感受。对每一个形容词只能在五种选择中选出一项最符合您的实际情况感受，并在相应的小方块内打"√"。

	几乎没有	有一点	适中	相当多	非常地
1 紧张的	□	□	□	□	□
2 生气的	□	□	□	□	□
3 无精打采的	□	□	□	□	□
4 不快活的	□	□	□	□	□
5 轻松愉快的	□	□	□	□	□
6 慌乱的	□	□	□	□	□
7 为难的	□	□	□	□	□
8 心烦意乱的	□	□	□	□	□
9 气坏的	□	□	□	□	□
10 劳累的	□	□	□	□	□
11 悲伤的	□	□	□	□	□
12 精神饱满的	□	□	□	□	□
13 集中不了注意力的	□	□	□	□	□
14 自信的	□	□	□	□	□
15 内心不安的	□	□	□	□	□
16 气恼的	□	□	□	□	□
17 精疲力尽的	□	□	□	□	□
18 沮丧的	□	□	□	□	□
19 主动积极的	□	□	□	□	□
20 慌张的	□	□	□	□	□
21 坐卧不宁的	□	□	□	□	□
22 烦恼的	□	□	□	□	□
23 倦怠的	□	□	□	□	□
24 忧郁的	□	□	□	□	□
25 兴致勃勃的	□	□	□	□	□
26 健忘的	□	□	□	□	□
27 有能力感的	□	□	□	□	□
28 易激动的	□	□	□	□	□
29 愤怒的	□	□	□	□	□
30 疲惫不堪的	□	□	□	□	□

知识链接

31 毫无价值的	☐	☐	☐	☐	☐
32 富有活动的	☐	☐	☐	☐	☐
33 有不确定感的	☐	☐	☐	☐	☐
34 满意的	☐	☐	☐	☐	☐
35 担忧的	☐	☐	☐	☐	☐
36 狂怒的	☐	☐	☐	☐	☐
37 抱怨的	☐	☐	☐	☐	☐
38 孤弱无助的	☐	☐	☐	☐	☐
39 劲头十足的	☐	☐	☐	☐	☐
40 自豪的	☐	☐	☐	☐	☐

评分方法

该量表的计分方法为："几乎没有"为0分，"有一点"为1分，"适中"为2分，"相当多"为3分，"非常地"为4分。7个分量的题项分别为：

紧张：第1、8、15、21、28、35题；

愤怒：第2、9、16、22、29、36、37题；

疲劳：第3、10、17、23、30题；

抑郁：第4、11、18、24、31、38题；

精力：第5、12、19、25、32、39题；

慌乱：第6、13、20、26、33题；

与自我有关的情绪：第7、14、27、34、40题；

分别累计各分量表的原始分数，通过查阅常模，计算每个分量表的T分数。

四、诊断要点

1. 抑郁发作　在ICD-10中，抑郁发作是指首次发作的抑郁障碍和复发的抑郁障碍，不包括双相障碍。患者通常具有心境低落、兴趣和愉快感丧失、精力不济或疲劳感等典型症状。其他常见症状有：①集中注意和注意的能力降低；②自我评价降低；③自罪观念和无价值感（即使在轻度发作中也有）；④认为前途暗淡悲观；⑤自伤或自杀的观念或行为；⑥睡眠障碍；⑦食欲下降。病程持续至少2周。根据抑郁发作的严重程度，将其分为轻度、中度和重度三种类型。

（1）轻度抑郁：是指具有至少2条典型症状，再加上至少2条其他症状，且患者的日常工作和社交活动有一定困难，患者的社会功能受到影响。

（2）中度抑郁：是指具有至少2条典型症状，再加上至少3条（最好4条）其他症状，且患者工作、社交或家务活动有相当困难。

（3）重度抑郁：是指3条典型症状都应存在，并加上至少4条其他症状，其中某些症状应达到严重的程度；症状极为严重或起病非常急骤时，依据不足 2 周的病程做出诊断也是合理的。除了在极有限的范围内外，几乎不可能继续进行社交、工作或家务活动。做出诊断前，应明确排除器质性精神障碍或精神活性物质和非成瘾物质所致的继发性抑郁障碍。

2. 躁狂发作　在 ICD-10 中，临床亚型为：

(1) 轻躁狂：心境高涨或易激惹。对于个体来讲已达到肯定异常程度，且至少持续 4 天，必须具备以下其中 3 条，且对个人日常的工作及生活有一定的影响：①活动增加或坐卧不宁；②语量增多；③注意集中困难或随境转移；④睡眠需要减少；⑤性功能增强；⑥轻度挥霍或行为轻率、不负责任；⑦社交活动增多或过分亲昵。

(2) 躁狂发作：心境明显高涨，易激惹，与个体所处环境不协调。至少具有以下其中 3 条（若仅为易激惹，需 4 条）：①活动增加，丧失社会约束力以致行为出格；②言语增多；③意念飘忽或思维奔逸（语速增快、言语促迫）的主观体验；④注意力不集中或随境转移；⑤自我评价过高或夸大；⑥睡眠需要减少；⑦鲁莽行为（如挥霍、不负责任或不计后果的行为等）；⑧性欲亢进。严重者可出现幻觉、妄想等精神病性症状。严重损害社会功能，或给别人造成危险或不良后果。病程至少已持续 1 周。排除器质性精神障碍或精神活性物质和非成瘾物质所致的类躁狂发作。

3. 双相障碍　在 ICD-10 中，临床上以目前发作类型确定双相障碍的亚型：①目前为轻躁狂；②目前为不伴有精神病性症状的躁狂发作；③目前为伴有精神病性症状的躁狂发作；④目前为轻度或中度抑郁；⑤目前为不伴有精神障碍症状的重度抑郁发作；⑥目前为伴精神障碍症状的重度抑郁发作；⑦目前为混合性发作；⑧目前为缓解状态。

4. 环性心境障碍　是指反复出现轻度心境高涨或低落，但不符合躁狂或抑郁发作诊断标准。心境不稳定至少 2 年，期间有轻度躁狂或轻度抑郁的周期，可伴有或不伴有心境正常间歇期，社会功能受损较轻。需排除：①心境变化并非躯体疾病或精神活性物质的直接后果，也非精神分裂症或其他精神障碍的附加症状；②排除躁狂或抑郁发作，一旦符合相应诊断标准即诊断为其他类型心境障碍。

5. 恶劣心境　是慢性的心境低落，无论从严重程度还是单次发作的持续时间，目前均不符合轻度或中度复发性抑郁标准，同时无躁狂症状。至少 2 年内抑郁心境持续存在或反复出现，其间的正常心境很少持续几周。社会功能受损较轻，自知力完整或较完整。排除：①心境变化并非躯体疾病（甲状腺功能亢进症），或精神活性物质导致的直接后果，也非精神分裂症及其他精神障碍的附加症状；②排除各种抑郁（包括慢性抑郁或环性心境障碍），一旦符合相应的其他类型心境障碍标准，则做出相应的其他类型诊断。

五、治疗与预后

(一) 治疗

1. 躁狂发作的治疗

(1) 药物治疗：①碳酸锂：是治疗躁狂发作的首选药，用药 1～2 周开始起效，有效率 80% 左右。对于同时伴有抑郁相关症状的发作，锂盐治疗效果欠佳。应定期检测血锂浓度，以防锂盐中毒。②抗惊厥药物：主要有卡马西平和丙戊酸钠，广泛用于治疗躁狂发作、双相心境障碍维持治疗及锂盐治疗无效的患者。此药也可与碳酸锂合并使用，剂量应当减少。③抗精神障碍药：为尽快有效控制兴奋冲动，在治疗开始时宜先合并使用抗精神障碍药如氟哌啶醇、氯丙嗪、氯氮平、奥氮平、利培酮等，且疗效较好。

药物维持治疗时间需 4～6 个月；若为两次以上发作，症状严重或有明确的家族史，则主张维持治疗至少 3～5 年，甚至终生服药。

（2）无抽搐电休克治疗（MECT）：对于急性重症躁狂发作或锂盐治疗无效的患者，MECT 治疗有肯定的效果。可单独应用或合并使用药物治疗，一般隔日 1 次，6～12 次为一疗程。患者需在严密监护措施下实施无抽搐电休克治疗，合并药物治疗的患者可减少药量。

2. 抑郁发作的治疗

（1）抗抑郁药物治疗：①选择性 5-羟色胺再摄取抑制剂（SSRIs）：是新一代抗抑郁药，已成为首选药物。目前较为常见的有氟西汀、帕罗西汀、舍曲林、氟伏沙明、西酞普兰。其疗效与三环类抗抑郁药相当，起效时间需要 2～3 周。由于 SSRIs 的半衰期较长，每日只需服药一次，不良反应较小，一般均能耐受。②三环类抗抑郁药（TCAs）如丙咪嗪、氯丙咪嗪、阿米替林、多塞平等，是临床常用的抗抑郁药，主要用于抑郁症的急性期和维持治疗，总有效率为 60%～70%，一般于服药 2 周左右起效。TCAs 有心血管毒性、过度镇静、抗胆碱能等不良反应，老年和体弱的患者用量要小，并应密切观察药物不良反应，有心血管疾病的患者不宜使用。③四环类抗抑郁药：如马普替林，抗抑郁作用与三环类抗抑郁药相当，其抗胆碱能和心血管的药物不良反应较轻。④其他新型抗抑郁药：如米氮平、文拉法辛、曲唑酮、安非他酮、替奈普丁均有较好的抗抑郁作用，但其抗胆碱能及心血管药物不良反应轻微，耐受性较好，安全性高，尤其适用于老年和伴躯体疾病患者。

（2）无抽搐电休克治疗（MECT）：对严重抑郁、木僵拒食、抗抑郁药物治疗无效的患者，疗效可达 90%，而且起效较快，尤其适用于有强烈自杀观念和企图的患者。无抽搐电休克治疗后仍需要药物维持治疗。

（3）心理治疗：认知疗法、家庭治疗和婚姻治疗等一系列的治疗技术，能帮助患者识别和改变认知歪曲，矫正患者适应不良行为，改善患者人际交往能力和心理适应功能，提高患者家庭和婚姻生活的满意度，从而减轻或缓解患者的抑郁症状。

（二）预后

心境障碍的预后较好，一般不会导致明显的、持久的、能力减低的残余状态，但仍有较轻的精神活动改变。如果病情反复发作、发展为慢性、病前有适应不良人格、未经治疗或治疗不充分等，预后往往较差。

1. 躁狂发作　躁狂发作大多急性或亚急性起病，一般认为持续数周至 6 个月，平均为 3 个月左右。反复发作的躁狂症，每次发作时间几乎相仿，多次发作后可成慢性。少数患者可残留轻度情感症状，社会功能不能恢复至病前水平。

2. 抑郁发作　抑郁发作每次持续时间比躁狂症长，平均病程 6～8 个月。发作次数越多，且伴有精神障碍症状，病程持续时间就越长，缓解期也相应缩短，完全恢复的可能性就越小。对抑郁患者的随访研究表明，有 50% 的患者仅发作一次，30% 的患者转为慢性抑郁，20% 的患者反复发作，有过 2 次抑郁发作的患者，今后再次发作的可能性为 70%，有 3 次抑郁发作患者，几乎 100% 会复发。

3. 双相心境障碍　双相心境障碍的病程较短但发作较频繁，超过 50% 的患者发作次数为 4 次或更多。双相心境障碍的终生患病率低于抑郁症，约为 1%。

第二节 心境障碍患者的护理

严重抑郁或躁狂的患者通常需要住院治疗。自杀、自伤的危险，无能力满足个人卫生、饮食的需要，以及严重的抑郁或躁狂症状，缺乏个人支持系统等都需要到医院得到医生的指导和治疗。严重的抑郁症患者因认知功能受到影响感到无望，无价值，对生活失去信心，往往会做出一些意外的行为。而躁狂患者因为妄想症状影响其认知和判断力，认为住院是荒谬的。所以护理人员必须了解心境障碍患者的特征，理解患者在急性症状中无法处理个人日常生活，有时会出现无法控制自己的行为，从而出现滋事扰乱，操纵环境等行为。患者也会因自尊、罪恶感或自责感导致自我伤害。如何协助患者满足其基本要求将是护理工作的重点。

【护理评估】

在收集资料的过程中应详细询问患者及家属，有时患者反映的问题不一定是真实的，特别是严重抑郁的患者，所以家属提供的情况尤为重要。护士应从认知、行为、社会、身体等多方面仔细评估患者的情况。心境障碍患者的护理评估应包括以下几个方面：

（一）生理评估

1. 躯体评估　生命体征、体重、意识状态、全身营养状况及皮肤状况、睡眠、饮食、排泄情况等。

（1）生命体征：体温、脉搏、呼吸、血压及意识状态。

（2）观察皮肤：观察患者是否有外伤或瘢痕，尤其是腕部，如有瘢痕应追踪瘢痕原因。

（3）排泄功能：评估患者的排便习惯，有无便秘、大小便失禁等。

（4）饮食情况：观察患者进食情况，是否绝食或有意识地增加进食的情况。

2. 既往健康状况评估　家族史、既往史、药物过敏史等。

3. 实验室检查及其他辅助检查　血常规、血生化、心电图、脑电图、脑部影像学等检查结果。

（二）心理评估

1. 认知活动

（1）感知觉：有无错觉、幻觉、感知综合障碍。

（2）思维

1）思维形式障碍：注意语速、语量、流畅性和连贯性，应答是否切题，准确。

2）思维内容障碍：有无妄想，妄想出现的时间、频率、性质，对社会功能影响的程度。

3）思维逻辑障碍：是否有命令性幻听等。

（3）评估患者的自知力，注意力，记忆力以及对疾病的看法。

2. 情感活动　评估患者的情绪状态，观察有无情绪低落或高涨，是否有针对自己或他人的攻击行为。

3. 意志行为　观察患者是否有生活懒散，兴奋冲动，食欲、性欲亢进或拒食的行为，以及这些行为出现的时间、强度，对社会造成的影响等。

（三）社会文化评估

1. 评估患者的社交，沟通能力，与家庭成员的关系如何，家庭、社会对患者的支持情况及患者的感受。

2. 评估患者近期是否有重大事件发生，如离婚、考试、丧偶、生活或工作中与人发生摩擦等。了解患者采取什么方式应付这些压力。有无酒精或药物滥用史。

(四) 精神状况评估

评估患者的人生观、信仰、人际关系和自我实现。对患者的精神症状进行全面评估时，除要进行详细的精神状况检查，还可以借助有关量表作为辅助检查工具。护理评估中，发现患者存在自杀危险，要进行自杀危险的评估，判断患者自杀危险程度（表7-1）。

表 7-1 患者自杀危险程度表

行为或症状	自杀危险		
	低	中	高
焦虑	轻	中	重或惊恐发作
抑郁	轻	中	重
孤立、退缩	有点孤立，没有退缩	有时感无助、无望和退缩	无助、无望和自我贬低
日常生活功能	大部分都正常	某些活动好	大部分都不好
资源，应对办法	有些	有一点	很少或没有
可以用的策略	一般是积极的	一些积极的	主要是消极的
重要的亲人	有一些事可以利用的	少或只有一个	只有一个或没有
过去有精神治疗	积极的态度去接近	有，对结果一般满意	负性地看待所受的帮助
生活方式	稳定	基本稳定或不够稳定	不稳定
酒精，药物使用	没有或不过量	经常过量	长期滥用
自杀企图	没有	有一点轻度致命的想法	有许多高致命的想法
模糊，无序	没有	有一点	明显
敌意	一点或没有	一点	明显
自杀计划	模糊，短暂的想法，无具体的想法	经常的念头，偶有计划	经常或长久的想法，并有具体的计划

> **知识链接**
>
> **自杀危险人群筛查工具**
>
> 一、焦虑抑郁和人格评定量表工具评估
>
> 对普通人群自杀意念筛查，有的调查采用三式问卷法：艾森克人格问卷（EPQ）、气质和心身健康自我评定表，即把性格、气质和心理健康的危险因素量化，对自杀人群的危险性进行评估；有的单用 SCL-90 的第15项发现自杀意念，有的单用 EPQ 把非常内向的和情绪不稳定的有高度抑郁倾向者确定为有自杀倾向；也有的采用他评量表（SDS），还有的采用他评如 HAMA 和 HAMD 焦虑和抑郁量表评定。HAMD 本身就有自杀评定的项目。量表目前是筛查的常用工具。

知识链接

二、对自杀态度量化评估

自杀态度在某种意义上决定着自杀倾向，自杀倾向直接影响自杀行为，所以对自杀的态度越消极，即持否定、反对、排斥和歧视的态度，自杀倾向性就越低；反之，对自杀持有的态度越积极，即持肯定、认同、理解和宽容的态度，在个人成长中，其自杀倾向就越高，因此，自杀态度也是评估自杀危险因素之一。问卷式评估有自杀观念问卷（SOQ），国内肖水源编制的《自杀态度问卷》，共有29个项目，测定对自杀行为性质、自杀者、自杀家属和对安乐死的态度，量表的重测信度，项目的一致性和表面效度，内容效度和结构效度较好。

三、对自杀意念和企图的评估量表

目前，国外常用Beck自杀意念量表（SIS）和自杀企图量表（SSI），主要是对1次或若干次自杀行为之后的个体再次自杀的危险性进行评估。国内筛查自杀意念的有自杀意念自评量表（SIOSS），包括绝望、乐观、睡眠、掩饰四个因素，均具有较好的效度及信度，能快速筛查自杀意念。

四、质化访谈和观察法评估

用结构式或半结构式临床会谈对危险因素进行评估。Gutierrez等研制的自我伤害行为问卷（SHBQ）综合了开放性临床会谈所要收集的资料和自我报告式问卷的效度，对青少年的自杀意念，执行自杀的危险性，自杀的想法和自杀的特异性行为进行访谈性评估，研究发现该量表对其过去的自杀行为评估较好。

【常用护理诊断】

下列是可能使用的与心境障碍患者有关的护理诊断。

1. 抑郁症患者可能的护理诊断　根据NANDA护理诊断标准，适用于抑郁症患者的诊断大致如下：

(1) 有自杀（自伤）的危险　与自责、自罪、悲观绝望等情绪有关。

(2) 睡眠型态改变　早醒、入睡困难　与情绪低落、沮丧等因素有关。

(3) 便秘　与日常活动减少，胃肠蠕动减慢有关。

(4) 营养状态的改变：低于身体需要　与情感障碍缺乏食欲有关。

(5) 社交隔离　与精神下降和低自尊有关。

(6) 思维过程改变　与心理冲突，判断力障碍有关。

(7) 自理能力的缺陷（沐浴及卫生，穿着及修饰、进食、如厕）　与抑郁、认知障碍有关。

(8) 个人应对无效　与不切实际的感受，不适当的应对方法有关。

(9) 健康维持改变　与抑郁精神活动迟滞有关。

(10) 活动无耐力　与精神运动抑制有关。

(11) 无能为力　与精神活动迟滞有关。

(12) 绝望　与思维障碍，低自尊有关。

2. 躁狂患者可能的护理诊断

(1) 暴力危险（针对自己或他人）　与精神运动兴奋有关。

(2) 应用改变：低于身体需要　与休息过少和不能集中注意力有关。

(3) 有受伤的危险　与营养不足，睡眠不足，活动过多有关。
(4) 社交障碍　与思维过程改变有关。
(5) 思维过程改变　与不切实际的感受，不适当的应对方法有关。
(6) 自理缺失　与严重的兴奋状态有关。
(7) 睡眠型态改变　与严重的精神活动兴奋有关。
(8) 个人应对无效　与不切实际的感受，不适当的应对方法有关。
(9) 健康维持的改变　与不能仔细考虑、判断有关。

【护理目标】

1. 抑郁症的护理目标　建立合适的护理目标是非常重要的，针对抑郁症和有自杀观念的患者，安全保存生命是第一目的。在护理目标的建立过程中应尽量让患者共同参与，共同建立的目标更能使患者合作和增加自尊。
(1) 维持营养、水分、排泄、休息和睡眠等方面的生理功能。
(2) 患者在出现自杀念头时能主动向医务人员或亲人表达。
(3) 患者内心的愤怒和抑郁能以正向积极的方式宣泄。
(4) 患者能主动参与病房集体活动，积极与家人和社会接触，融入社会。
(5) 患者出院前能对自己有正确的评价，并能积极展望未来。

2. 躁狂症的护理目标　有许多护理目标适合躁狂患者，其中优先的是保护患者避免身体衰竭，维持健康，避免患者或他人受伤，教育患者学会认识自己的症状。长期的目标包括增加患者控制内心冲动的能力，提高应对能力和促进与他人的良好关系。
(1) 通过护理建立良好的护患关系，患者能主动配合治疗和护理。
(2) 在护理人员的帮助下，患者能控制自己的情感，不发生伤害他人或自伤的行为。学会控制和疏泄自己高亢的心情。
(3) 生活起居有规律，饮水充足，排泄正常，睡眠得到改善。
(4) 患者的生理、心理、社会需求皆得到满足。

【护理措施】

根据患者相关的护理诊断以及护理目标来制订护理计划。护理计划应有很强的针对性，下面分别介绍抑郁症和躁狂症患者的护理措施。

(一) 抑郁症患者的护理

抑郁症患者表现为绝望、愁眉不展、自责、自罪、悲伤，对所有活动都不感兴趣，日常生活需要很多帮助。他们的思维、感觉、动作等各方面都显得迟缓，照顾这样的患者，需要有耐心、爱心，时时给予肯定，鼓励并陪伴患者共度难关。

1. 生理方面的护理

(1) 建立良好的治疗性环境：低自尊、无用、无价值感是抑郁症患者的主要特征，患者可能出现自杀、自伤行为。因此，护理人员必须为患者创造一个安全的治疗环境。病房的色调应以暖色为主，光线宜明亮、温和，室温适宜，勿太吵闹。如此可以避免环境对患者造成额外的刺激，减轻患者心理的压迫。并且，病房内禁止出现危险物品，如水果刀、绳子、打火机、热水瓶等，以避免成为自杀的工具。

(2) 督促、协助患者摄取食物，保证营养的供给：轻度抑郁的患者可能会以进食作为调适手段，缓解压力，往往导致体重增加，形成另外一种压力源；严重抑郁的患者则通常有拒绝进食的情况。护理人员应先了解患者拒食的原因，针对原因进行处理。如鼓励患者以清淡饮食为主，必要时安置胃管或补液以保证患者营养。护士应为患者选择易消化、高热量、高蛋白质、高维生素的食物，可采用少量多餐方式给予。

（3）监督药物治疗和无抽搐电休克治疗：护理人员必须监督患者服药并观察药物的疗效和副作用，若采用无抽搐电休克治疗，需做好治疗前的准备和治疗后的观察。

（4）排泄的护理：患者因活动减少或药物的副作用造成或加重便秘和尿潴留等问题，护理人员要尽量鼓励患者进食蔬菜、水果，多饮水，带领患者适当运动，培养每天排便的习惯；如患者有三天以上未解大便，应遵医嘱给予缓泻剂通便，必要时给予灌肠。若超过8小时未排尿或膀胱充盈者应给予小腹热敷，或温水冲洗会阴等方式协助排尿，必要时给予导尿。

（5）保证睡眠：情感障碍的患者经常发生睡眠障碍。护士应要求患者白天尽量不卧床，可用坚定、温和的话语鼓励患者下床活动，从而使患者晚上能得到充足的休息；对入睡困难或夜间易惊醒的患者，应按医嘱适当给予帮助睡眠的药物，以减轻焦虑情绪；另外，可教会患者采用一些放松技术，如睡前洗热水澡，睡前排尿，听轻松的音乐，肌肉放松运动等促进患者放松；减少或限制喝含有乙醇的饮料，以及咖啡、浓茶等有中枢兴奋作用的饮料，可在睡前喝牛奶或睡前进食少许点心。

（6）协助完成个人卫生：由于患者精神活动抑制、疲乏、缺乏兴趣和低自尊而忽略个人卫生。当患者不能满足个人卫生需要时，护士须耐心地引导和协助患者沐浴更衣。女性患者月经期应做好经期的护理；男性患者则应注意理发、剃须等。当患者有进步时应给予肯定和表扬。另外，在协助患者照顾个人卫生时，护士要恰到好处，尽可能鼓励患者独立完成，避免助长患者的依赖性和强化患者的无能力感。

（7）鼓励患者参与体育锻炼：体育活动可释放能量，产生健康和有控制力的感受及成就感。鼓励和组织患者参与体育活动，如散步、慢跑、体操等运动，但在安排活动时宜从简单、易完成、体力消耗少的活动开始，并让患者选择自己感兴趣的、能增加信心的活动。

2. 心理方面的护理

（1）建立良好的护患关系：护理人员对待患者应以和善、真诚、支持、理解的态度，耐心地协助患者，使患者体会自己是被接纳的。在建立护患关注的初期，护理人员可采用非语言的沟通方式，如面带微笑、轻拍肩膀等。当患者说话时应努力做到倾听，不要催促其回答或打断患者的谈话。有时也可采用沉默的方式陪伴患者，让患者有安全感，以帮助建立良好的护患关系。

（2）护士应重视患者的感受：鼓励患者谈论自己的想法和感受，使之感受到自己是被尊重的，并让其学会自我表达，提升自我价值感。护士的热情、耐心和循序渐进将成功地帮助患者积极地表达自己的感受。相反，如护士不在意或轻视患者的谈话，则会阻碍患者表达其感受。

（3）帮助患者提高自尊：抑郁症患者经常感到无用、自卑，其这种感受常由于负性的认知、负性的自我评价、失败的经验、缺乏正性的反馈和被拒绝造成。患者表现为难于接受正性的反馈，孤立，对自己或他人过多的指责，害怕失败，为自己设立不恰当的目标。护理人员必须明白提高患者的自尊是一个漫长的过程，而多种护理干预都有可能协助患者提高自尊，如护士的信守承诺，保守秘密和尊重患者的隐私等对提高患者自尊有很大的帮助。

（4）协助患者建立正性的认知：认知重建的目的是增加患者的自尊和自信，改变对自己负性的评价，控制自己的行为和目标，修正过去负性的自我感受。当患者用消极的观点谈论问题时，护士应接受这种想法，并帮助患者探索产生这种想法的原因，一旦患者明白其原因，就会开始学习如何形成一个现实的想法。

（5）协助患者做出决定：抑郁症患者因精神活动障碍，使得做决定有很大困难。在初始阶段，可以暂时替患者做出决定，减轻其负担。以后，应逐渐让患者学会独立做决定和担负责任。

3. 社会方面的护理

（1）鼓励患者参与集体活动：护士应鼓励和陪伴患者参与团体活动。初期可提供简单、易完成的活动，以获取正向的经验。也可先安排患者参观团体活动，然后引起注意，讨论，再逐步带入，最终使患者主动参与并从中获得成就感和满足感以及病友间的关怀和友谊。

（2）鼓励家属共同参与：通过家属的参与，增进家属对疾病的认识和对治疗的了解，引导家属共同面对患者的问题，调整家庭的适应能力，并协助患者安排出院后的生活。家属参与的越积极，对患者预后的适应越有利。

（3）自杀的预防措施：患者在极度抑郁的时候，常有自杀意念。抑郁症患者在最严重时，可能没有精力去执行自杀行为，而最有可能付诸行动的是在恢复期，即患者的抑郁开始减轻时，因为精神运动迟滞恢复较思想恢复快，当患者的精神运动迟滞得到缓解后，就可能把自杀意念变成行为。所以，在恢复期时，护士更应注意患者的安全。抑郁症患者自杀的预防，关键在于及时准确地评估患者的自杀危险，采取及时恰当的护理措施，防止自杀行为的发生。多数患者在自杀前常会流露出一些先兆：如将自己的贵重财物送人，告诉家属自己的银行密码，在网上寻找一些死亡的方法等。因此，针对有自杀意念和想法的患者应严密观察，10～15分钟观察1次，必要时24小时专人守护。同时鼓励患者参与集体活动，而不只是限制患者环境，这样才能让患者感到被关心、被尊重。

（二）躁狂症患者的护理

1. 生理方面的护理

（1）提供安全的环境：躁狂状态的患者由于精神活动异常高涨、激越，常自控能力降低，易发生伤人、毁物等冲动行为，因此，为患者提供一个安全的环境十分重要。应尽量减少环境的刺激，如避免强光，墙壁、窗帘应淡雅，避免鲜艳的色彩、噪声等不良环境因素的干扰。室内家具宜少而实用，避免患者用其作为攻击武器。若患者出现难以控制的暴力行为时，护理人员应保持沉着、镇静，切忌忙乱慌神或束手无策，应设法分散患者的注意力，疏散周围其他患者，争取其他医务人员的支援配合，掌握最佳时机，有组织地阻止患者的冲动行为。既要保证患者的安全，又要注意自我保护。

（2）保证药物治疗顺利进行：对于一些病情反复发作的患者来讲，必须维持相当长时间的持续用药。护理人员需要帮助患者明确维持用药对于巩固疗效、减少复发的意义，并了解患者无法坚持服药的原因及困难，以便有针对性地帮助他们解决和克服。对治疗不合作的患者，护士需要督促和保证药物治疗的顺利完成，并观察药物疗效及不良反应，特别是应用锂盐治疗的患者要更加关注，注意血锂浓度的监测。锂盐的治疗量和中毒量十分接近，所以护士必须了解锂盐的作用及不良反应，并认识锂盐中毒的症状和处理方法。

（3）保证足够的营养和水分：患者精神活动增加，体力消耗大，经常用餐不专心或无暇用餐等，容易造成营养和水分的不足。因此，护士应为患者选择高热量、高营养、易消化的食物，食物可多样化，采用少量多餐的形式督促患者进食，并鼓励患者多饮水。对不能安静进食的患者最好在清静的环境中单独进餐，必要时为患者增添零食，并有护理人员在场督促进食。

(4) 保证休息和睡眠：安排好患者的活动，使患者能得到适当的休息。因此，护士须为患者提供安静的环境，可采取入睡前喝热牛奶、热水沐浴，或适当给予药物等方法帮助患者入睡。

(5) 协助完成个人卫生：躁狂患者因受症状的影响，对自己的行为缺乏判断，可能会出现一些不恰当的言行，如乱穿衣服，喜好接近异性等。护理人员应鼓励患者适宜打扮，对其不恰当的言行给予适当的引导和限制，并提醒患者保持个人仪表的整洁。

(6) 安排患者活动：患者容易转移注意力，对活动容易分心，无法持久。护士要引导或协助患者将过盛的精力，采取可接受的方式发泄出来，以减轻对患者自己、家人或他人安全的威胁。安排活动的原则：①避免过度精细工作，应给予愉快且竞争少的活动；②鼓励参加文艺活动，如写字、画画等，并对其作品和进步给予表扬；③选择限制少，短时间能完成且患者能自控的活动。

2. 心理方面的护理

(1) 建立良好的护患关系：尊重、关心患者是建立良好关系的基础。在建立关系的过程中，患者可能经常挑剔、要求多，或是爱说一些粗俗、挑拨的语言，护理人员面对这样的患者，应以平静、温和、稳重的态度来接纳他们，使患者增加安全感。

(2) 过度不当行为的处理：患者由于症状的支配可能出现一些越轨的行为，如大声命令、威胁，甚至出现破坏公共财物的行为。护理人员须了解其原因，尽量淡化，不要指责患者，避免使用刺激性的语言；在患者表现幽默、夸大的言谈时，护理人员最好以中立的态度对应，转移其话题。

(3) 对于慷慨的处理：患者由于夸大，认为自己很有本事或很富有而做出一些不实际的行为，如随意购物造成财物上的浪费。因此，患者在住院期间，护理人员在必要时帮助患者管理财物，与患者共同讨论制订相应的计划，以免患者随意馈赠。

(4) 要求行为的处理：当患者有要求行为的时候，常因过多不合理的要求，造成护理人员的困扰，此时可根据情况而有不同的对策。①给予适当的限制：当患者要求过分且无理时，以忠诚的态度给予适当的限制或拒绝；②给予满足或部分满足：患者若提出的要求是合理的，则应给予满足，如要求过多，双方共同协商，只有部分满足；③隔离和保护：当患者过分无理，并有威胁、冲动行为时，在无其他可替代措施的情况下，征得监护人同意，给予适当的隔离和保护，以免伤害自己或他人。

3. 社会方面的护理

(1) 避免患者出现不恰当的性冲动行为：躁狂患者很渴望与异性接近，喜欢使用挑逗性的语言和行为。此时，护理人员应转移患者的注意力，教导患者学会尊重别人，鼓励与异性相处时以尊重的口语和态度来表达自己。

(2) 防止患者挑拨滋事：躁狂患者有时候以挑剔、冷嘲热讽的态度待人，甚至会挑拨是非，造成误会。因此，护理人员遇上此种情况，必须冷静，不能只听患者的片面之词，须用一致的态度接受患者的问题，谨慎地处理。

(3) 预防和及时处理患者的攻击行为：护理人员首先要接受其行为乃疾病导致，尽可能协助患者安静下来，转移其注意力或以平静的口吻规劝患者，鼓励患者用言语表达其焦虑、愤怒或恐惧的感受；若患者仍无法抑制其冲动，在无其他替代措施的情况下，征得监护人同意，可遵医嘱给予适当的保护。待患者平静后，鼓励其说出攻击的原因，指导患者学习自我控制和表现社会可接受的行为。

(4) 鼓励家属的参与：躁狂患者若停药有复发的危险，其发作频率与其预后有密切的关系。因此，家属若能协助患者配合治疗，对病情的恢复有极大的帮助。护理人员可定期举办医学讲座，增进家属对疾病的认识和了解，并激发家属负起督促患者的责任，加强对患者的支持。

【护理评价】

护理评价虽然是护理程序的最后一个步骤，但并非要到最后才做，而是始终贯穿于整个护理过程。对心境障碍患者的评价应从以下几个方面进行。

1. 症状消失情况　患者的异常情绪反应是否按预期目标得到改善，有无超出限定范围和时限的异常表现；护理措施实施过程中，患者是否发生过异常情绪状态下的冲动、伤人、毁物、自杀等意外行为。

2. 患者自知力状况如何，能否正确认识、了解疾病，掌握疾病的知识及处理疾病的方法，以及如何正确面对今后的生活和工作。

3. 一般情况　患者的基本生理需要是否得到满足，睡眠是否充分，营养状态良好，生活能自理，有规律。

4. 患者在护理措施的干预下，人际交往、沟通能力是否得到良好地改善，对新的应对技巧接受能力如何。

5. 家属是否对疾病的简单知识及如何对待疾病有所了解，掌握一定的照顾患者的方法。

【健康指导】

心境障碍的患者在疾病转归后，非常渴望获得疾病的相关知识，患者家属也希望了解照顾患者的知识。因此，护理人员应耐心细致地做好患者和家属的宣教工作。

1. 精神障碍是一种慢性疾病，患者一般需要坚持较长时间的药物治疗来巩固疗效，不可擅自停药，因为停药往往会导致症状复发，而服药时间由经治医生决定。当然，常年服药是一个既漫长，又痛苦的过程，对患者我们应大力支持和鼓励。

2. 药物不良反应的观察　当患者出现以下情况时，如流涎、肌肉强直、静坐不能，应按医生的要求采用盐酸苯海索等药物对抗；一旦出现头昏、黑朦等症状，应立即躺下，取平卧位可使症状缓解，如药物不良反应较重的患者应及时送当地医院治疗。

3. 药物的保管　服用过量的抗精神障碍药物会引起毒性反应，甚至出现生命危险。因此，家属应保管好药物并按时发放，以免患者一次性吞服或被小儿误食。每次服药后，应检查患者的口腔、手指等，看药物是否全部被吞下，防止药物被患者积蓄、顿服而造成意外事故的发生。

4. 定期来医院复诊（一般每月1次，或者2月1次，若不便来医院复诊可电话联系经治医生），复诊时要携带病历资料，如门诊病历、服药单据、既往化验单等。

复查时可能要空腹做化验、检查，如血常规、心电图、肝功能等。务必要与主治医生保持联系！

5. 患者出院后忌酒，限烟；少食辛辣食物；适当进行递进式体育锻炼；保持心情相对舒畅，情绪稳定。逐渐回归到以前的生活及工作状态（患者进入工作状态的原则：先易后难、先简后繁、先体力后脑力）。

6. 恢复期患者多参加社会公益活动，如读书、画画、看报、听音乐、打球、做操等。

7. 家属朋友们要创造一个相对宽松的"心理环境"，即对患者多鼓励、少批评；多劝说、少牢骚。

8. 家属应警惕以下四种情况，出现下列情况提示患者病情可能复发：
（1）患者莫名其妙地拒绝服药。
（2）患者莫名其妙地向家人、外人发脾气。
（3）出现失眠，胡言乱语。
（4）出现生活懒散、不讲卫生。
9. 锻炼、培养患者健康的身心和积极乐观的态度，生活要有规律，积极参与有益的社交活动，避免精神刺激，保持稳定的心境。

小结

1. 心境障碍又称情感性精神障碍，是指由各种原因引起的、以显著而持久的心境或情感改变为主要特征的一组疾病。
2. 心境障碍典型表现为躁狂发作和抑郁发作：躁狂发作的典型临床表现是情感高涨、思维奔逸、活动增多的"三高"症状，可伴有夸大观念或妄想、冲动行为等；抑郁发作概括为情绪低落、思维迟缓、意志活动减退的"三低"症状，但这些典型的抑郁发作症状不一定出现在所有抑郁症患者中。
3. 对于急性重症躁狂发作或锂盐治疗无效的躁狂患者，以及严重抑郁、木僵拒食、抗抑郁药物治疗无效的患者，MECT治疗有肯定的效果，MECT治疗后仍需要药物维持治疗。
4. 对于心境障碍患者的评估不仅在于生理方面的，更应注重心理及社会文化方面。
5. 抑郁症患者的护理要点　病房环境暖色为主，光线宜明亮、温和，室温适宜，色彩相对鲜艳，减轻患者心理的压迫，避免吵闹，并做好基础护理，心理护理及社会方面的护理。特别是要做好有自杀观念及行为患者的预防措施。
6. 躁狂症患者的护理　为患者提供一个安全的环境十分重要。应尽量减少环境的刺激，避免鲜艳的色彩，噪声等不良环境因素的干扰。并做好各种基础护理、心理护理及社会方面的护理。特别是要做好有暴力倾向患者的防范及处理。
7. 熟知心境障碍的康复指导，让患者早日回归社会。

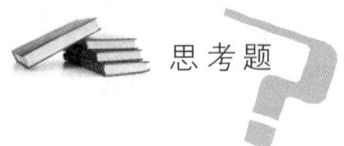 思考题

患者，张某，男，39岁，因"反复情绪低落，兴趣下降与情感高涨，兴奋话多，易激惹交替出现5年，情感高涨，易激惹加重1个月伴有冲动伤人毁物1次"入院。5年前，患者无明显诱因出现心情不好，对日常生活及工作丧失兴趣，感到沮丧，不愿见人，觉得自己是个没用的"废人"，感到对不起家人，饮食减少，体重下降，整日卧床，自觉很痛苦，称生不如死，想自杀，自觉反应迟钝，夜间休息差，曾在门诊治疗，具体用药不祥，坚持服药

2个月后，患者出现易激惹，冲动，坐立不安，自我感觉良好，夜间睡眠差，伏案奋笔疾书，称要写"自传"。上述症状交替持续约3个月，就诊于当地精神病院，诊断为"双相情感障碍"。具体治疗不详，住院1个月后好转出院。此后上述症状频繁反复。1个月前，患者病情反复，脾气大，稍不如意就骂人，动手打人，曾拿菜刀要砍儿子，被及时制止，数日不睡，称要做一笔"大买卖"，四处打电话，1个月内仅电话费就消费数千元，性欲增加，行为轻浮，今日在街上与行人发生争执并殴打他人，家人难以管理而送入院。

入院精神检查：家人的哄骗下入院，衣着与年龄不符，表情愉快，说话声音高昂，语速快，称自己很聪明，脑子很灵活，四处走动，对答基本切题。

入院诊断：心境障碍（躁狂发作）

请分析：

1. 怎样去评估患者的自杀危险？
2. 对该躁狂患者应提出哪些适当的护理诊断？

（罗晓清）

第八章

器质性精神障碍患者的护理

识记
1．描述阿尔茨海默症的主要临床表现。
2．熟记器质性精神障碍的主要临床特点。
理解
1．归纳器质性精神障碍的护理措施。
2．说出器质性精神障碍健康教育的内容。
运用
在对器质性精神障碍患者进行全面评估的基础上，完成对患者的整体护理。

脑器质性精神障碍（organic mental disorder）是指由于脑部疾病或躯体疾病引起的心理或行为功能障碍，可导致认知功能障碍。前者称为脑器质性精神障碍，是指在脑部已发现明显的病理形态和病理生理改变，包括脑变性疾病、脑血管病、颅内感染、脑外伤、颅内肿瘤、癫痫等所致精神障碍。躯体疾病所致精神障碍是指由中枢神经系统以外的各种躯体疾病造成中枢神经系统功能紊乱所致的精神障碍的总称。脑器质性精神障碍和躯体疾病所致精神障碍往往不能截然分开。在临床实践中，通常将精神障碍分为"器质性"和"功能性"两类。但是功能性和器质性的区分只是相对的、有条件的、暂时的。随着科技的发展，人们已经在许多功能性精神障碍，如精神分裂症和心境障碍等的研究中，发现了一些确定的神经系统的病理改变。

第一节 脑器质性精神障碍

一、概述

（一）概念

脑器质性精神障碍是指一组包括各种病因如脑部感染、肿瘤、血管性疾病、中毒、外伤、脑变性病等因素直接损害脑组织所致的精神障碍。其脑部存在确定的病理生理和结构形态方面的变化，这些变化与患者的精神异常有明确的因果关系。

（二）常见的临床综合征

脑器质性精神障碍的临床特征与原发病之间没有特异性的关系。患者精神障碍的表现更多取决于患者病前的人格、对疾病的反应与应对能力、家属的反应、社会支持系统及周围的环境等。临床上根据起病的急缓和病程的长短，大致分为谵妄和痴呆，此外还有遗忘综合征、器质性幻觉症、器质性妄想障碍、器质性心境障碍等。

1. 谵妄（delirium） 是无特异性病因的急性认知损害综合征，核心症状是在意识清晰度下降的基础上出现的意识障碍，可伴有感知觉障碍和兴奋躁动，具体可表现为注意、知觉、思维、记忆、精神运动性行为、情绪障碍和睡眠障碍等。谵妄一般起病急，病情发展迅速，症状变化快，昼轻夜重，通常持续数小时或数日，典型病例通常 10～12 天可完全恢复，又称为急性脑病综合征（acute brain syndrome）。患者只关注内在体验，对外界环境的注意不稳定。谵妄是器质性疾病的常见并发症，在普通内、外科患者中有 5%～15% 并发，在重症监护病房中为 20%～30%，在急诊入院的老年患者中有 24%～65% 在住院过程中出现谵妄。具体临床表现有：

（1）意识障碍：意识的清晰度下降，是谵妄的核心症状。表现多样，轻度仅有嗜睡，中度呈意识混浊状态，重度可达昏迷。意识障碍有明显的昼轻夜重的特点。患者的注意力涣散，对周围环境定向障碍（时间、地点定向障碍），严重者出现自我定向障碍。

（2）错觉和幻觉：多为恐怖性、形象生动的错觉和幻视。如把绳子或输液器看成蛇，把药片看成虫子，看到天花板上有人来回跑动等。

（3）记忆障碍：以近期记忆障碍最为明显，对最近发生的事情难以识记，谵妄消失后，患者往往对整个过程失去记忆，但为一过性。

（4）思维障碍：主要表现为思维不连贯、语言凌乱，这种思维不连贯是发生在意识障碍的基础上，与一般的思维破裂不同。

（5）情感障碍：常表现为焦虑、恐惧、愤怒、情感淡漠和欣快等。

（6）精神运动障碍：可表现为精神运动性兴奋、激越或精神运动性抑制、嗜睡、抑郁等。

（7）睡眠-觉醒障碍：常见 24 小时睡眠觉醒周期紊乱，往往昼睡夜醒或昼夜片段昏睡。

2. 痴呆（dementia） 是一组表现为慢性广泛性的认知障碍，为慢性获得性、渐进性、不可逆性的总体认知功能缺陷综合征，临床上以缓慢出现的智能减退为主要特征，伴有不同程度的人格改变，但没有意识障碍。因起病缓慢，病程较长，故又称慢性脑病综合征（chronic brain syndrome）。造成痴呆的原因主要是脑组织退化性疾病，尤以阿尔茨海默病最常见；其次是脑血管性疾病；其他如颅内肿瘤、感染、脑外伤等也可引起痴呆。由于症状发展缓慢，很难确定确切的发病时间。流行病学调查发现，痴呆的发病率随年龄的增大而升高，65 岁人群发病率为 5% 左右，到 80 岁达到 20%。痴呆的临床表现主要有：

（1）认知障碍：是痴呆的典型临床表现，包括记忆减退、失语、失认、失用。记忆减退为突出症状，早期出现近记忆障碍，学习新事物的能力明显减退，严重时找不到回家的路，随着病情发展出现远记忆障碍、视空间障碍、思维障碍、失语、失认、失用等表现。

（2）人格改变：通常表现为兴趣减少、主动性差、社会退缩、自私、冲动、本能活动亢进、幼稚行为、行为不顾社会规范、缺乏羞耻感和伦理观念。

（3）其他：情绪障碍包括焦虑、抑郁、易激惹、情绪不稳，可有"灾难反应"，即患者不能完成工作或不能回答问题时，突然出现号啕大哭或愤怒的反应，也可出现妄想和幻觉。

患者的社会功能严重受损，无法完成自己熟悉的工作，重度生活不能自理。

3. 遗忘综合征（amnestic syndrome） 是多种脑器质性病变都可导致的一种选择性或局灶性认知功能障碍，以近期记忆障碍为主要特征，注意力和即刻回忆正常。患者意识清楚，智力相对良好，能进行正常的沟通。但因近期记忆障碍，为了弥补和掩盖这一缺陷，在言谈中易产生错构和虚构来填补记忆的空白，常伴有时间定向障碍。患者具有易暗示性，如给新的提示，可引出新的虚构内容。

二、脑器质性精神障碍的临床特点

1．脑器质性精神障碍的临床特征与原发疾病之间没有特异性的关系，即不同的病因可以引起相同的精神症状，相同的病因在不同的患者身上可以表现出不同的精神症状。

2．脑器质性精神障碍的出现和器质性疾病的进展有时间上的联系，会随着原发疾病的缓解或改善而恢复。

3．脑器质性精神障碍的症状常以综合征的形式出现，最常见的是谵妄和痴呆。

4．脑器质性精神障碍的治疗原则是病因治疗和对症治疗相结合。

5．脑器质性精神障碍患者都具有明显的躯体体征和实验室阳性结果。

三、脑器质性精神障碍的护理

【护理评估】

1. 健康史　评估患者的现病史，如是否有脑血管病、颅内感染、脑外伤、脑肿瘤、癫痫、脑寄生虫等病史；了解原发疾病的进展情况（如原发疾病的主要症状表现、发展趋势、治疗情况、疗效等）及精神障碍的伴发情况；评估患者的生长发育史；评估有无精神障碍的家族史等。

2. 生理状况　评估患者的一般状况，包括生命体征、营养、饮食、排泄、睡眠、皮肤状况及自理能力等。

3. 精神症状　①有无定向力障碍或自知力缺损；②有无记忆力的减退，如对近期发生的事情是否遗忘，丢三落四，有错构、虚构等；③智能障碍：有无计算能力下降，抽象理解能力、概括和判断能力受损等；④注意障碍：有无注意狭窄、注意涣散、注意减退等；⑤思维障碍：有无思维贫乏、思维迟缓、病理性赘述、重复语言、幻觉、妄想等；⑥情感障碍：有无情感迟钝、情绪波动、易激惹、焦虑、抑郁、欣快等；⑦人格：有无明显的人格变化。

4. 心理社会状况　①评估患者病前的个性特征、兴趣爱好、生活方式、学习、工作、社交能力等；②病前是否发生过重大生活事件，患者的反应如何；③患者对自身疾病的态度如何，对疾病是否有正确的认识，对治疗是否有信心，是否希望尽快康复，是否配合治疗；④患者的社会支持系统：亲属与患者的关系如何，对患者疾病的态度，能否给患者提供支持和关心，亲属的护理能力和照顾患者的意愿，患者的职业、工作环境，社会防治机构的情况等；⑤患者的经济状况：是否有经济负担，家属是否支持治疗等。

5. 辅助检查　评估实验室及其他辅助检查，生化检查、血常规、二便常规、脑电图检查、CT、MRI、脑脊液检查等指标是否正常；心理学检查，如简易精神状态检查（MMSE）、日常生活能力量表（ADL）、长谷川痴呆量表（HDS）等对痴呆的评估有特异性（表8-1）。

表 8-1　简易精神状态检查（MMSE）

序号	项 目	得分	最高分
1	请告诉我今天的日子。1（年份）；2（季节）；3（月份）；4（几号）；5（星期几）		5
2	请告诉我们所处的地方。1（中国）；2（北京）；3（医院）；4（地方名称）；5（地方位置）		5
3	我会说3样东西的名字，说完后，请你重复一遍。(5分钟后我会重复问一次)（皮球）（国旗）（树木）		3
4	请你用100减7，然后再减7，如此一直计算下去，直到我叫你停为止。（减5次后便停）		5
5	我前面叫你记住3样东西的名字是什么？		3
6	这是什么东西？（铅笔）（手表）2 请你跟我讲句话。(44只石狮子）1 台上有一张纸，用你的右手拿起纸。1 用两只手一起将纸对折，然后将纸放在台子上面。2 请读出这张纸上面的字，然后照着去做。（举起一只手）1 请你讲一句完整的句子给我听。如（我是一个人），（今天的天气很好）1 这里有幅图，请你照着画一遍。1		9

【常用护理诊断】

1. 急性/慢性意识障碍：嗜睡、谵妄、意识模糊等　与脑部感染、外伤、变性、肿瘤等有关。
2. 有暴力行为的危险　与幻觉、错觉、妄想、意识障碍、环境危险识别能力下降有关。
3. 语言沟通障碍　与认知功能障碍、理解能力下降、失语有关。
4. 卫生/穿着/进食/如厕自理缺陷　与意识障碍、痴呆、认知能力丧失、躯体疾病影响有关。
5. 营养失调：低于机体需要量　与生活自理能力差、食欲下降、机体消耗大有关。
6. 睡眠型态紊乱：入睡困难、易醒、睡眠规律颠倒等　与脑部疾病导致脑缺氧有关。
7. 有感染的危险　与体质虚弱、生活自理能力差有关。
8. 社会交往障碍　与主动性差、疾病受到社会歧视有关。
9. 有皮肤完整性受损的危险　与长期卧床有关。

【护理目标】

1. 患者能维持基本生理功能，意识障碍改善。
2. 患者能识别危险，减少或不发生伤人或自伤行为。
3. 患者能维持现存的智能，进行有效的沟通。

4. 患者能参与力所能及的自我照料。

5. 患者能摄入充足均衡的营养，维持标准体重。

6. 患者能保证规律的睡眠，提高睡眠质量。

7. 患者在住院期间不发生感染。

8. 患者能主动参与各项活动，在活动中与他人友好相处。

9. 患者在住院期间不发生压疮。

【护理措施】

1. 安全护理　病房环境应简单舒适，地面需防滑，台阶、走廊、厕所应有扶手，防跌倒；长期卧床患者应加床档；定时检查病房设施，保证病房内无危险物品，防止患者伤人或自伤；对有妄想、幻觉、易激惹的患者进行护理操作时应做好解释工作并尽量一次性完成，避免反复多次刺激患者。对痴呆患者要特别注意防走失，患者外出时必须有人陪同，另外给患者配戴身份识别卡或救护卡（姓名、家庭住址、血型、联系人及电话等），一旦走失方便及时找回。

2. 生活护理

（1）协助、指导患者料理生活：对痴呆患者要建立规律性生活方式，并尽可能与家庭日常生活保持一致，作息时间相对固定，方便记忆。对自理能力不同的患者实施不同的帮助。鼓励患者力所能及地做好自我护理，保持现存的自理能力，不催促患者，保证其有充足的时间完成生活自理内容；指导或协助患者晨晚间及日常的沐浴、更衣、如厕等，保持清洁，避免感染。

（2）饮食护理：保证营养及水电解质的平衡，为患者提供易消化、营养丰富的软质或半流质饮食。进食时，做好卫生处置，可在颌下垫治疗巾，防止食物外流污染衣服及床单，进餐时有专人观察，必要时予以协助。对不知饥饱、抢食的患者要控制进食量及速度；对颅内感染伴高热的患者必须补充足够的水分；对颅内压高伴呕吐的患者应暂缓进食，可通过静脉输液补充营养；对意识障碍或吞咽困难的患者不能强行喂食，防止发生吸入性肺炎或噎食；对癫痫伴发精神障碍的患者应给予低盐饮食，避免过饱，因为过度饮水和饱餐可诱导癫痫发作。

（3）睡眠护理：为患者创造安全、安静、舒适的睡眠环境，帮助患者熟悉病房的环境及同室病友，消除陌生感和不安全感。协助患者做好入睡前准备，如洗脸、刷牙、温水泡脚、关闭大灯等。对睡眠规律颠倒的患者，应增加日间活动时间，减少卧床，保证夜间睡眠，做好睡眠记录。对谵妄状态、有恐怖性错觉或幻觉的患者，晚上灯光应暗淡一些，护士应陪伴患者，必要时遵医嘱给予镇静催眠剂。

（4）排泄护理：观察患者排泄情况，嘱其定时排便，保持大便通畅，及时处理便秘、尿潴留，对不能自我管理排泄的患者，要定时将其带至指定地点如厕。

3. 对症护理

（1）定向力障碍的护理：由于记忆力减退和注意力集中困难，患者不能判断所处的时间、找不到要去的地方、认不出周围的人，并因此感到焦虑和苦闷，护士应该帮助患者恢复定向力。照顾患者的医务人员最好固定，每次见到患者时都要做自我介绍，并呼唤患者的姓名，强化患者的记忆。反复向患者说明其所处的时间、地点及周围的人的身份，并经常纠正患者错误的定向。在患者经常活动的场所，如病室、餐厅、卫生间、会客室等处都要有大而明显的标志，以帮助患者确认。鼓励患者读报或收听收看广播电视节目，以保持或促进患者对新事件的兴趣。

(2) 意识障碍的护理：应专人护理，随时注意加强防范，防止发生意外，如病床要加床档，必要时可用约束带暂时进行保护或遵医嘱给予镇静催眠剂。精神自动症患者病室内的设施要简单，发现先兆时一定要控制患者的活动范围，加强保护，并给予药物控制。

(3) 语言沟通障碍的护理：经常与患者进行交流，与患者谈话时距离不要过远，以一臂的距离比较合适，说话声音要稍大，语速要慢，措辞简洁清晰，重复重点，避免使用代词，交谈中保持目光接触。多谈患者感兴趣的话题，如家庭、兴趣爱好、工作等。对视力或听力有困难的患者应鼓励其使用辅助器材，如眼镜、助听器等。

(4) 痴呆的护理：护理原则是根据患者的自理能力分别提供完全照护、协助/部分照护，维持患者现有的日常生活能力，帮助患者养成基本的生活习惯，进行难度适宜的智力与功能训练，鼓励患者，避免责备与争执。具体有：简化新的任务，使用记忆辅助工具，如日历、记事本、提示条等，将患者置于熟悉的环境中，照顾者固定，治疗地点固定，鼓励亲属和朋友经常探视，鼓励患者参加一些能够唤起以往技能的活动，如唱歌、跳舞、看电影等。对血管性痴呆患者，因偏瘫、失语，可出现自卑、消极情绪，或因生活不能自理而性情急躁，护士应加强患者的心理护理，并请家属配合，给予患者精神和物质方面的支持，鼓励和组织病友之间交流康复和养生经验，指导患者参与各种工娱治疗和康复训练，对失语和认知障碍患者，应尽早进行语言和认知功能的康复训练。

(5) 癫痫发作的护理：将患者安置于方便观察、比较安全的病室，检查有无活动的牙齿和义齿，取下发卡和眼镜，随时准备好牙垫，癫痫发作时迅速将牙垫放于患者上下臼齿之间，松解衣领和腰带，适当保护下颌和四肢，防止关节脱臼。发作停止后，让患者卧床休息，有专人护理；并将患者的头转向一侧，防止口腔分泌物吸入气管，及时吸痰保持呼吸道畅通；保持吸氧管道和静脉通道畅通；做好基础护理，保持口腔、皮肤、黏膜的清洁，定时翻身、擦背。

(6) 妄想状态的护理：脑器质性精神障碍患者在妄想的支配下，可能会出现愤怒、激越、仇视甚至伤害他人的行为，护士应掌握患者妄想的内容及所怀疑的对象，仔细观察，进行解释和劝导，并将其与妄想对象隔离开，避免发生不良后果。

(7) 情绪障碍的护理：部分患者可出现焦虑、抑郁等情绪，并可能导致自杀、自伤行为。护士应密切观察患者的情绪变化，如发现患者情绪低落、不爱说话或谈话中流露出悲观厌世的念头，则应提高警惕，做好疏导工作，并请家属陪伴患者。

4. 用药护理 监测药物的作用和不良反应，如应用抗胆碱药物出现排尿困难时，应及时解除尿潴留，避免患者烦躁不安，加重病情。

5. 密切观察病情变化 首先，应重视生命体征的变化，生命体征的变化与脑部疾病的关系十分密切。其次，注意观察瞳孔的变化，观察双侧瞳孔的大小是否正常，是否等大等圆，瞳孔对光反射是否灵敏等。最后，注意观察意识的变化，意识障碍的程度常预示颅内疾病的严重程度。经常检查患者的定向力及对周围环境中刺激的反应，如对疼痛刺激和言语刺激的反应。若患者意识由清醒转为嗜睡、昏睡、意识朦胧甚至昏迷，提示病情加重。

6. 健康教育

(1) 告知患者及其家属脑器质性精神障碍与脑部疾病的关系，由于原发疾病的性质和轻重程度不同，患者的精神症状可能是暂时的，当原发疾病得到控制后，精神症状可能减轻或消失；部分患者的精神症状可能会持续很长时间，或转为慢性，长期存在。为使精神症状尽快减轻或消失，避免严重后果，应积极治疗原发脑部疾病。

(2) 告知家属，在疾病的急性期，应尽早带患者到医院接受治疗，并防止自伤、伤人行为的发生；在慢性期，应照顾好患者的日常生活，防止发生营养缺乏、感染、跌伤、骨折、压疮等。

(3) 遵医嘱服药：患者及家属应知晓患者所服药物的名称、剂量、服药方法、常见的不良反应等，督促患者按时、按剂量服用，不可自行减药或停药，否则会导致病情加重、复发或发生严重的不良反应。

(4) 指导家属掌握观察病情的方法，出现异常情况如情绪激动、抑郁、焦虑或幻觉、妄想、意识改变等应及时到医院复查。

(5) 指导家属帮助患者训练日常生活功能和社会功能，社区康复机构、家庭支持对患者疾病的康复非常重要。痴呆患者最理想的照顾场所是家庭，由熟悉的人来照顾，可以延缓痴呆进展的速度。如果痴呆严重到生活完全不能自理，则最好在特殊养护机构由专业医疗人员进行照料。

【护理评价】

1. 患者能否维持基本生理功能，意识障碍是否改善。
2. 患者能否识别危险，有无发生伤人或自伤行为。
3. 患者能否维持现存的智能，能否进行有效的沟通。
4. 患者能否参与力所能及的自我照料。
5. 患者能否摄入充足均衡的营养，能否维持标准体重。
6. 患者能否保证规律的睡眠，睡眠质量有无提高。
7. 患者在住院期间有无感染情况发生。
8. 患者能否主动参与各项活动，在活动中能否与他人友好相处。
9. 患者在住院期间有无压疮发生。

案例 8-1

患者，女性，77岁，8年前被诊断为阿尔茨海默症。早期，患者在丈夫的帮助下能自理日常生活，3年前丈夫去世，患者搬到儿子家居住。此后，患者的记忆力和认知能力急剧减退，日常生活能力明显下降，患者不认识家人，不会使用牙刷、碗筷，不会穿脱衣服，独自出门不认识回家的路。白天患者不愿出门，不与别人交往，晚上整夜不睡，家人多次发现其一人在院子里游荡，并走失数次。患者逐渐拒食拒水，4周后家人实在无法照料而将患者送到医院。

第二节 常见的脑器质性精神障碍

一、阿尔茨海默病

阿尔茨海默病（Alzheimer's disease, AD）是脑变性病所致精神障碍的一种，在临床常见，尤其是65岁以上的老年人，发病率随年龄的增长而稳步上升，是老年期痴呆的首要原因。

（一）概念及流行病学

阿尔茨海默病是一组病因未明的中枢神经系统原发性、退行性、变性疾病，临床主要表现为痴呆综合征。多起病于老年期，潜隐起病，病程徐缓，呈进行性、衰退性且不可逆。因德国精神病理学家阿洛伊斯·阿尔茨海默（Alois Alzheimer）首次（1907年）报道了1例51岁的女性患者而得名。

AD是一种与年龄密切相关的疾病，患病率随年龄的增长而上升。1997年美国调查统计，65岁以上人群的患病率为5%～8%，75岁以上人群的患病率为15%～20%，85岁以上人群的患病率则为25%～50%。我国部分地区的调查资料与此接近，如1997年北京地区60岁以上老人的AD患病率为5%。

除年龄外，性别也是主导因素之一。AD的发病率女性高于男性。另外，从经济水平看，经济水平低者患病率更高。从受教育程度看，受教育程度越低，发病率越高，文盲组的患病率最高，依次为小学、中学或中学以上。从婚姻状况来看，丧偶者患病率明显高于有配偶者；离婚和未婚组的患病率在上述两者之间。从家庭结构来看，有配偶且与子女一起居住者，患病率较低。所以总体来看，不良的社会心理因素可能是AD的发病诱因。

（二）病因及发病机制

迄今为止，AD的病因不明，关于AD的病因假说和发病机制主要有以下几种：

1. **遗传学假说** 研究认为遗传因素在AD的发病中起着重要的作用。通过家系调查、孪生子调查及遗传流行病学的调查资料发现，AD具有一定的家族聚集性，目前确定与AD相关的基因分别位于第14、19和21号染色体上。早发型AD基因座位于21和14号染色体，迟发型AD基因座位于19号染色体，可能致病基因是载脂蛋白E（ApoE）基因。但是，根据Roberts等人1993年的调查结果，家族聚集性的AD只占所有AD患者的10%～15%。

2. **免疫学假说** 在生化免疫研究中，有学者发现AD患者的免疫功能比正常人低，因为患者体内$T8^+$抑制淋巴细胞、白细胞介素-1减少，脑脊液和脑组织中有高浓度的抗原性异常蛋白Alz68，该蛋白是神经元纤维缠结的主要成分。

3. **病毒学假说** 无论是临床表现，还是大脑病理改变方面，AD都与已知的慢性病毒所致的克雅氏病（Creutzfeldt Jakob Disease，CJD）和库鲁氏病（Kuru）有许多相似之处，所以有学者提出AD也是由病毒感染所致的假说。但是这方面的研究还没能通过动物实验证实。

4. **神经生化及病理** AD患者乙酰胆碱、去甲肾上腺素和5-羟色胺减少，在海马部位乙酰胆碱的减少最明显，胆碱能细胞丧失的严重程度与AD的病理改变有关。AD病理检查发现患者的大脑皮质萎缩、脑回变平、脑沟变宽、脑室扩大、重量减小。其中颞叶、顶叶、海马的萎缩最为明显，65岁以前发病的患者更为明显。并且患者的大脑皮质、海马、杏仁核、前脑基底神经核以及丘脑有大量特征性的老年斑，即神经嗜银性斑。大脑皮质和海马可见大量的神经元纤维缠结，含神经元纤维缠结的细胞多已发生退行性变化。

5. **中毒学说** 在中毒因素的研究中，铝中毒的研究最多。动物实验发现兔子暴露于铝的中毒剂量时，其中枢神经系统会出现神经元纤维缠结。还有研究发现，神经元纤维缠结的神经细胞核中有铝沉淀。但是，在脑内铝水平明显增高的透析性痴呆中，并未发现神经元纤维缠结，而且实验室模拟的铝中毒所致的神经元纤维缠结是直的，而非扭曲的，另外它分布于脑干和脊髓，而非皮质。因此，目前还没有有力证据支持铝中毒在AD发病中的作用。

(三)临床表现

AD多数起病隐匿,病程发展缓慢,患者及家属往往说不清楚何时起病。临床表现主要为持续性进行性认知功能减退和社会生活功能减退,还有行为和精神症状,具体表现为持续进行性的记忆、智能障碍,伴有言语、视空间技能障碍、人格改变及心境障碍。AD的早期症状为轻度的近事遗忘和性格改变,随后理解、判断、计算、概括等智能活动全面下降,影响工作和生活,最终整日卧床不起,生活不能自理,发音困难,口齿不清,语言杂乱。

1. 早期表现　近期记忆障碍常为AD的首发症状,表现为经常丢失物品、忘记刚发生过的事情、学习新知识的能力明显下降,但远期记忆受损不明显。早期不容易发现,经常在经历过重大的躯体疾病或严重的精神创伤后症状才明显。患者往往不愿承认近期记忆的下降。另外,疾病的早期还会出现人格的改变,最初的人格改变主要表现为主动性不足,对周围环境兴趣下降,对人热情降低,活动减少,孤独、自私。此后兴趣范围越来越狭窄,对人冷淡,对亲人也漠不关心,生活懒散退缩,易激惹。抑郁情绪在AD患者病程的早期比较常见。

2. 中期表现　患者的近期和远期记忆均受损,患者忘记自己的家庭住址,外出后找不到家,忘记亲人姓名、自己的姓名和年龄等。部分患者为了弥补记忆的缺损而出现错构和虚构。同时,患者的理解力、判断力、概括分析能力、逻辑推理能力也明显受损。如患者看不懂电视、报纸等。另外,患者会出现时间、地点和人物定向力障碍,表现为无法确认时间、自己所处的地点、识别周围的人,甚至自己。患者的言语功能明显下降,从言语重复逐步发展到说话无序,内容空洞或赘述,出现感觉性失语,不能交谈,对常见物品命名困难,自言自语等。患者对别人给出的指令无法理解和执行,出现观念运动性失用。中晚期患者可能出现不会使用筷子,不会刷牙等现象。

3. 晚期表现　患者的近期和远期记忆全面受损。言语方面,患者仅能发出一些不可理解的声音或缄默不语,最终不能说话。另外,此期患者缺乏羞耻感和伦理感,不注意卫生,经常捡拾垃圾,随意将别人的物品据为己有,跟别人抢吃抢喝,甚至出现本能活动亢进,如当众裸体或性行为异常等。

另外,AD患者在整个病程中还可出现行为和精神症状,主要表现为猜疑或妄想、幻觉,如患者找不到自己放置的物品,而怀疑被他人偷窃;或因强烈的嫉妒心而怀疑配偶不贞;行为异常或有冲动攻击性、焦虑、恐惧、易激惹和睡眠障碍。

知识链接

世界阿尔茨海默病日

1994年国际老年痴呆协会第十次会议在英国爱丁堡召开,会议确定将每年的9月21日定为"世界阿尔茨海默病日",旨在让全社会都懂得老年痴呆病预防的重要性,引起全社会的足够重视。2001年9月21日,中国首次举办"世界老年性痴呆病宣传日"。纪念日的主题是:"诊断痴呆:有效帮助的第一步。早发现,早诊断,早治疗是关键。"2012年,国际老年痴呆协会首次将1日的宣传活动延长至1个月,希望在全球范围内让更多人关注老年痴呆。

（四）诊断标准

1. 症状标准

（1）记忆减退：最显著的是学习新知识的能力受损。

（2）智力损害：思维和信息处理过程减退，如抽象概括能力、判断能力、计算能力减退。

（3）情感障碍：抑郁、情感淡漠、敌意等。

（4）意志减退：生活懒散、主动性降低、社会活动减少等。

（5）其他：失语、失用、失认及人格改变等。

（6）无意识障碍。

（7）实验室检查：CT、MRI 检查、神经病理检查有助于确诊。

2. 严重程度标准　日常生活或社会功能受损。

3. 病程标准　符合症状标准和严重程度标准至少 6 个月。

4. 排除标准　排除假性痴呆、精神发育迟滞、归因于社会环境极度贫乏和教育受限的认知功能低下或药源性智力损害。

（五）治疗与预防

AD 的治疗包括药物治疗和非药物治疗，原则是改善认知、控制精神症状、防治并发症和支持疗法，一般治疗包括：

1. 改善认知或促智药物

（1）多奈哌齐（donepezil）：为乙酰胆碱酯酶（AChE）抑制药，可改善认知功能，主要不良反应有腹泻、肌肉痉挛、乏力、失眠等。

（2）重酒石酸卡巴拉汀胶囊：又名艾斯能（exelon），此药为选择性地作用于脑皮质和海马的乙酰胆碱酯酶抑制药，可以延缓 AD 的进展速度，主要不良反应是消化道症状。

（3）石杉碱甲（haboyin）：是我国研制的乙酰胆碱酯酶抑制药。

2. 促脑代谢药

（1）二氢麦角碱（dihydroergotoxine）：有扩血管的作用，可促进脑对葡萄糖和氧的作用，提高脑细胞的代谢。

（2）其他：吡拉西坦（脑复康）、依舒佳林（舒脑宁）、吡硫醇（脑复新）、茴拉西坦（三乐喜）等均有辅助治疗的作用。

3. 对症治疗

（1）抗焦虑药物：短效苯二氮䓬类药物可减轻焦虑、激越、失眠等症状。

（2）抗抑郁药物：以氟西汀为代表的 SSRIs（选择性血清素再吸收抑制剂），可减轻抑郁症状。

（3）抗精神障碍药物：一般小剂量应用，有助于控制患者的幻觉妄想、行为紊乱和攻击性等症状。

（4）做好生活技能的康复训练。

4. 预防　早发现、早诊断、早治疗，加强康复宣教。

（六）病程与预后

AD 的总病程一般经历 2～12 年，其中发病早、有痴呆家族史者进展较快，前 2～4 年呈阶梯状进展，通常 5～10 年就可发展为严重痴呆，该病目前没有特殊的病因治疗措施，患者常因骨折、压疮、营养不良等原因继发躯体疾病或脏器衰竭死亡，罕见自发缓解或自愈。

> **知识链接**
>
> **世界阿尔兹海默病日-历年主题**
>
> 2001年主题是:"诊断痴呆:有效帮助的第一步。早发现,早诊断,早治疗是关键。"
> 2002年主题是:"衰老还是疾病,正确认识老年痴呆。"
> 2003年主题是:"携手互助,直面老年痴呆。"
> 2004年主题是:"关注痴呆,刻不容缓。"
> 2005年主题是:"行动改变未来。"
> 2006年主题是:"关爱健康、防治痴呆。"
> 2007年主题是:"正确认识老年痴呆症""关爱老年人、防治痴呆病。"
> 2008年主题是:"医患互助,默契配合。"
> 2009年主题是:"诊断痴呆,早行动早受益。"
> 2010年主题是:"防治痴呆!行动起来!"
> 2011年主题是:"印象·痴呆——防治痴呆从知晓开始。"
> 2012年主题是:"Dementia:Living together——携手同行。"
> 2013年主题是:"防治痴呆 关爱相伴。"
> 2014年主题是:"减少风险 预防痴呆(Dementia:Can we reduce the risk)。"

二、血管性痴呆

(一)概念及流行病学

血管性痴呆(vascular dementia,VD)是指由脑血管病变引起,以痴呆为主要临床表现的疾病,旧称多发性梗死性痴呆,是老年期痴呆的第二大原因。VD患者多有高血压病史,一般急性或亚急性起病,病程的进展具有明显的阶梯形、波动性,有时可以在较长的时间内处于稳定状态,有的患者可因脑血流供应的改善而出现记忆好转。VD多于50岁以后起病,男性发病率高于女性,患病率随年龄的增长而增加。2013年11月,由北京大学公共卫生学院、北京大学精神卫生研究所、卫生部精神卫生学重点实验室联合完成的一项研究显示,中国社区55岁以上人群中VD的患病率、发病率和死亡率的合并值分别为0.8%、0.27/100(人·年)和14.6/100(人·年)。VD的患病率北方高于南方,城市高于农村。患病率及发病率随年龄增大而升高,60~80岁人群中,年龄每增大5岁,患病率约增长1倍;男性略高于女性,文盲高于小学和初中以上者。

(二)病因及发病机制

VD的直接病因是脑血管病变(包括出血性和缺血性)引起的脑组织血液供应障碍,导致脑功能衰退。高危因素包括:高血压、高血脂、糖尿病、吸烟、心房颤动、脑卒中及惯于久坐的生活习惯等。痴呆的发生与血管病变的性质、发生的次数、面积和部位有关,多发性小梗死灶对痴呆的发生有重要作用,小梗死灶越多,出现痴呆的概率越大。

(三)临床表现

VD的临床表现一般包括早期症状、局限性神经系统症状和痴呆的精神症状。

VD的潜伏期较长，早期症状没有特异性，一般不容易被发现。早期表现以脑衰弱综合征为主，即头痛、头晕、易疲劳、注意力不集中、情绪不稳定、工作效率低、失眠等，也有近期记忆的下降，因而引起患者的继发性焦虑。

局限性神经系统症状及体征为脑血管病继发的或后遗的脑损害神经症状和体征。由于脑血管受损的部位不同，可出现不同的神经精神症状，其中比较突出的有：假性延髓性麻痹、构音障碍、吞咽困难、中枢性面肌麻痹、偏瘫、失语、失用、失读、失书、失算、失认、癫痫大发作等。

VD的主要表现是以记忆下降为主的局限性痴呆。以近事记忆障碍为主，晚期出现远事记忆障碍，虽然出现记忆障碍，但患者在相当长的时间内自知力保持良好，患者知道自己记忆力下降，为了防止遗忘而准备备忘录。有的患者会因此产生焦虑或抑郁情绪；有的患者则出现病理性赘述，表现为说话琐碎、拖沓冗长、无次序、无主次。虽然患者的记忆力、智力有所下降，但是日常生活能力、理解力、判断力等在较长时间内保持良好。部分患者在行为及人格方面也逐渐发生相应的改变，如变得自私、吝啬、收集废物，生活逐渐不能自理，不知冷暖饥饱，外出找不到家门，大小便不能自理，不认识亲人，达到全面痴呆的程度。病程以跳跃式发展和不完全性缓解相交替的阶梯式进行为特点，患者的认知功能损伤常具有波动性。在一段时间内病情似乎好转，患者思维清晰，记忆力改善。这种阶段式波动加重患者的焦虑心理，同时出现情感的波动。

（四）诊断

VD的主要诊断依据是：①有高血压或动脉硬化并伴有其他危险因素；②有近期记忆障碍及情绪不稳表现，人格基本保持完整，有自知力；③病程呈阶梯进展的特点；④神经系统检查可有局灶性的阳性体征。本病需要与AD鉴别，见表8-2。

表8-2 血管性痴呆与阿尔茨海默病的鉴别

	血管性痴呆（VD）	阿尔茨海默病（AD）
病因	脑血管病变	脑萎缩
起病情况	缓慢起病，可由急性发作	潜隐
病程	多次卒中发作，如有侧支循环形成则症状可有减轻	缓慢进行性发展
年龄	较AD早	老年期或老年前期
性别	男性多于女性	女性多于男性
早期症状	头痛、眩晕、肢体麻木、失眠、记忆力下降	近期记忆力障碍
精神症状	情感脆弱、情绪波动、个性改变不明显、有自知力	情感淡漠或欣快、个性改变较早，并不断加重，早期丧失自知力
全身疾病	合并高血压、糖尿病、高脂血症等	晚期常并发压疮、肺炎等
CT检查	多发性梗死，腔隙性梗死性软化灶	弥散性脑皮质萎缩

（五）治疗

VD目前没有特效药物治疗，主要是针对高血压和动脉硬化进行的内科治疗。治疗原则是改善脑血流、预防脑梗死、促进脑代谢。

尼莫地平治疗血管性痴呆效果较好，但避免与钙离子拮抗剂或 β 受体阻滞剂合用。选择性使用钙离子拮抗剂如氟桂利嗪具有对抗血管收缩和保护脑缺氧的作用。中药治疗采用活血化瘀的方法，如复方丹参片、川芎嗪注射液、愈风宁心片等。

脑功能康复治疗非常重要，应尽早进行肢体功能的训练以及语言功能、认知功能的训练。

精神症状明显时，可少量使用抗精神障碍药物治疗，如利培酮、奋乃静等。症状一旦控制应立即停药。

（六）病程及预后

从明确诊断起，平均病程 6～8 年，调查发现 VD 患者的存活时间短于 AD 患者，患者最终往往死于心血管疾病或脑卒中发作。

三、麻痹性痴呆

（一）概念及流行病学

麻痹性痴呆是神经系统梅毒中最常见的一类慢性脑膜炎，它是由梅毒螺旋体侵犯大脑而引起的精神障碍。该病的主要病理变化在大脑实质，也可涉及神经系统其他部分，并引起躯体功能的衰退，最终导致麻痹及日益加重的智力减退和明显的个性变化。该病的潜伏期为 5～25 年，以 40～50 岁人群多见，男性患病率明显高于女性。

（二）病因及发病机制

麻痹性痴呆是由于梅毒螺旋体侵入脑组织后引起脑组织慢性炎性反应，导致神经细胞出现退行性病变，大量神经细胞脱落坏死，大脑皮质内部结构遭到严重破坏，其中额叶病变最为明显。

（三）临床表现

1. 精神症状　按其临床进展可分为三个阶段：

（1）早期阶段：麻痹性痴呆一般起病隐匿，不宜被人察觉。早期表现类似神经衰弱的症状，如头痛、头晕、睡眠障碍、易兴奋、易激惹、注意力不集中、记忆力减退、容易疲劳等，患者的思维迟缓，思考问题困难，工作能力减退，理解、分析、判断问题能力下降，患者自觉抑郁、苦闷。

（2）发展阶段：患者个性和智能方面的变化最明显。行为方面：有的变得极度自私，有的举止轻浮，有的衣冠不整、不修边幅；智能方面：患者的计算能力极度下降，抽象、概括、推理等能力严重受损；部分患者可出现妄想，以夸大妄想最为常见；情绪方面：患者情绪不稳定，极易激惹，有些患者出现情感脆弱或强制性哭笑。

（3）晚期阶段：患者的智能严重衰退，即便是非常简单的问题也不能理解，言语含糊不清，只言片语，让人无法理解，患者不认识亲戚、朋友及家人，情感淡漠，而本能活动相对亢进，部分患者出现意向倒错。

2. 躯体症状　麻痹性痴呆早期可出现头痛、头晕、感觉过敏，双侧瞳孔缩小且不等大。部分患者出现原发性视神经萎缩，导致视力减退，其他脑神经也出现不同程度的麻痹。患者可出现言语及书写障碍，表现为构音困难、吐字不清，伴有口吃，患者书写时经常出现字句遗漏现象，并常写错别字。另外，患者还可能出现眼睑、口唇、舌和手指的细微震颤，腱反射亢进等。

（四）诊断

符合器质性精神障碍的诊断标准，有颅内梅毒螺旋体感染的证据，且临床表现与病程和颅内感染有关。

（五）治疗

青霉素是目前治疗梅毒的首选药物。对症治疗可应用地西泮或适当应用抗精神障碍药物控制兴奋或幻觉、妄想等症状。另外可根据患者躯体情况，注意营养及预防感染，给予脑代谢活化剂。

（六）病程及预后

麻痹性痴呆一般起病缓慢，并逐渐进展，如不经治疗，多数患者在3～5年内因全身麻痹或感染而死亡。病情发展迅速的患者只能存活3～6月，也有患者可以存活十多年。在疾病发展过程中，部分患者可自行缓解，时间从1～2个月到数年不等。

四、癫痫性精神障碍

（一）概念及流行病学

癫痫是一种常见的神经系统疾病，是由某种原因引起大脑神经细胞异常的阵发性的放电，导致突然发作的短暂的脑功能障碍，表现为突然的意识丧失和全身或局部的抽搐发作。癫痫的分类方法很多。根据其原因不同可分为原发性癫痫和继发性癫痫。根据其临床表现不同可分为癫痫大发作、小发作、局限性发作、精神运动性发作和癫痫持续状态等。无论癫痫的原因和表现如何，都可引起不同程度的精神障碍，长期反复发作，可导致智能障碍。统计数据表明，癫痫在人群中的患病率为0.5%～2%，约有10%的人曾有癫痫发作。

（二）病因及发病机制

癫痫可分为原发性癫痫和继发性癫痫。原发性癫痫是指目前发病原因不明的一类癫痫，而继发性癫痫是指由于脑部疾病或全身性疾病引起的癫痫发作，癫痫只是原发疾病的一项临床表现。可引起癫痫的原因很多，包括遗传、感染、中毒、脑肿瘤、颅脑外伤、脑血管疾病、脑变性病、代谢障碍等。其发病机制尚不明确，但其根本的原因是由于脑部细胞受到遗传、感染、中毒、外伤、肿瘤、代谢等原因的作用而引起生化改变，导致脑内异常放电。

（三）临床表现

癫痫性精神障碍可以发生在癫痫发作前、发作时、发作后或发作间歇期，精神障碍的表现复杂多样，可简单分为发作期和发作间歇期两大类。

1. 发作期精神障碍

（1）精神性发作（psychic seizure）：一般发作时间短暂，持续数秒至数分钟，少数患者可持续数小时甚至数天。一般没有严重的意识障碍，发作后无遗忘。常表现为感知觉障碍，如幻听、幻视、幻味、幻触、幻嗅等，也可表现为感知综合障碍，如视物显大症、视物显小症、视物变形症等。思维障碍可有思维松散、思维中断或强制性思维等。情感障碍主要是焦虑、恐惧、抑郁。少数患者出现自我意识障碍，如人格解体，发作后全部或部分遗忘，或仅有模糊记忆。

（2）自动症（automatism）：多数患者有先兆症状，如躯体感觉异常、错觉、幻觉、感知综合障碍、思维紊乱等。一般突然发作，主要表现为意识障碍，患者反复做一些无目的、无意义的简单的刻板动作，如伸舌头、舔嘴唇、咀嚼、吞咽、点头、摇头、旋转等动作，也可做一些复杂的动作，如穿衣服、脱衣服、打扫卫生、打球等。此时患者面色苍白、目光呆滞、意识丧失。有的患者表现为重复言语或刻板言语，称为言语性自动症。除此以外，自动症还有两种特殊的表现——神游症和睡行症（梦游症）。

1）神游症（fugue）：多在白天发作，持续时间较长，可达数小时或数日。发作时患者对外界事物有一定的认知能力，可以完成一些复杂的活动，如交谈、购物、乘车等。在外人看来患者完全正常，而事实上患者意识不清，发作后完全遗忘。例如，有患者带着行李坐车来到离家一百多公里外的地方，但清醒后不知道自己身处何地，更不知道自己是如何到达该地方的。

2）睡行症（sleep-walking）：又称梦游症，是一种发生在夜间的自动症。患者夜间从睡眠中突然起床走动，可以打开门窗、收拾房间、外出游荡等。此时患者面无表情，呼之不应，不能正确感知周围的环境，所以有一定的危险性。发作可持续数分钟至数十分钟，然后突然终止，随后又入睡，醒后对发作过程完全不知晓。例如，有患者夜间起来，将房间收拾整洁，做好早餐，然后又回床睡觉，但第二天早晨醒来后完全不知道夜间发生的事情。

2. 发作间歇期精神障碍

（1）癫痫性人格障碍（epileptic personality disorder）：一般认为癫痫性人格障碍与长期癫痫发作、长期应用抗癫痫药物、脑器质性损伤及心理社会因素的影响有关。主要表现为患者出现明显的"两极性"，如患者有时表现为固执、自私、易激惹、好记仇、报复心强、暴躁、易怒，有时表现过分殷勤、性情温顺、关心他人等，这两种表现在一个患者身上交替出现。有的患者表现为多种人格障碍及反社会行为。

（2）精神分裂症样状态（schizophrenia-like psychoses）：一般在癫痫反复发作十余年后出现类似精神分裂症的症状。患者在意识清晰的状态下出现幻觉、妄想，以幻听、关系妄想、被害妄想为主。伴有思维障碍，如思维松散、思维中断、强制性思维、思维被剥夺等。情感障碍多表现为焦虑、抑郁、恐惧、欣快、易激惹等。精神分裂症样状态多呈慢性病程，可持续数月甚至数年。

（3）癫痫性痴呆（epileptic dementia）：是由于癫痫反复发作导致的缓慢的进行性的智能减退。患者思维迟缓、贫乏，理解力、计算能力、记忆力、综合分析能力显著下降，部分患者表现为兴趣减少、主动性缺乏、自私、冷漠等。最终患者发展到表情呆板、情感淡漠、行为笨拙、身体虚弱，生活完全不能自理。

（四）诊断

符合器质性精神障碍的诊断标准，有原发性癫痫的证据，精神障碍的发生及其病程与癫痫相关。脑电图对本病的诊断有重要参考价值。

（五）治疗

一般原则是抗癫痫药物治疗。癫痫治疗尽可能单一用药，遵医嘱服药，定期监测血药浓度。根据患者的精神症状选择恰当的抗精神障碍药物，注意选择致癫痫作用较弱的药物。常用的药物有卡马西平、地西泮、丙戊酸钠、苯妥英钠等。

第三节 常见的躯体疾病所致精神障碍

躯体疾病所致精神障碍主要指由中枢神经系统以外的疾病，如躯体的中毒感染、内脏器官疾病、内分泌疾病、代谢性疾病、结缔组织病等导致躯体水电解质平衡紊乱、代谢障碍、血流动力学改变等，进一步造成中枢神经系统功能紊乱所致的精神障碍。躯体疾病所致精神障碍所表现的精神症状都没有特异性，相同疾病可以出现不同精神症状，不同疾病可能有相同的精神症状，精神症状的严重程度受躯体疾病的严重程度影响。

一、概述

（一）概念

躯体疾病所致精神障碍（mental disorders due to systematic disease）是指由于中枢神经系统以外的各种躯体疾病造成中枢神经系统功能紊乱所致的精神障碍的总称。包括：躯体感染所致精神障碍、内脏器官疾病所致精神障碍、内分泌疾病所致精神障碍、营养代谢疾病所致精神障碍等。

（二）流行病学特点

躯体疾病所致精神障碍在综合医院常见，约占综合医院精神科会诊的57.6%，精神障碍的类型以急、慢性器质性精神障碍最多见，占41%；神经症性障碍占21.4%，以焦虑、抑郁多见；躯体疾病引起的心理反应为13%。据国内外相关报道，手术前后焦虑的发生率为15%～60%。

（三）病因

各种躯体疾病是该病的主要病因，另外生物学因素、心理因素、环境因素等对该病也有促发作用。

1. 躯体感染　包括细菌、病毒、真菌、螺旋体、寄生虫等引起的中枢神经系统以外的感染，如流行性感冒、肺炎、伤寒、流行性出血热、恶性疟疾等引起的精神障碍。

2. 内分泌疾病和代谢性疾病　脑垂体功能异常，如甲状腺功能亢进、甲状腺功能减低、慢性肾上腺皮质功能减退、性腺功能异常（经前期综合征、妊娠期精神障碍、更年期精神障碍等）、糖尿病伴发精神障碍等。

3. 内脏器官疾病　重要内脏器官疾病所致的精神障碍，如肺性脑病、肝性脑病、肾性脑病、各种心脏疾病所致的焦虑、抑郁、脑衰弱综合征等。

4. 免疫系统疾病　系统性红斑狼疮、皮肌炎、多发性肌炎、结节性动脉周围炎、硬皮症等。免疫系统疾病与神经精神障碍关系密切，甚至有的疾病以神经精神症状为首发症状或主要症状。

5. 其他　如癌症、围手术期所致的精神障碍也很常见。

除了上述的躯体疾病是躯体性精神障碍的主要致病原因外，相关的促发因素包括年龄、性别、遗传因素、应激状态、营养状况、脑外伤史、心理与躯体素质、人格特征、环境因素、社会支持系统等均可影响精神障碍的发生。

（四）病程与预后

躯体疾病所致精神障碍的病程与预后主要取决于原发躯体疾病的处理情况。如果原发躯体疾病治疗及时、处理恰当，一般预后较好，精神症状持续时间短，也不会留下后遗症状。但是，如果原发躯体疾病没有及时正确处理，精神症状可能迁延，转为慢性脑病，最终出现智能下降、记忆减退和人格障碍。

二、躯体疾病所致精神障碍的临床特点

1. 精神障碍的发生、发展、严重程度及转归与所患躯体疾病的病程变化一致。即精神障碍随躯体疾病的发生而出现、随躯体疾病的加重而明显、随躯体疾病的缓解或痊愈而消失。
2. 精神症状通常出现在躯体疾病的高峰期。
3. 精神症状多数情况下呈昼轻夜重的特点,即患者白天可能意识清晰、精神症状不明显,但夜晚患者的意识清晰度下降,精神症状明显。
4. 有相应的躯体疾病的症状、体征及实验室检查的阳性发现。
5. 精神障碍的预后与原发病的治疗关系密切,经病因和对症治疗后痊愈,一般不会复发。如昏迷时间长可遗留人格改变和智力减退。

三、躯体疾病所致精神障碍的临床诊断和护理

(一)临床诊断

躯体疾病所致精神障碍的诊断主要涉及对原发疾病的诊断、对精神障碍的诊断以及对躯体疾病和精神障碍之间的关系做出判断。

诊断时主要考虑以下几个方面:

1. 首先要确定原发病是属于躯体疾病,还是脑器质性疾病,且已知该病可伴发精神障碍。
2. 有明确的精神障碍的症状,包括:

①意识障碍;②精神障碍状态;③遗忘综合征;④人格改变;⑤智力减退(痴呆);⑥神经症综合征;⑦上述综合征的非典型形式、中间过渡形式或混合形式。

3. 有证据显示精神症状是躯体疾病所致,躯体疾病与精神障碍在发生、发展和转归上有时间和病情严重程度上的密切关系。
4. 严重程度符合下述标准之一:

(1)精神活动能力明显下降。

(2)社会功能明显下降。

(二)护理

【护理评估】

1. 健康史 评估患者躯体疾病的症状、体征等,其与精神症状的发生时间、症状严重程度及治疗效果的关系。
2. 生理状况 评估患者的一般状况、生命体征、营养状况、饮食情况、排泄、睡眠状况、皮肤情况,生活自理情况等。
3. 精神症状 评估患者的意识状态、认知功能、情绪状态,是否出现幻觉、妄想、意识障碍、兴奋、易激惹、遗忘、抽搐等表现及其严重程度。
4. 心理社会状况 评估患者病前的个性特点、主要生活经历、职业、受教育程度、生活方式、生活环境、是否有酒药滥用史或精神疾病史、是否存在应激或长期的心理冲突、与家庭成员的关系如何等。
5. 实验室及其他辅助检查 血尿便常规,生化检查,脑电图检查,脑脊液检查,MRI等,明确症状体征和实验室阳性结果与躯体疾病的关系。

【常用护理诊断】
1. 营养失调：低于机体需要量　与生活自理能力差导致营养摄入不足有关。
2. 有受伤的危险　与意识障碍、神经系统症状及精神症状有关。
3. 生活自理缺陷　与意识障碍、智能障碍、躯体疾病导致患者活动受限及受精神症状影响导致行为紊乱等有关。
4. 睡眠型态紊乱　与紧张、焦虑、恐惧、躯体不适、环境改变等有关。
5. 自我认同紊乱　与躯体疾病导致的外表或功能改变有关。
6. 感知觉紊乱　与躯体疾病导致的病理生理改变、注意力改变、思维障碍等有关。

【护理目标】
1. 患者能摄入足够的营养，保证水电解质的平衡。
2. 患者没有发生外伤，并能掌握预防受伤的知识和方法。
3. 患者的生活自理能力逐步改善或提高。
4. 患者的睡眠质量改善，恢复正常的睡眠型态。
5. 患者对疾病和自我有恰当的认识和评价，能接受外表或功能的改变，能积极配合治疗和护理。

【护理措施】
1. 安全护理　加强安全管理工作，减少室内障碍物，清除所有危险物品，创造安全、舒适的病房环境。一般将患者安置于易于监护的重病室；对有意识障碍的患者应加床档；对行为紊乱、兴奋躁动明显的患者尽可能安置于单人病房，必要时专人护理。避免患者单独活动或独处，防止在精神症状影响下发生外走、冲动、自杀自伤行为。教会患者控制情绪的方法，恰当表达自己的需要及欲望。
2. 生活护理　帮助患者制订日常生活时间表，鼓励生活自理，针对患者制订适宜的护理计划。根据原发疾病的情况，为患者提供营养丰富、易消化的食物，可适当考虑患者的喜好，并为患者提供舒适的就餐环境，给予充足的就餐时间，必要时给予鼻饲或静脉补充营养。注意观察患者的排泄情况，叮嘱患者多喝水，均衡膳食，保持大便通畅，对长期卧床患者定时给予便器，对有认知障碍的患者定时督促如厕，养成规律的排便习惯。为患者创造良好的睡眠环境，指导患者养成良好的睡眠规律和习惯，并采用恰当的辅助睡眠的方法，帮助患者保持良好的睡眠，以利于疾病的恢复，必要时遵医嘱给予药物。督促或协助患者做好个人卫生，按时进行沐浴、更衣、洗漱、修剪指甲等，并做好皮肤护理，防止压疮和感染的发生。
3. 对症护理　注意观察病情变化，做好症状护理。对高热患者及时降温，防止脑细胞水肿损伤；对焦虑、抑郁的患者提供积极的心理干预，鼓励患者参加集体活动，转移注意力；对意识障碍的患者要注意安全，避免意外的发生。
4. 心理护理　与患者建立良好的护患关系，尊重关心患者，满足患者的各种合理需求；给予患者心理支持，鼓励患者表达自己内心的感受和想法，释放负性情绪，调动积极情绪。
5. 健康教育　为患者提供正确的疾病信息，减轻患者因对疾病的错误认知导致的紧张和恐惧情绪；指导患者学习应对压力、解决问题及克服不良行为的方法和技巧。

案例 8-2

患者，女性，49岁，教师。8年前出现四肢末端关节红肿疼痛，指端发麻等症状，后发展为面部水肿，口唇增厚发红，双侧肘关节、膝关节出现水肿型斑块，诊断为系统性红斑狼疮，使用泼尼松、环磷酰胺、左旋咪唑等治疗3个月后，关节疼痛减轻，红斑消失。2年前无明显诱因出现焦虑、抑郁、怀疑他人议论和迫害自己，认为学生嘲笑她，同事们串通起来排挤她，并派人每天跟踪她，患者感到紧张、害怕，经常哭泣，不敢出门，不愿与人交往，入睡困难。患者进食和个人卫生需要家人督促才能完成，无法正常工作，已经请病假数月，家人对患者的恐惧和害怕情绪不能理解，安慰和解释无效，感觉沮丧和无可奈何。

精神检查：意识清晰，时间地点定向准确，接触被动，感觉过敏，对光敏感，怕冷，有幻听、关系妄想和被害妄想，情绪不稳、烦躁不安、注意力不集中，自知力缺乏。

护理体检：T 37.3℃，P 88次/分，R 21次/分，BP 125/94mmHg，体重46kg（半年内下降了10kg），身高1.64m。

入院诊断：系统性红斑狼疮所致精神障碍

小结

1. 通过对阿尔茨海默病的临床表现及器质性精神障碍的主要临床特点的认识，能够说出器质性精神障碍的护理措施及健康教育的内容。

2. 认识血管性痴呆及躯体疾病所致精神障碍的概念及共同临床特征，能对器质性精神障碍患者进行整体全面的评估，更好地护理器质性精神障碍的患者。

3. 掌握器质性精神障碍患者的护理包括：

（1）安全护理：加强安全管理和危险物品管理，保证患者的安全。

（2）生活护理：提供营养丰富、易消化的饮食；保证患者充足的睡眠；保持排泄的通畅；协助做好个人卫生。

（3）对症护理：针对患者的精神或躯体症状，提供相应的护理。

（4）心理护理：与患者建立良好的护患关系，关心患者，解除患者的紧张和顾虑情绪。

（5）健康教育：提供正确的疾病信息，明确精神症状与脑部或躯体疾病的关系，学会观察病情变化，教会家属进行日常生活功能和社会功能训练的方法。

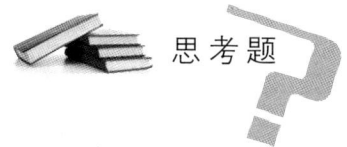 思考题

患者，男性，71岁，诊断为"脑梗死"，收治于神经内科病房。患者突然出现思维混乱，记忆力衰退，患者记不住其责任护士和主管医生的姓名，经常忘记自己已经吃饭的事实，责骂护士和家属不给他饭吃，在症状缓解的时候，患者焦虑情绪严重，担心病情而哭泣或发脾气。患者家属不理解患者的变化。

请分析：

1．患者伴发何种精神障碍？
2．护士应如何护理该患者？

（王国芳）

第九章 精神活性物质所致精神障碍

学习目标

识记
熟记精神活性物质、药物依赖、耐受性及戒断综合征的概念。
理解
描述常见精神活性物质所致精神障碍的临床表现及治疗。
运用
说出酒精所致精神障碍、阿片类物质所致精神障碍、中枢神经系统兴奋剂和致幻剂所致精神障碍的护理要点。

第一节 概 述

一、概念

1. 精神活性物质（psychoactive substances） 又称物质或成瘾物质、药物，指来自体外可改变人类情绪、行为、意识状态，并可使人产生依赖的一类化学物质，使用这些物质后可使人产生生理、心理上的满足感。

2. 药物依赖 是一组有关认知、行为和生理学症状的组合，个体尽管明白成瘾物质会带来明显问题，但还在继续使用，自我用药的结果导致耐受性增加、戒断症状和强制性觅药行为（compulsive drug seeking behavior）。强制性觅药行为是指使用者不顾一切后果而冲动性使用药物，是自我失控的表现，并非人们常理解的意志薄弱、道德败坏问题。

依赖可分为躯体依赖（也称生理依赖）和精神依赖（也称心理依赖）。躯体依赖是反复用药所导致的一种适应状态，以致需要药物持续存在于体内，若中断就会产生戒断综合征，躯体依赖常随耐受性的形成而产生。精神依赖指对药物的强烈渴求，以期获得用药后的特殊快感，呈现强制性觅药行为。

3. 耐受性（tolerance） 是指反复使用精神活性物质后，使用者必须增加剂量方能获得所需效果，或使用原来剂量达不到所需效果。

4. 戒断综合征（withdrawal syndrome） 是停止使用药物或减少使用剂量或使用受体拮抗剂占据受体后所出现的特殊的、令人痛苦的心理生理症状群。不同药物的戒断综合征表现不同，一般表现为与所使用药物作用相反的症状和体征。戒断综合征的严重程度与所用物质品种、剂量、使用时间、使用途径以及停药速度等有关。再次使用可迅速缓解戒断综合征。

5. 复发（relapse） 是指物质依赖者在脱毒治疗完成，保持了一段时间的戒断状态以后，又因为种种原因再次使用脱毒前所滥用的成瘾物质的过程。

> **知识链接**
>
> ### 什么是有害使用？
>
> 有害使用（harmful use）与滥用（abuse）的概念类似，是一种适应不良反应。指由于反复使用成瘾物质导致了明显的不良后果，如不能完成重要的工作、学业，损害了躯体、心理健康，以及导致法律上的问题等。有害使用强调的是引起不良后果，没有导致明显的耐受性增加或戒断综合征，反之就是依赖综合征。

二、发病机制

（一）药物依赖形成的机制

1. 代谢耐药性和细胞耐药性　代谢耐药性是指因药代谢过程加快，在组织内浓度降低、作用减弱、有效时间缩短而言。细胞耐药性是指因神经细胞有了某种适应性的改变而引起，使神经细胞只有在血液中含有高浓度药物的情况下才能正常工作。这种细胞适应性改变的机制尚不清楚。

2. 受体学说　脑内发现了对吗啡类药物有特殊亲和力的吗啡受体以及内源性吗啡受体激动剂。因此，推测药物依赖性的迅速形成可能与外源性吗啡与吗啡受体的特殊亲和力有关，后者被阻断后，造成耐药性的急剧增高。

3. 戒断综合征的废用性增敏假说　吗啡受体长期被吗啡阻断后出现耐药性增高的同时，也可由于成瘾药阻断了受体，出现废用性增敏，以致在停药过程中出现戒断综合征。

4. 生物胺学说　研究资料证明，单胺类神经递质参与镇痛和成瘾机制。注射吗啡后脑内 5-HT 的更新率随着耐药性的出现而增高。

（二）精神活性物质的分类

精神活性物质的种类很多，范围很广，分类方法也有多种。从其来源看，可分为天然药物、半合成药物和合成药物三大类。从其自然属性看，可分为麻醉药品和精神药品。从其流行的时间顺序看，可分为传统药物和新型药物。传统药物一般指鸦片、海洛因等阿片类较早流行的毒品。新型药物主要指冰毒、摇头丸等人工化学合成的致幻剂、兴奋剂类毒品。

从药物对人中枢神经的作用看，可分为以下几种：

1. 中枢神经系统抑制剂　对中枢神经系统产生抑制作用，如苯二氮䓬类、乙醇、巴比妥类等。

2. 中枢神经系统兴奋剂　对中枢神经系统产生兴奋作用，如咖啡因、苯丙胺、可卡因等。

3. 大麻　适量使用可使人产生欣快感，增加剂量可使人进入梦幻，陷入深沉而爽快的睡眠之中，主要成分为四氢大麻酚。

4. 致幻剂　能使人的意识状态和感知觉发生改变。如麦角酸二乙酰胺（LSD）、氯胺酮等。

5. 阿片类　能使人产生欣快感并缓解疼痛。如海洛因、吗啡、阿片、美沙酮等。

6. 挥发性溶剂　能使人产生短暂的兴奋，随后对中枢神经系统产生抑制作用。如丙酮、乙醚等。

7. 烟草　烟草带来的危害越来越被人重视，吸烟是诱发肺癌的主要因素。

三、主要病因

（一）社会因素

社会因素包括社会环境及社会生活方式，在药物滥用中起到非常重要的作用。引起药物滥用的社会环境因素包括：

1．毒品的易获得性，如某些国家毒品贩子充斥大街小巷。

2．家庭因素，如家庭矛盾、单亲家庭、家庭成员犯罪吸毒等。

3．同伴影响、同伴间的压力等。

4．文化背景、社会环境等因素，如有些国家在举行宗教仪式时，利用大麻来增加气氛，使滥用大麻成为合法的行为。

5．经济因素，在一定范围内，经济发展水平与烟酒依赖总体发生率有关，酒的总产量逐年上升，客观上促进了饮酒行为的增加及消费量的增长。

（二）心理因素

1. 负性情绪　如出现烦恼、苦闷、孤独、紧张、焦虑、忧愁等负性情绪时，是吸毒、饮酒的重要动机，而且依赖行为与负性情绪之间常形成恶性循环，依赖行为能引起情绪恶劣，情绪恶劣更加重依赖行为。

2. 学习因素　学习理论认为，酒精依赖是一种习得的社会适应不良行为，酒精依赖者的后代不仅可以从父母处学习饮酒行为，并且趋向于模仿父母的饮酒模式。

3. 人格因素　有以下性格特征者易对精神活性物质产生依赖：反社会性格、品行障碍（逃学、违纪等）、情绪控制较差、易冲动、缺乏有效的防御机制、追求即刻满足等，但目前还无研究证明是这些个性问题导致了吸毒或饮酒，还是由于吸毒或饮酒改变了个性，抑或是两者互为因果关系。

（三）生物学因素

动物实验研究发现，在没有社会、心理因素的作用下，它们也有主动获得精神活性物质的倾向。人类和动物一旦形成依赖，其中枢神经系统的递质、受体就会发生一系列的变化，因此，有学者将依赖行为定义为慢性脑部疾病，从这个意义上来讲，依赖和其他躯体疾病的本质是一样的。

1. 脑内的"犒赏系统"与药物依赖　近年来的研究认为中脑边缘多巴胺系统可能是犒赏系统的中枢所在，其中，被盖腹侧区（VTA）和伏隔核（NAs）是研究者较为感兴趣的部位。研究发现，人类所滥用的物质，尽管它们药理作用不同，但最终都是作用于中脑边缘多巴胺系统，使脑内的多巴胺增加，过多的多巴胺连续刺激下一个神经元受体，就会产生一连串强烈而短暂的刺激"高峰"，于是大脑犒赏中枢发生适应性变化，改变了强化机制和动机状态，出现了耐受性、戒断症状、渴求等病理生理改变。药物对犒赏系统的作用是产生精神依赖及觅药行为的根本动因。

2. 代谢速度　机体物质代谢的速度与依赖的形成有关。代谢速度不同，对精神活性物质的耐受性就不同，依赖的易感性也不同。如缺乏乙醛脱氢酶的个体，饮酒后乙醇代谢成为乙醛，但乙醛不能转变为乙酸，致使乙醛在体内堆积，少量饮酒即出现严重不良反应，个体因此不敢继续饮酒，也就不可能成为酒精依赖者。

3. 遗传学因素　家系、双生子及寄养子研究发现，基因决定了药物的易感性。目前发现有两个途径将这一易感性从上一代传至下一代，一是直接遗传，二是通过间接的方式，将反社会人格传给下一代。家系研究表明，药物依赖或滥用家系成员中，药物滥用、酒精滥用、反社会人格的相对危险性分别为对照家系的 6.7 倍、3.5 倍及 7.6 倍。

第二节　阿片类物质所致精神障碍

知识链接

阿片的起源

有关阿片植物——罂粟的传说可以追溯到远古时代。考古学家认为，罂粟作为一种超然的权力象征性植物，是在新石器时代人们在地中海东岸的群山中游历时偶然发现的。罂粟的种植则是从小亚细亚开始，经过漫长的岁月才在这个古老的世界传播开来，从罂粟植物中获得的阿片——黏土状黑色团块（俗称烟土）也有了 6000 多年的历史，古代巴比伦人称其为"快乐植物"。"阿片"一词也是源于希腊词语"opion"（阿扁），意为"罂粟汁"，希腊人将其用于癫痫、毒虫咬伤、发热、忧郁症和各种瘟疫。从前，我国也称之为"鸦片"。

阿片类物质指对人体产生类似吗啡效应的一类药物，有天然的，也有人工合成的。常见的阿片类物质包括阿片，阿片中提取的生物碱吗啡，吗啡的衍生物海洛因，人工合成的度冷丁、美沙酮、镇痛新（panlazocine）。在中国，由于非治疗目的的使用，并导致严重公共卫生问题的主要是阿片和海洛因。

阿片类药物滥用是世界范围内的公共卫生和社会问题，而旧中国我国民众饱受阿片之苦长达一个多世纪。1949 年，我国吸食阿片、海洛因的人数约 2000 万。新中国建立后，我国政府通过坚决有效的措施，在短短的三年时间内迅速清除阿片毒害。20 世纪 70 年代以来，毒品逐渐在全世界开始蔓延，过境贩毒等因素使我国的吸毒问题死灰复燃，吸毒者逐年增多。1990 年约为 7 万人，1993 年达到 25 万人，1995 年增至 52 万人，2003 年则超过 104 万人。吸毒者中的男女比例约为 4：1，但近年来女性所占的比例有日益增多的趋势。吸毒者中 30 岁以下的占 90% 以上。局部高发地区的数据显示，当地居民吸毒的终身患病率达 1.08%，有的地区阿片类吸毒者可达当地总人口的 1.16%～3.41%。

一、临床表现

（一）阿片类物质成瘾

海洛因成瘾为常见类型，男性多见，年龄 19～38 岁。吸食方式开始时是将海洛因粉末加入香烟中抽吸；随后绝大多数吸毒者将海洛因粉末置于锡纸上加热，用吸管将烟吸入。平均吸毒 1 个月后成瘾。成瘾后表现出以下症状：

1. 精神症状　情绪低落，易激惹。性格变化，自私、说谎、缺乏责任感。记忆力下降，注意力不集中，睡眠障碍。
2. 躯体症状　营养状况差，体重下降，食欲丧失。性欲减退，男性患者出现阳萎，女性月经紊乱、闭经。头晕、冷汗、心悸，体温升高或降低，白细胞升高，血糖降低。
3. 神经系统　可见震颤、步态不稳、言语困难、龙伯格（Romberg）征阳性、缩瞳、腱反射亢进，也可有掌颏反射、吸吮反射、霍夫曼征阳性、感觉过敏。

部分患者脑电图轻度异常，β或θ波活动增加。

（二）戒断综合征

最初表现为哈欠、流涕、流泪、寒战、出汗等。随后各种戒断症状陆续出现，典型的戒断症状可分为两大类：客观体征，如血压升高、脉搏加快、体温升高、瞳孔放大、呕吐、腹泻、流涕、震颤、失眠等；主观症状，如恶心、腹痛、肌肉疼痛、骨疼痛、不安、食欲差、疲乏无力、发冷、发热、喷嚏、强烈渴求药物与觅药行为等。由于使用阿片类物质的剂量、对中枢神经系统作用的程度、使用时间、使用途径、停药速度的不同，戒断症状的强烈程度也不一致。短效药物，如海洛因、吗啡通常在停药后8～12小时出现戒断症状，停药48～72小时后戒断症状最重，戒断症状一般持续7～10天。长效药物，如美沙酮在停药后1～3天出现戒断症状，停药3～8天戒断症状最重，戒断症状一般持续数周。

（三）阿片类药物过量与中毒

过量中毒者，多有意识不清，可达深度昏迷。呼吸极慢，甚至每分钟2～4次。皮肤冰凉，体温下降，血压下降。瞳孔呈针尖样，缺氧严重时瞳孔可扩大，对光反射消失。肌肉松弛，舌向后坠阻塞气管。常因休克、肺炎、呼吸衰竭导致死亡。

入院前要详细询问病史，特别是吸毒史及与吸毒有关的问题（如结核、肝炎、精神障碍、人格障碍等）和社会心理状况等。在躯体检查中要注意注射痕迹、瘢痕、立毛肌竖起、瞳孔扩大、流涕等一般情况。此外，除完成实验室常规检查外，应注意性病检查、肝炎病毒、HIV试验等检测。

二、治疗

（一）治疗

对阿片类物质成瘾及其所致精神障碍的治疗主要包括急性期的脱毒治疗，之后防止复发和社会心理康复治疗。

1. 脱毒治疗　脱毒（detoxification）指解除体内的毒性物质，在此特指通过躯体治疗来减轻戒断症状，预防因突然停药可能导致躯体损害的过程。阿片类的脱毒治疗一般在封闭环境中进行。

（1）制订治疗方案：根据患者的具体情况来确定治疗方案，主要包括：

1）确定治疗目标——不再吸毒，治疗与吸毒相关的躯体问题。

2）治疗与吸毒相关的精神问题。

3）帮助解决家庭问题。

4）治疗时间、治疗后康复和随访。治疗计划要详尽，应和患者共同制订，鼓励患者主动参与，治疗双方都要尽最大努力。

（2）替代治疗：替代治疗的理论基础是利用与毒品药理特性相似的药物来替代毒品，以减轻戒断症状的严重程度，使患者能够较好地耐受戒断反应。之后在一段时间（14～21天）

内将替代药物逐渐减少，最后停用。

目前常用的替代药物有美沙酮和丁丙诺啡。美沙酮是合成的阿片类镇痛药，属于 μ 受体激动剂，可产生吗啡样效应，使用适量时可控制阿片类戒断症状。其优点是可口服，服用方便；半衰期长，每日只需服用 1 次；大剂量使用时，可阻滞海洛因的欣快作用；吸收和生物利用度稳定。丁丙诺啡是 μ 受体半激动剂，镇痛作用是吗啡的 25～50 倍，其优点是从阿片受体分离较慢，作用时间较长，每日使用 1 次即可；戒断症状较轻；能阻滞海洛因产生的欣快作用；具有"顶限"作用，即达到一定效应时，即使增加剂量也不会使效应加强。使用剂量视患者的情况而定，首日剂量美沙酮为 30～60mg，丁丙诺啡为 0.9～2.1mg，根据患者的躯体反应逐渐减量，原则是先快后慢，只减不加，限时减完。

（3）非替代治疗

1）二氯苯胺咪唑啉：又名可乐定（clonidine）或可乐宁，是 α_2 肾上腺素受体激动剂，最初用于治疗高血压，后来发现其能抑制成瘾物质的戒断症状。可乐宁对于渴求、肌肉疼痛等效果较差，也无证据表明其能抑制复发，目前主要用于脱毒治疗的辅助治疗，如停止使用美沙酮后使用。开始剂量为 0.1～0.3mg，每日 3 次，常见副作用为低血压、口干和思睡，剂量必须个体化。

2）中草药：中药在缓解戒药后前三天的戒断症状方面较差，但能有效促进机体的康复、提高食欲，而最重要的是其不存在撤药困难问题。

3）其他：如镇静催眠药、茛菪碱类，主要用于对症治疗。

2. 防止复发治疗 脱毒治疗的目的是使吸毒人员初步摆脱阿片类药物，摆脱躯体依赖，为全面治疗与康复打下基础，它是全面戒毒的开端，而不是终结。目前应用的各种脱毒疗法，不管是阿片受体激动剂还是其他脱毒药物，在治疗后 6 个月之内，可能出现高达 80%～90% 的复发率，吸毒者会重新陷入毒品依赖，不能自拔。即使经过了系统正规的脱毒治疗，个体生理功能如心率、呼吸、体温、体重、睡眠、基础代谢率等基本指标在 6 个月之内并未完全恢复。同时脑内蓝斑区蛋白磷酸化过程的加速，钙离子通道关闭与钾离子外流，形成神经元脱极化产生放电，导致去甲肾上腺素脱抑制，从而产生一系列的生理与心理上的症状。这些症状群在脱毒治疗后也没有全部恢复，往往后遗稽延性戒断综合征。

如前所述，在阿片类物质依赖形成过程中涉及正性和负性两种强化过程，正性强化作用指滥用毒品产生的心理快感，负性强化则是指中断滥用毒品时出现的戒断症状群。脱毒治疗在很大程度上解决了负性强化，但很少能减少或消退正性强化的影响。心理渴求稽延性戒断综合征的折磨和外在环境的吸引，导致患者再次重复吸毒。研究者们试图从医疗措施上设计一种方案，以减少成瘾机制中正性强化的刺激作用，即设法使成瘾者在滥用毒品时不再产生快感，从而减少或消除正性强化作用，以巩固长期戒毒的效果。近年国内外合并应用阿片受体拮抗剂——纳曲酮，它对脑内阿片受体有很强的亲和力，用在经过脱毒治疗的个体上，如患者重新滥用阿片类物质时，可以阻断其作用于阿片受体，不再产生快感，从而使重新使用的阿片类物质失去了作为正性强化剂的作用，减少心理渴求与复吸的可能性。

3. 社会心理康复治疗

（1）认知行为治疗。主要目的是：①通过改变导致患者吸毒的不良认知方式来改变其成瘾行为方式；②帮助患者学会应付急性或慢性渴求；③促进患者社会技能和生活水平的提高；④对患者不吸毒行为进行奖励强化。

（2）团体治疗。团体治疗使患者有机会发现他们之间共同的问题，从而制订出切实可行的治疗方案；促进他们相互理解，学会如何正确表达自己的情感、意愿，使他们有机会共同交流戒毒的经验教训;在治疗期间相互监督、相互支持,有助于预防复吸、促进康复。

(3) 家庭治疗。强调改善家庭成员间的不良关系,因为这是导致吸毒成瘾和复吸的重要原因。有效的家庭治疗技术能促进家庭成员间的情感交流,打破对治疗的阻抗。

(4) 社区治疗。社区治疗的主要目的是全面改善患者的生活方式,消除反社会行为,培养生活、工作技能和积极进取的价值观。在社区治疗中,建立严格的规章制度和奖惩条例,所有参与者必须绝对服从;并根据行为表现评定等级制度,参与者的等级不同,身份、地位、责任和权利也不同,所有参与者须接受定期评定,沿等级逐步升降,直到合格方能离开社区。坚持长期社会心理干预和心理康复治疗才能降低复吸率。

第三节 酒精所致精神障碍

随着国内经济的发展和转型,人们生活节奏的加快和精神压力的增加,我国饮酒问题日益突出,目前中国饮酒者已超过 5 亿人,人均酒精饮料消耗每年递增 13%,而且每年因酗酒肇事的立案高达 400 万起,全国每年有 10 万人死于车祸,而 1/3 以上交通事故的发生与酗酒及酒后驾车有关。

饮酒还与超过 60 种疾病有关,如口腔癌、消化道恶性肿瘤、肝癌、肝硬化、高血压、心力衰竭、脑出血及出生缺陷等。除此之外,饮酒还可以导致严重的社会和心理功能损害,如意外伤害、自杀、家庭暴力、严重人际关系冲突、失业/失学、休工/休学、抑郁、酒精滥用和酒精依赖等。国内对酒精所致的危害一直没有进行过系统的研究或回顾。2001 年对中国 5 个地区的研究发现,当前男性酒精依赖的患病率为 6.625%,女性为 0.200%(总体患病率为 3.797%),酒精依赖患者中胃炎、胃溃疡的一年发生率为 7.9%,并与酒精摄入量有关联,心脑血管病与酒精摄入量呈"V"形曲线关系。

一、临床表现

(一)急性酒精中毒

急性酒精中毒仅次于安眠药、镇静药等精神药物中毒,是临床上最常见的中毒原因之一,分为兴奋期、共济失调期及抑制期。兴奋期患者表现出自制能力差、兴奋话多、言行轻挑、冲动易感情用事,可有行为失控或攻击行为;随后共济失调期出现言语凌乱、含糊不清、步态不稳、面部潮红、心率增加、血压升高或降低,伴有呕吐、嗜睡;抑制期可出现昏睡或昏迷、皮肤湿冷、体温降低、呼吸慢而有鼾声、心率快、血压下降,但记忆力和定向力多保持完整,多经数小时或睡眠后恢复正常。此种情况如果持续 8~12 小时,则可能发生肺炎、呼吸衰竭、颅压增高等严重并发症,并有死亡的危险。中毒症状的严重程度与血中浓度有关,血中酒精浓度上升越快、浓度越高,症状就越严重,但存在一定的个体差异。

病理性醉酒(pathololgical intoxication)表现为饮进少量酒精后出现突然冲动的攻击暴力行为,并在深度睡眠后结束,醒后遗忘。但没有有力证据说明这是一个临床疾病单元,自 DSM-IV 之后就去除了这个疾病类别。

酒精所致遗忘(alcohol-induced amnesia)又称为"黑朦",指一种短暂的遗忘状态,多发生在醉酒状态后,但当时并没有明显的意识障碍。次日酒醒后对醉酒时的言行完全遗忘,遗忘的片段可能是几个小时,甚至更长时间。

(二)酒精依赖

酒精依赖(alcohol dependence)又称酒依赖,是指长期反复饮酒所致对酒精渴求的特殊心理状态,以及停饮后出现的心理、躯体的特殊反应,可连续或周期性出现,包括精神依赖和躯体依赖。

酒精依赖的特征有:

1. 对饮酒渴求、强迫饮酒,无法控制。
2. 固定的饮酒模式,定时饮酒。
3. 饮酒高于一切活动,不顾事业、家庭和社交活动。
4. 耐受性逐渐增加,饮酒量增多,但酒精依赖后期可能耐受量下降,每次饮酒量减少,而饮酒频率可增多。
5. 反复出现戒断症状,当患者减少饮酒量或延长饮酒间隔期、血浆酒精浓度下降明显时,就会出现手、足和四肢震颤、出汗、恶心、呕吐等戒断症状。若及时饮酒,此戒断症状迅速消失。此现象常发生在早晨,称之为"晨饮"症状。
6. 戒断后复饮(如戒酒后重新饮酒),就会在较短时间内再现原来的饮酒模式。

(三)酒精戒断综合征

酒精戒断综合征(alcohol withdrawal syndrome)长期饮酒形成酒精依赖的患者突然停酒或减量后出现的一系列神经精神症状,如谵妄、肢体震颤或抖动、幻觉、妄想等。表现为兴奋、坐立不安、焦虑、失眠、肢体震颤或抖动、恶心、呕吐、幻觉、妄想、心动过速、血压升高、大汗、腱反射亢进、强直-阵挛性癫痫发作、震颤谵妄等。上述症状的发生往往有一个典型的时间点,通常在停饮后4~12小时出现早期症状,震颤一般发生在停饮后7~8小时,因此,慢性酒精中毒患者常在晨起表现手指及眼睑震颤,严重者可出现不能咀嚼和站立不稳。停饮后48小时左右戒断症状达到高峰,癫痫发作一般发生在停饮后6~48小时,酒精戒断性谵妄(也称震颤谵妄)通常在停饮后48~96小时发生,之后4~5天戒断症状逐渐减轻或消失,部分患者戒断症状可延迟在戒酒后5~10天才会出现。

(四)震颤谵妄

震颤谵妄(delirlium tremens)是在慢性酒精中毒或长期酒精依赖的基础上,在突然停酒或减少酒量48小时后出现,表现为短暂的、伴有躯体症状的急性短暂意识障碍状态。发作时患者意识不清,存在时间和地点定向障碍,以及生动而鲜明的幻觉或错觉、全身肌肉震颤和行为紊乱三联征。严重者可发生癫痫发作,以癫痫大发作为主。大多在大量饮酒或戒断后24~72小时发生,发作前可见震颤、大汗、谵妄等戒断症状。

(五)酒精所致精神障碍

长期或大量饮酒,在无明显意识障碍的情况下,出现幻觉、妄想、情感障碍、精神运动性兴奋或抑制。常见有酒精所致幻觉症、酒精所致嫉妒症。

1. 酒精所致幻觉症(alcoholic hallucinosis) 酒精依赖患者习惯性饮酒或大量饮酒后(通常在停止饮酒后24~48小时)出现以幻觉为主的症状,不包括醉酒、震颤谵妄状态下出现的错觉、幻觉等。

2. 酒精所致嫉妒症(alcoholic delusion of jealousy) 慢性酒精中毒或酒精依赖患者坚信配偶对自己不贞,这是酒精所致精神障碍常见的妄想症状之一。患者坚信配偶对自己不忠诚,以男性患者多见。早期患者可进行与嫉妒妄想无关的社会活动。后期随着脑病变的加重,嫉妒妄想荒谬离奇,如怀疑妻子与父亲甚至少年儿童相爱等。

3. 韦尼克脑病（wernicke encephalopathy） 是最严重的酒精中毒性脑病，起病急骤，临床表现以精神错乱、眼球运动异常、共济失调三联征为特征，常与维生素 B_1 缺乏有关。初期时症状相当严重，数天之内即发展到难于站立及步行。轻型患者表现为小脑性共济失调，走路时步幅较宽，易于倾跌。

4. 柯萨可夫综合征（korsakoff syndrome） 又称遗忘综合征，是一种选择性或局限性认知功能障碍，以部分逆行性遗忘、完全顺行性遗忘、错构、虚构症状为特征。大多数患者为急性脑病的后遗症，也可能是慢性酒精中毒的结果。

（六）酒精所致人格障碍

由于长期饮酒，患者的人格特征发生持久性改变，行为模式明显偏离常态，导致环境适应不良，甚至与社会和他人发生冲突，给自己或社会造成严重后果。表现为自私、孤僻、冷漠，没有亲情，对家庭或工作全无责任感，道德标准下降，整日关心的只是酒。情绪非常不稳定，警觉性高，猜忌心强，行为粗暴、残忍、急躁，为了能喝到酒，以致偷窃、诈骗、无所不为，饮酒前后相比判若两人。

（七）酒精所致痴呆症

酒精所致痴呆症（alcoholic dementia）是酒精对脑组织长期直接作用导致以智能损害为主的综合征，表现为人格改变、智力障碍、记忆力损害等。初期表现为倦怠感，对事物不关心，情感平淡。继续发展可出现衣着不整、不讲卫生、失去礼仪等，逐渐出现认知障碍、定向力障碍和识记障碍。后期患者的个人生活能力逐渐丧失，人格衰退，多死于严重并发症。

知识链接

什么是间发性酒狂？

间发性酒狂是酒精依赖的一种特殊类型。其特点是周期性的狂饮发作，每次发作前常有难以忍受的苦闷、烦躁以及躯体不适，随之出现强烈的、难以遏止的饮酒欲望和狂饮行为。患者表现为无节制地狂饮数日，言行也一反常态，有的变得羞怯怕人，有的则行为狂暴，也可出现妄想症状。间歇期不思饮酒，甚者厌恶饮酒。一般周期为数日、数月或更长。这种发作有些可能是癫痫性精神障碍的一种表现，或者是精神分裂症、躁狂症、人格障碍的一种精神症状。

二、治疗

1. 酒精戒断是治疗慢性酒精中毒或酒精依赖的第一步，当达到酒精依赖严重程度时，患者想要回到适度和可控的饮酒程度几乎是不可能的，因此，只有完全戒断才是恰当的治疗选择，必须告诫患者和家属，一般需要住院进行这个阶段，否则将导致出现抽搐、精神异常、昏迷甚至死亡等危机状况。戒断症状轻者可在医护人员监护下进行非药物治疗，如支持疗法、精神疗法等。

2. 全面评估患者酒精依赖及其戒断的严重程度，可采用戒断量表进行评估，根据评估结果使用苯二氮䓬类药物替代治疗，对症治疗并积极预防和纠正胃肠功能紊乱、肝功能异常、脱水造成的严重并发症，由于此类患者还有伤人和自伤的可能性，因此，在疾病发作期应采取积极的医疗保护措施。

3. 医护团队整体性治疗，加强基础护理、生命体征和精神科监护、水电解质平衡、维生素特别是 B 族维生素的营养支持。

4. 其他支持性方案　如安静环境、支持性的咨询，应特别针对患者戒断症状的全过程进行支持性咨询，保持动机防范戒断后的复饮等。

5. 参与互助小组　目前国内外已经形成各类互助性、以帮助戒酒为目的的治疗小组，如戒酒匿名会（Alcoholic Anonymous，AA）于 1935 年由美国两位医生发起建立，目前已成为世界性的旨在帮助嗜酒者戒酒的民间组织，并成为近年来治疗和预防酗酒及酒精中毒的重要方式。嗜酒者自愿参加，不受任何约束，并获得帮助和促进个人成长。

第四节　中枢神经系统兴奋剂、致幻剂所致精神障碍

中枢神经系统兴奋剂是能提高中枢神经系统功能活动的一类药物。根据其主要作用部位可分为三类：①主要兴奋大脑皮质的药物，能提高大脑皮质神经细胞的兴奋性，促进脑细胞代谢，改善大脑功能，代表药物是咖啡因等；②主要兴奋延脑呼吸中枢的药物，能兴奋延髓呼吸中枢。直接或间接作用于该中枢，增加呼吸频率和呼吸深度，又称呼吸兴奋药，对血管运动中枢亦有不同程度的兴奋作用，代表药物是尼可刹米、二甲氟林、戊四氮等；③主要兴奋脊髓的药物，能选择性兴奋脊髓，它是另一类型的中枢兴奋药，因中枢兴奋的表现是阻止抑制性神经递质对神经元的抑制作用所致，代表药物为士的宁、印防己毒素。

中枢兴奋剂的滥用近年来有逐年加剧的趋势，欧、美洲以可卡因、甲基苯丙胺（冰毒）、亚甲二氧甲基苯丙胺（摇头丸）为主；亚洲以"冰毒"为主；独联体多滥用甲基卡西酮。我国 20 世纪 50 年代曾有冰毒滥用（当时叫抗疲劳素片，即去氧麻黄素），90 年代以来，南方一些城市出现了冰毒滥用问题，近年来个别大城市还有摇头丸、迷魂药、销魂剂等滥用现象。它可使人产生欣快和充满活力的感觉，产生一种要与人交往的欲望，曾被作为辅助药物用于心理治疗和娱乐性药物。

知识链接

新型毒品——浴盐

"浴盐"是一种新型中枢神经系统的兴奋剂，在最危险的情况下，药物滥用专家形容其兴奋功能比可卡因强 13 倍。而其带来的精神状态改变可能会导致恐慌、躁动、妄想、幻觉和暴力行为。它是一种廉价的合成药物，功能犹如甲基安非他明和可卡因的混合物，可极大提高人大脑中的多巴胺和去甲肾上腺素水平，使用者会出现妄想、暴力和难以预料的行为。迈阿密警方 2012 年 5 月开枪打死了一名男子，该男子在繁忙的高速公路上攻击一名流浪汉，啃掉后者近 80% 的脸部皮肉。事后调查称该疯狂男子事发前曾吸食"浴盐"。宾夕法尼亚州警方拘捕了一对吸食浴盐的夫妇，他们差点用刀杀死自己 5 岁的女儿，他们相信已经"用刀捅了生活在公寓里的 90 个人"。肯塔基州有位吸食浴盐的狱警擅离职守，在两座不同的城镇犯下 10 种暴力罪行，最终不得不用电击枪将他制服。这种毒品目前在我国还不曾有人使用。

致幻剂包括麦角酰二乙胺、裸盖菇素、毒蕈碱、墨斯卡林、二甲氧甲苯丙胺、亚甲二氧甲苯丙胺以及其他苯丙胺代用品。与其他作用于中枢神经系统药物不同的是，致幻剂所产生的效应难以预测，常取决于使用者自身的心理预期以及所处的环境。部分患者常混合使用兴奋剂和致幻剂，甚至海洛因以追求更多的快感。

一、临床表现

（一）急性中毒

急性中毒的临床表现有兴奋、欣快、焦虑、紧张、愤怒、判断力受损、运动困难、肌张力障碍、精力旺盛、对睡眠需求减少、厌食、恶心呕吐。自主神经症状有心动过速、血压升高、瞳孔扩大、出汗、震颤。其他症状有胸痛、心律失常、呼吸抑制、意识模糊、抽搐等。

（二）长期滥用停药后的戒断反应

一般分为以下3期：

1. 极度不适期　多在停药后立即出现。如精神紊乱、厌食、烦躁、抑郁、失眠、昏睡和自杀倾向等。此时最容易滥用其他物质如安眠药、阿片类等。一般轻度滥用者停用兴奋剂后多昏睡，醒后食欲大增（狼吞虎咽）也是戒断反应的表现（反跳性）。

2. 迁延期　一般症状不重，感觉接近正常或轻度渴求，情绪波动、烦躁或抑郁、无力等。常有用药时欣快的回忆，激起强烈的用药渴求，可经历6～9个月才会减弱。

3. 恢复期　此期脑神经化学改变已恢复正常，情感基本正常，但仍易受条件影响，如环境、特别是同伴引诱、药物等而复吸，所以要加强心理辅导，彻底康复。

（三）苯丙胺性精神障碍

吸食苯丙胺类兴奋剂等新型毒品数小时后，毒品带来的愉悦感、欣快感和迷幻感等逐渐消失，吸毒者会出现全身疲乏、精神压抑和嗜睡等症状，这些效果使吸毒者渴望得到精神刺激而吸食毒品。与海洛因等传统毒品相比，苯丙胺类兴奋剂等新型毒品停止吸食后不会产生明显的戒断症状，身体依赖性不特别明显。但表现出很强的精神依赖性，即吸食者为追求产生一种特殊的欣快感和欢愉舒适的内心体验，在精神上产生定期连续吸食毒品的渴求和强迫吸食行为，以获取心理上的满足，消除精神上的不适，因此，这类毒品很容易成瘾，对苯丙胺的躯体耐受性出现的非常快，所以长期服用者必须越服用越多。最常见的表现是过度兴奋，有不安、失眠、震颤、紧张和烦躁等症状。初始使用会出现精神亢奋，不知疲倦，活动明显增加，冲动易怒。过量使用可造成急性中毒，出现意识障碍，可危及生命，表现为血压升高、心率加快、出汗、口渴、呼吸困难、兴奋躁动、甚至出现抽搐、震颤、意识模糊，严重可因心律失常、痉挛、循环衰竭、高热、昏迷致死。

当药力消失时，服用者出现"垮掉"的感觉，表现为深度抑郁。服用大剂量苯丙胺最严重的后果是一种中毒性精神障碍，其症状类似偏执型精神分裂症。患者可产生精神恍惚、抑郁、睡眠障碍。停用后症状可缓解，但有部分患者停用后不治疗不能消除症状，频繁复吸会导致大脑功能损害，少数患者预后不良。

二、治疗

（一）对急性中毒的治疗

兴奋剂或致幻剂对平滑肌的松弛作用使得胃排空时间延迟，采用灌洗方法效果较好，给予足量补液、维持水电解质平衡，促进排泄，保持呼吸道通畅，吸氧，气管插管，血压升高时可用降压药控制血压，高热给予物理降温处理。如果严重焦虑不安，则有必要使用镇静剂，如地西泮肌内注射等进行短期治疗。

（二）对中毒性精神障碍的治疗

患者出现精神障碍，如幻觉、妄想、冲动伤人，则应采取氟哌啶醇注射液肌内注射治疗，或用地西泮等苯二氮䓬类镇静剂，剂量采用递增方法，直到患者趋于稳定，然后递减撤药；对出现的幻觉、妄想等严重精神障碍可用抗精神障碍药物对症治疗；对可能出现的伤人、自杀等暴力行为则需严加防范。

（三）认知治疗

患者多存在焦虑、抑郁情绪，给予个别心理治疗和集体心理治疗对其很有帮助，必要时可对症使用抗抑郁、抗焦虑药物治疗。

第五节　其他精神活性物质所致精神障碍

一、烟草

烟草在药物滥用中主要是指大量吸烟，烟草与其他精神药物相比有其自身特点，吸烟与吸毒不同，它同饮酒一样得到社会认同；香烟的易获得性使其有了广泛的消费市场；吸烟后获得中毒症状并不像吸毒那样立即表现出来，而是在若干年后，由吸烟引起的疾病表现出来；烟草的有效成分尼古丁与其他精神药物不同，从尼古丁的药理作用看，由于它的剧毒性以及对神经等系统的不良反应不会应用于临床。世界卫生组织和各成员国签订了烟草控制框架条约，要求最大限度施行控烟，以保护公众健康，使公众生命免受烟草威胁。

尼古丁可以产生耐受性和精神依赖性。初次吸烟可以引起不良的身体症状，如恶心、头晕、心悸等，继续吸烟则很快对这些不良反应产生耐受性。尼古丁的依赖性主要是精神依赖，即停止吸烟后会产生精神、心理上的渴求。但由于尼古丁血浓度的下降，也会出现生理上的变化，如戒断6小时后会出现心率降低、血压下降，这些症状至少持续3天，严重吸烟者停止吸烟后，也可出现头痛、易怒、肌肉痛、便秘等神经精神和胃肠功能障碍，一般在一周内便可消退。

1. 药物治疗　以低剂量、安全性好的尼古丁制剂替代治疗，减轻戒断症状，逐渐停止达到戒烟目的。可乐定用于较重的烟草依赖者；去甲替林能减轻焦虑，改善睡眠，提高疗效。

2. 认知治疗　开展全民健康教育和戒烟运动，给吸烟者提供心理咨询、家庭帮助、社会支持等措施，让人们意识到吸烟的危害，争取早日戒烟。

二、镇静催眠药物和抗焦虑药物

镇静催眠药物包括巴比妥类药物及非巴比妥类药物。巴比妥类，特别是短效巴比妥类药物，如司可巴比妥等为最易成瘾的催眠药物之一，非巴比妥类药物如水合氯醛、甲丙氨酯等也易导致成瘾。大量服用镇静催眠药后主要表现为大脑皮质抑制和小脑功能障碍，包括思考困难、反应迟钝、不能进行简单计算、眼球震颤、运动失调、站立不稳、肢端颤抖、步态蹒跚等神经系统体征，严重者可死亡。有些患者还会出现人格改变，丧失进取心，对家庭、社会失去责任感，患者变得孤僻、意志消沉、自私、说谎、不择手段地偷药、藏药。躯体可出现消瘦、乏力、食欲低下、皮肤无光泽、面色灰暗、多汗等。一般在停药1～3天后出现戒断症状，轻者浑身难受、虚弱无力、头痛、失眠、心慌等，严重者出现全身肌肉抽搐、癫痫大发作、意识障碍、幻觉、兴奋、冲动等。药物镇静作用越强，戒断症状越重，一般持续2～3周后恢复正常。

抗焦虑药物特别是苯二氮䓬类药物，在临床应用广泛，使用不当也易造成依赖现象。在治疗剂量时可出现思睡、软弱、头昏和眩晕等。剂量过高时可引起过度镇静、震颤和共济失调等副作用，有时可影响精细运动和协调功能，但服药者对此却不能觉察，因而会导致车祸或意外事故。长期用药可产生药物依赖性，患者对药物的耐受性增高，以致用药剂量增高；突然停药则产生戒断反应，如失眠、头痛、烦躁、兴奋、恶心、呕吐、大汗、全身无力、肌肉疼痛或抽动、震颤，严重者可出现一过性幻觉、欣快、兴奋、不眠，有癫痫发作或呈谵妄状态。过量服用可致中毒，表现为意识不清、嗜睡、昏睡、昏迷或谵妄，伴有肌肉松弛、心动过缓、血压降低甚至死亡。长期服药可有人格改变，表现为易激惹、意志薄弱、欺骗、偷窃、缺乏责任感、躯体状况差、消瘦、无力、面色苍白、性功能低下，神经系可出现肌张力低下、腱反射低或消失、步态不稳等。

1. 急性中毒　抢救巴比妥类药物中毒的关键在于洗胃和增加排泄。氟马西尼可用作地西泮类药物的过量中毒，效果显著。

2. 药物治疗　逐渐减少药物剂量，也可使用情绪稳定剂，如卡马西平、普萘洛尔等，国外采用长效药物替代短效药物，如长效的巴比妥类药物（苯巴比妥）替代短效药物（戊巴比妥），或苯二氮䓬类的长效药物替代短、中效药物，再逐渐减少替代制剂的使用剂量。严格管理和控制该类药物的使用，以减少个体对该药物的滥用机会。

3. 心理治疗　很多滥用镇静催眠药或抗焦虑药的患者都存在心理问题，在面对压力和困难时使用药物缓解内心冲突，做好患者的心理疏导，改善认知，缓解患者的不良情绪，引导患者运用健康的方式应对生活和工作，减少或避免药物的使用。

第六节　精神活性物质所致精神障碍患者的护理

【护理评估】

从生理、心理、社会文化等方面收集与患者健康状况有关的资料。

(一) 生理方面

1. 应用精神活性物质史　种类、方法、用量、持续时间、间隔时间、末次使用时间、有无急性中毒症状、躯体依赖的程度及心理渴求感等；饮酒史、饮酒量、饮酒的种类、末次饮酒时间、饮酒模式、是否有晨饮或周期性饮酒、是否有家族史等。

2. 治疗情况　既往治疗用药、是否自行戒瘾、是否住院治疗、用药后的不良反应、所用药物的最大剂量等。

3. 一般情况　生命体征：体温、脉搏、呼吸、血压；皮肤：注射痕迹、瘢痕、皮肤完整性、有无外伤等；营养状况：有无营养不良及极度消瘦等。

4. 神经系统状况　注意腱反射、周围神经损伤情况，如感觉肢体麻木等。

5. 躯体戒断症状　有无打哈欠、流涕、发热、肌肉疼痛、腹痛、恶心呕吐、腹泻、心悸、大汗、手抖、舌颤、行走不稳、共济失调、震颤谵妄、睡眠障碍等。

6. 精神障碍症状　评估精神是否平稳、接触是否合作、有无消极言语行为、是否有兴奋躁动、情绪抑郁、冲动、伤人、毁物、幻觉、妄想、定向力障碍及意识障碍等。

7. 并发症　有无感染性疾病、消化道疾病、肝肾功能损害、心血管系统疾病、神经系统疾病、性病等。

8. 实验室及其他辅助检查　血、尿、便常规，血生化，心电图，脑电图等。

(二) 心理方面

1. 认知活动

(1) 有无知觉的改变，如出现幻听、幻视、幻触等症状。

(2) 有无思维内容障碍及思维过程方面的改变，如酒精中毒性嫉妒妄想。

(3) 有无智力与记忆损害，如遗忘、错构、虚构。

(4) 有无注意力和定向力障碍。

(5) 对疾病的认识，即有无自知力。

2. 情感活动

(1) 物质戒断时有无恶劣情绪，如焦虑、抑郁、紧张、恐惧不安等。

(2) 急性酒精中毒时，有无兴奋、吵闹、易激惹和情绪不稳。

(3) 停止用药期间，有无对以往行为感到负罪感、自卑感及自我放纵等。

3. 意志行为活动

(1) 用药动机，如好奇心重、追求快感、生活苦闷、烦恼事多、想从药物中逃避、受到家庭成员或朋友影响、是否经受失败或挫折、是否有家庭冲突或社会压力、是否为了减肥使用毒品、酒精依赖者是否终日沉溺饮酒等。

(2) 生活规律，是否改变了原有的生活方式，患者能否满足基本需求。

(3) 在戒断过程中的防卫机制应用情况，有无抱怨、诉苦、哭诉、争执等。

(4) 觅药行为表现，有无在脱瘾治疗中不惜一切手段持续用药，如说谎、偷窃、藏匿、抢夺、收集、攻击等行为。

4. 人格特征

(1) 有无人格不成熟或有缺陷，如经不住失败与挫折，容易冲动，不考虑后果的行动，反社会倾向、是否对家庭和社会缺乏责任感。

(2) 是否缺乏自信及决策能力，自卑感强烈而隐蔽，内心孤独、退缩、不合群、自私、冷酷、仇恨、缺乏爱心、以自我为中心等。

(三) 社会方面

1. 患者的工作、学习效率是否降低，人际交往能力、生活自理能力有无减弱。

2. 患者与家庭成员的关系有无受损，有无子女受虐待、教养不良、婚姻破裂等问题。

3. 患者不良行为的程度，有无逃学、旷工、欺骗、偷窃、赌博等不负责任、不讲道理的行为，更有甚者有严重影响社会安定的犯罪问题等。

4. 社会支持系统状况，如患者的家庭成员是否有药物滥用及酒精依赖，家庭成员及亲友对患者的态度，是否能提供有效的支持等。

【常用护理诊断】

(一) 生理方面

1. 营养失调：低于机体需要量　与消化系统功能障碍、缺乏食欲等有关。

2. 睡眠型态改变　与情绪障碍导致入睡困难或戒断症状有关。

3. 有感染的危险　与机体抵抗力下降、卫生习惯不良等有关。

4. 意识障碍　与酒精或药物过量中毒、戒断反应等有关。

5. 有噎食的可能　与酒精戒断状态吞咽障碍有关。

6. 有受伤的危险　与酒精戒断状态行走不稳有关。

（二）心理方面

1. 感知改变　与酒精或药物过量中毒、戒断反应等有关。

2. 思维过程改变　与酒精或药物过量中毒、药物依赖导致中枢神经系统受损、戒断反应有关。

3. 焦虑　与调适机制发生严重的困难，需要未获得满足或戒断症状等有关。

4. 自我概念紊乱：低自尊、自暴自弃、自罪、自责等　与缺乏正向反馈、家庭关系不良、社会支持缺乏等有关。

5. 个人应对无效　与不适当的调适方法、认知歪曲、支持系统缺乏等有关。

（三）社会方面

1. 生活自理能力缺陷　与躯体并发症、戒断症状等有关。

2. 有对自己或他人施行暴力的危险　与兴奋躁动及幻觉、妄想或酒精中毒、戒断综合征、个人应对机制无效有关。

3. 有出走的危险　与认知障碍、自控能力降低有关。

4. 社交障碍　与人格改变、行为退缩等有关。

【护理目标】

（一）生理方面

1．患者能维持正常的营养状态。

2．患者的睡眠型态紊乱得到改善。

3．患者未发生躯体感染性疾病。

4．戒断期间未发生噎食及摔伤。

5．急性中毒患者能保持生命体征的平稳，未发生并发症。

6．患者能规律进餐，摄取能量，躯体营养情况得到改善。

（二）心理方面

1．患者戒断症状控制，感知和思维过程逐渐恢复正常。

2．患者能积极控制不良情绪。

3．患者能纠正不正确的认知，出院后能认真执行戒毒、戒酒计划并主动配合。

4．患者能够建立正向的自我概念和积极的应对机制。

5．患者能够认识幻听、妄想，能及时找护士寻求解决办法，未出现暴力冲动行为。

（三）社会方面

1．患者的生活自理能力逐步提高。

2．患者未发生暴力冲动行为和出走行为。

3．患者能建立正确的行为模式和有效的人际交往关系，主动承担社会责任。

4．患者能主动参与各种社会活动，有效利用社会支持资源。

5．患者逐渐改善与家人关系，得到家人的谅解和支持。

6．患者能认识有害物质，指出自身问题。

【护理措施】
(一)生理方面
物质依赖者常由于戒断反应、过量使用、中毒反应等导致较多的躯体问题,包括营养不良、水电解质紊乱,感染或器官损害等,对躯体症状的处理应列为优先考虑。

1. 生活护理

(1) 饮食护理:精神活性物质依赖者饮食无规律,大多食欲下降,厌食,戒断反应重时甚至拒绝饮食。护理人员应观察患者每餐进食情况,给予易消化、营养丰富的饮食,尤其对戒酒的患者,由于长期饮酒停饮后会出现吞咽障碍,有些患者饮水都会有呛咳,因此,戒断期间应以软食或流食为宜,防止发生噎食。对于出现电解质紊乱的患者,应进行补钾治疗,同时可以进食含钾高的食物,如香蕉、橙子等。对严重呕吐无法自行进食者,由护理人员协助喂食,必要时鼻饲或静脉给予营养支持。

(2) 睡眠护理:精神活性物质依赖者在戒断后往往存在顽固性失眠,如不及时纠正,患者的注意力就会集中在躯体的不适感上,易诱发复吸或对镇静催眠药物依赖的可能性。在药物调整基础上,应采取措施协助患者改善睡眠状况,如指导患者建立规律的作息时间,白天参加各种工娱活动;改善睡眠的环境,要保持宁静、舒适、光线适中、空气清新;睡前不宜太饿或太饱,不宜大量饮水;睡前避免剧烈运动,过度兴奋或其他刺激,放松心情,控制情绪,不让焦虑和恼怒等杂念烦扰,以免肌肉紧张或大脑活动频繁而不能入睡,听一些轻柔的音乐,睡前用温水洗澡,注意足部保暖等,并严密观察患者的睡眠情况。对于戒酒的患者容易在夜间出现谵妄的状态,因此,我们在夜间应给患者留一盏暗灯,可以减少患者谵妄的发生。出现谵妄后,要保持冷静,可以肌内注射地西泮或其他镇静药物,多给予家庭支持能减少谵妄持续的时间,谵妄期间要注意防摔伤,保证患者安全。

(3) 个人卫生护理:加强口腔护理、皮肤护理、排泄护理,保持床单位清洁、干燥、舒适。戒毒患者对疼痛异常敏感,护理时应注意操作轻柔,尽可能少碰触患者皮肤。对奇痒难忍的症状,除给予药物缓解外,护理人员应给予心理支持,鼓励患者坚定治疗的信心。

2. 安全护理

(1) 护理人员为患者提供良好的住院环境,确保病房和患者的安全,做好对患者和家属的安全教育,严格执行安全检查和探视制度,对于患者探视带回的物品,一律认真检查,包括开过瓶的矿泉水都要仔细检查,杜绝各类精神活性物质流入病房。对于严重冲动、发生或将要发生伤害他人、自伤自杀行为时,在无其他替代措施的情况下,征得家属同意,方可实施约束,并有专人看护,保证患者安全。

(2) 此类患者多伴有人格障碍,表现为易激惹、冲动,甚至违反规章制度、不服从治疗,可给予积极的引导,沟通时要注意方式方法,既要坚持原则,又要正确疏导,避免直接冲突。

(3) 患者入院 3~5 天后,大多数戒断反应严重,难以克制生理上的痛苦和心理上的依赖,要求提前出院或想逃跑,因此,要密切关注其言谈举止,分析掌握心理活动,严防外走,保证患者的安全。

3. 对症护理

(1) 过量中毒护理:首先要确认是何种药物,再给予适当的处理方法,如洗胃、给予拮抗剂等。密切观察患者的生命体征变化,保持水电解质及能量代谢的平衡。保持呼吸道通畅,做好口腔护理及皮肤护理,预防并发症。

（2）戒断症状护理：密切观察戒断症状的出现，适时用药。一般情况，脱瘾者在流泪、流涕、哈欠之后相继出现全身症状，以全身酸痛、浑身无力、心悸、胸闷、发热、发冷、出汗居多，护理时要密切观察，了解患者末次用药的时间，可以尽早准确发现戒断症状，以求最好的给药时间，减轻患者痛苦。患者在戒断反应期间应卧床休息，避免剧烈活动，减少体力消耗，对于戒断症状严重的患者要做到专人看护，防止摔伤。

（3）用药护理：用药过程中，护士应严格执行三查八对，督促患者将药物服下，防止藏药。阿片依赖者用美沙酮治疗时，按照麻醉药管理规定，严格交接班，确保患者按时按量服药。在逐渐减药过程中，要认真观察患者各种不良反应，其中，生理状况危机的处理应优先考虑，配合医生做好危重患者的抢救和护理。同时病房内备好抢救药品及器材。

（4）躯体并发症护理：物质依赖患者多患有不同类型的躯体疾病，如心血管疾病、肝功能异常等消化系统疾病、神经系统损害及传染性疾病等。对心血管疾病的患者，应密切监测生命体征及心电图的变化；对肝功能异常的患者，应加强保肝治疗；对消化系统疾病的患者，要从饮食上入手，减少刺激性食物对消化系统的损害；对出现神经系统疾病的患者应加强照顾，防止发生跌倒或其他意外；对患有传染性疾病的患者应注意操作中严格无菌规程，防止交叉感染。

（二）心理方面

1. 建立良好的治疗性护患关系　尊重患者，接纳患者，采取接受的态度。护士耐心倾听患者叙述不适的感受，并很自然传递出愿意帮助患者的愿望，使患者愿意倾诉自己心中的烦恼，经常与患者沟通交流，鼓励患者树立信心和勇气，配合医护人员戒除精神活性物质。

2. 矫正不良行为　对患者的不良行为绝不迁就，努力规范患者的行为，如严加防范患者的觅酒或觅药行为。

3. 运用良好的应对方式　指出患者不良的应对方式，如当谈论到不愉快的事件时，选择愤怒、扔东西、酗酒等错误的应对方式难以奏效，无法解决问题等。同患者一起分析、识别及运用更有效的正确应对方式，来对待和处理心理问题。

4. 建立正性的自我概念　帮助患者重新认识自己，对患者好的品质、行为给予肯定，让患者改变对自己负向的评价，以积极的态度看待自己，提高自尊。

5. 加强认知干预　针对具体情况，向患者及家属提供有关精神活性物质滥用和成瘾的知识，让患者能主动认识物质滥用的危害，自觉配合戒除毒品。

6. 鼓励患者参加有益的活动，如各种工娱治疗、编织、绘画、下棋、运动、音乐等，以转移对物质的渴求心理。

7. 帮助患者认识复吸的高危因素及采取正确的处理方法，如回避以往滥用药物时有关的人物、地点和事物。

（三）社会方面

1. 提高家庭、社会支持　家庭成员提供可靠的支持对物质依赖者的康复非常重要，但家人常会对患者的行为感到沮丧失望，所以必须协助家属了解疾病知识，强化家庭功能，给予患者重要的社会支持。此外，在社区建立活动站，可以让吸毒人员拥有一个既可以学到有用知识，又能够开展健康有益的娱乐活动的场所，有利于为患者创造无歧视的社会康复环境。

2. 自助团体　自助团体是帮助物质依赖者及其家属的另一种方法。戒酒匿名会是自助团体的标准模式，它是完全由戒酒者组成的一个组织，他们认为互相支持可以提供彼此戒酒的力量。

3. 团体治疗　团体成员就大家所共同关心的问题进行讨论，观察和分析有关自己和他人的心理与行为反应、情感体验和人际关系，从而使自己的行为得以改善。护理人员也可以在团体中利用角色扮演的技巧、帮助戒酒者学习如何拒绝喝酒，如让两个患者扮演与喝酒有关的社交情境，然后让他们接受团体成员对其扮演的行为所做的反馈。

4. 健康指导　利用团体的环境做健康指导也是一种有效的护理措施。物质滥用者可以获得有关他们所使用的物质对人的身体、心理的影响，也可利用影片或其他视听器材来增强这些重要的概念或印发手册为患者提供参考。

5. 个别咨询　个别咨询是物质滥用者治疗处理的方法之一。物质滥用患者与人互动的行为特征包括否认、依赖、低自尊、操纵行为、生气和再犯行为。因此，治疗者应诚实地告诉患者及家属有关患者的诊断，必要时每隔一段时间要重复一次以对抗患者和家属对问题的否认。个别咨询对于不愿透露自己隐私的患者来说更隐蔽、更实用。

> **知识链接**
>
> **酒依赖筛选问卷（CAGE）**
>
> | 序号 | 条目内容 | 是 | 否 |
> |---|---|---|---|
> | 1 | 您有没有觉得需要戒酒？ | 1 | 0 |
> | 2 | 当别人问到您的饮酒情况时，您是否感到不高兴？ | 1 | 0 |
> | 3 | 您对自己的饮酒问题是不是感到内疚、自责？ | 1 | 0 |
> | 4 | 您是不是一睁眼就需要喝酒？ | 1 | 0 |
>
> 计分说明　总得分≥2分，酒依赖筛查为阳性。

【护理评价】

（一）生理方面

1. 患者营养状态、睡眠状况等是否得到改善。
2. 患者有无发生躯体感染性疾病及其他并发症。
3. 急性中毒患者生命体征是否平稳，是否发生并发症。

（二）心理方面

1. 患者的戒断症状是否得到控制，感知和思维过程是否恢复正常。
2. 患者能否控制不良情绪，纠正不正确的认知，认真执行戒毒、戒酒计划。
3. 患者是否建立正向的自我概念和积极的应对机制。

（三）社会方面

1. 患者的生活自理能力有无提高。
2. 患者有无发生冲动行为、自杀行为和出走行为。
3. 患者是否可以与他人有效沟通，建立有效的人际关系，并主动承担社会责任。
4. 患者能否主动参与各种活动，利用社会支持资源。

小结	1. 熟悉精神活性物质、药物依赖、耐受性、戒断综合征等概念。 2. 认识常见精神活性物质所致精神障碍的临床表现及治疗，包括酒精所致精神障碍、阿片类物质所致精神障碍、中枢神经系统兴奋剂和致幻剂所致精神障碍的护理要点。 3. 知道精神活性物质的种类及其对人体的影响。

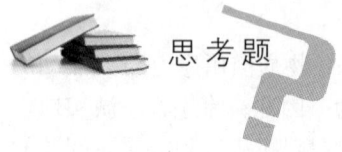

思考题

患者，男性，28岁，于1999年底（13岁）开始饮酒，起初为社交性饮酒，和朋友在一块聚会时喝少量酒，啤酒、白酒均饮，但酒后不影响正常生活、学习。2004年（18岁）高中毕业后，无明显诱因逐渐出现酒量大增，每日能饮42度白酒6～7两，饮酒不分顿，常空腹饮酒，酒后经常骂人、砸东西、有时拨打110。患者没钱买酒，就去卖成分血，每月1次，钱花光后，多次骗父亲说去看病而要钱，得到钱后又买酒，还经常在小区的小卖部赊酒喝。2006年，他被一女子骗后，回家喝得大醉，报警说喝了"84消毒液"，被民警送医院急诊输液治疗。酒后经常骂人，说自己心情不好，并威胁要割腕、跳楼等。近2年每天喝1瓶多白酒，不喝觉得身体不舒服，心烦，手抖，不能做事，睡不着觉，还凭空能听到声音，怀疑有人要害他，饮酒后上述情况减轻。近日常说自己心烦，想死，并用剪刀割左手腕，割后报警求救。被民警送到医院缝合3针，此后整天不出门，在家中酒瓶不离手，走路不稳，多次弄翻东西，夜里睡不着，多次喝酒。

请分析：

1. 该患者最可能的滥用物质是什么？该类物质成瘾的症状有什么？
2. 对该患者进行护理评估，有哪些护理诊断？护理措施有哪些？

（高　静）

第十章

应激相关障碍、神经症患者的护理

识记
描述应激相关障碍神经症的概念及其常见的临床表现。
理解
说出应激相关障碍的分型,知道神经症的临床表现。
运用
应用护理程序解释应激相关障碍、神经症患者的护理和健康教育。

应激(stress)是指机体在受到各种强烈因素(内外环境因素及社会、心理因素等应激源)刺激时所出现的全身性非特异性生理、心理反应。在现代社会里,激烈的竞争和挑战,使各种应激事件日益增多,所以对人们身心健康的影响也日益突出。应激相关障碍(stress related disorder)是指各种突如其来的、并给人的心理或生理带来重大影响的事件所致的精神障碍。如战争、火灾、水灾、地震、传染病流行、重大交通事故等灾难发生所导致的各种心理生理反应。症状与应激源密切相关,一般以严重的情感障碍为主要表现。神经症(neurosis)则是由于较弱的但持续时间较久的精神应激作用于某些人格特征的人,而产生神经症。起病及精神应激与患者的人格特征有关。

知识链接

应激障碍的产生

应激障碍又称应激反应综合征,是伴随着现代社会发展而出现的疾病,近几年逐渐受到世界各国的注意。本病不仅与现代社会的快节奏有关,更与长期反复出现的心理紧张有关,如社会的竞争、生活的压力和心理负担等。失眠、疲劳、情绪激动、焦躁不安、爱发脾气、多疑、孤独、对外界事物兴趣减退、对工作产生厌倦感等,是应激反应综合征的先兆。

第一节 应激相关障碍的临床特点

一、病因及发病机制

重大的精神创伤、突如其来且超乎寻常的威胁性生活事件和灾难是应激相关障碍发病的直接因素。影响因素主要有以下三个方面。

（一）应激源

1. 严重的生活事件　如惨重的交通事故、亲人突然死亡、遭受歹徒袭击、被强奸或巨大的财产损失等意外事件，给个体造成的刺激极为严重，或给个体带来心理上的丧失感，往往超出个体的承受能力，容易造成精神障碍。

2. 重大的自然灾害　如洪水、地震和火灾等对生命、财产安全的威胁，幸存者在灾后容易出现精神障碍。

3. 战争场面　如亲临（或间接听到看到）残酷的战争场面等，许多幸存者发生了创伤后应激障碍。

4. 日常生活中的困扰　多为生活中不愉快的事件，如夫妻矛盾纠纷、工作超负荷等，由于持续时间较长，发生频率较高，也会导致个体出现应激障碍。

（二）个体易感性

上述应激源的存在无疑是发病的关键所在，但事实上，遭受应激的大多数人并不出现精神障碍，这表明个体的易感性在发病中也起着重要的作用。这种易感性包括：病前人格、躯体状况、年龄等。病前人格不够健全，如敏感多疑、抑郁、情绪不稳定等。身体健康状况不佳者、老年人、儿童易患应激障碍。

（三）遗传因素

据文献报道，单卵双生者应激障碍的同病率是29.5%，明显高于双卵双生者的发病率，提示遗传因素与本病的发生有一定的关系。

二、临床表现

应激障碍好发于青壮年，主要包括急性应激障碍、创伤后应激障碍、适应性障碍三大类。

（一）急性应激障碍

急性应激障碍（acute stress disorder，ASD）是急剧、严重的精神打击，刺激后数分钟或数小时发病，主要表现为意识障碍，意识范围狭窄，定向障碍，言语缺乏条理，对周围事物感知迟钝，可出现人格解体，有强烈恐惧，精神运动性兴奋或精神运动性抑制。病程短暂，一般在几小时至一周内症状消失，通常在一个月内缓解，预后良好，恢复后精神正常，一般无人格缺陷。

1. 意识障碍　患者表现为不同程度的意识障碍，但以精神错乱状态较常见。可存在定向障碍，注意力狭窄，难以进行言语交流，有自发语言、词句零乱或不连贯，无条理性，令人难以理解，动作杂乱而无目的性，偶见冲动行为。恢复后少数患者可出现遗忘现象，不能很好地回忆病情。

2. 精神运动障碍　患者表现为伴有强烈情感体验的精神运动性兴奋或精神运动性抑制。

有的患者表现为痉挛发作，情绪暴发，类似癔症。精神运动性抑制者较少见，表现为对周围环境的退缩，有时近似亚木僵状态。

3. 感知觉迟钝　患者对痛觉刺激敏感性降低等。
4. 自主神经症状　心动过速、震颤、出汗、面部潮红等。
5. 其他症状　失眠、激惹警觉性增高等。

（二）创伤后应激障碍

创伤后应激障碍（post-traumatic stress disorder，PTSD）又称延迟性心因性反应，指在遭受强烈的或灾难性精神创伤事件后，数月至半年内出现的精神障碍。如创伤性体验反复出现、面临类似灾难境遇可感到痛苦或对创伤性经历的选择性遗忘。一般在1年内恢复正常，少数患者可持续多年，甚至终生不愈。

1. 反复回忆（重现）创伤性体验　主要表现为患者的思维、记忆或梦中反复、不自主地涌现与创伤有关的情境或内容，也可出现严重的触景生情反应，甚至感觉创伤性事件好像再次发生一样。
2. 回避与创伤性事件有关的刺激，同时还有情感麻木的表现　患者持续地回避接触与创伤性事件有关的人、事和环境。对创伤性经历会出现选择性遗忘，不能回忆起与创伤有关的事件细节。情感麻木的患者给人以木然、淡漠的感觉，不愿意与人进行情感交流，缺乏对未来的想象、希望、打算。严重时可能会万念俱灰，自杀。
3. 警觉水平增高　主要表现为过度警觉、容易受惊吓，可伴有注意力不集中、激惹性增高及焦虑情绪。
4. 其他　有些患者还可表现出滥用成瘾物质、攻击性行为、自伤或自杀行为等，这些行为往往是患者心理行为应对方式的表现。同时抑郁症状也是很多PTSD患者常见的伴随症状。

> **知识链接**
>
> ### 应激事件对人精神影响的历程
>
> 1. 初期　惊讶、否认、恐惧、出现从众行为，逃避或退缩。
> 2. 中期　接受事实，表现为巨大的情感变化，狂喜或悲痛或发疯。
> 3. 后期　情绪逐渐平缓，行为逐渐恢复原状；可随时出现痛苦的回忆、后怕心理，出现行为退缩等改变。

（三）适应性障碍

适应性障碍（adjustment disorders）是一种短期的和轻度的烦恼状态及情绪失调，常影响到社会功能，但不出现精神障碍症状。发病往往与生活事件的严重程度、个体心理素质、心理应对方式等有关。患者的临床症状变化较大，而以情绪和行为异常为主，还可伴有躯体症状。成年人多见抑郁或焦虑症状，在青少年以品行障碍多见。通常在遭遇生活事件后1个月内起病，病程一般不超过6个月。发病往往与生活事件的严重程度、个体心理素质、心理应对方式等有关。

1. 焦虑性适应性障碍 以神经过敏、心烦、心悸、紧张不安、激越等为主要症状。但应与一般神经症相鉴别。

2. 抑郁心境的适应性障碍 这是成年人较常见的适应性障碍。临床表现以明显的抑郁心境为主，可见眼泪汪汪、无望感、沮丧等症状。

3. 品行异常的适应性障碍 这类病例多见于青少年。品行异常的表现有对他人权利的侵犯，不履行法律责任，违反社会公德的行为。

4. 情绪和品行混合的适应性障碍 这类患者较少见。临床表现既有情绪异常，又有品行障碍的表现。临床诊断要谨慎。

5. 混合型情绪表现的适应性障碍 表现为抑郁和焦虑心境及其他情绪异常的综合症状，从症状的严重程度来看，比重度抑郁和焦虑症轻。对这类患者必须除外过去已有的焦虑或抑郁发作。

6. 未分型的适应性障碍 这是不典型的适应性障碍；如表现为社会退缩而不伴有焦虑或抑郁心境；又如有躯体主诉，包括头痛、疲乏、胃肠道不适等症状，既不找医生诊断又不顺从治疗；还有的表现为突然难以进行日常工作，甚至不能学习或阅读资料，而患者并无焦虑或抑郁情绪，亦无恐怖症状。

三、诊断要点

根据国际疾病分类ICD-10，应激相关障碍标准如下：

（一）急性应激障碍的症状标准

异乎寻常的应激源的影响与症状的出现之间必须有明确的时间上的联系。症状即使没有立刻出现，一般也在几分钟之内出现。此外，症状还应：

1. 表现为混合性且常是有变化的临床相，除了初始阶段的"茫然"状态外，还可有抑郁、焦虑、愤怒、绝望、活动过度、退缩，且没有任何一类症状持续占优势。

2. 如果应激性环境消除，症状迅速缓解；如果应激持续存在或具有不可逆转性，症状一般在24～48小时开始减轻，并且大约在3天后变得十分轻微。

（二）创伤后应激障碍的症状标准

在ICD-10的标准中，精神创伤的范围是指："某种由非同寻常的威胁或灾难性事件所引起的精神紧张状态，包括自然灾害、人际争斗、严重的外伤、目睹他人死亡或本身被折磨，以及恐怖、暴力或其他犯罪行为的受害者。"

如果发生上述创伤事件，受害者陷入或感觉自己正处于生存受到威胁的状态之中。在此情境之中，受害人感到焦虑，有抗争和逃避的冲动，进退两难。并超越了弗洛伊德（S. Freud）称之为"防御机制"能够代偿的范围。

必须有证据表明它发生在极其严重的创伤性事件后的6个月内。但是，如果临床表现典型，又无其他适宜诊断（如焦虑或强迫障碍，或抑郁）可供选择，即使事件与起病的间隔超过6个月，给予"可能"诊断也是可行的。除了有创伤的依据外，还必须有在白天的想象里或睡梦中存在反复的、闯入性的回忆或重演。常有明显的情感疏远、麻木感，以及回避可能唤起创伤回忆的刺激，但这些都非诊断所必需。自主神经紊乱、心境障碍、行为异常均有助于诊断，但亦非要素。

（三）适应障碍的症状标准

诊断适应障碍应注意评价以下关系：症状的形式内容、严重度；既往病史和人格特征；应激性事件、处境或生活危机；有强有力的证据表明，如果没有应激就不会出现障碍。但是不少精神障碍都可能有应激诱因，所以不能视应激的存在为诊断依据，如果因正常沮丧反应就诊断，而且出现的反应在个人所在文化中是恰当的且持续时间不超过6个月则不诊断。适应障碍确诊主要看临床表现：

1. 有明显的应激源作为诱因，特别是在生活环境或社会地位改变时，情绪和行为异常多在应激源发生后3个月内出现。

2. 应激源和患者的人格起着同样的作用，即无应激源时患者一直精神正常，而相同的应激事件其他人都能顺利处理同类事件，说明患者的社会适应能力不强。

3. 情绪障碍为主，有明显的苦恼，同时有适应不良行为和生理功能障碍。

4. 精神障碍影响社会功能。

5. 应激源消失后，症状不应持续存在超过6个月，长期的抑郁反应也不超过2年。

6. 失恋或沮丧引起的情绪异常属于正常心理反应。

7. 症状表现不足以诊断其他类型精神障碍，尤其应该注意对青少年确诊时要多加考虑和分析。

四、治疗要点

（一）急性应激障碍

1. 心理治疗

（1）帮助患者尽快离开应激环境，避免遭到进一步刺激。

（2）对患者进行解释性心理治疗和支持性心理治疗。

（3）帮助患者建立自我及有力的心理应激应对方式。

（4）指导患者家属给予积极、全面的社会支持。

2. 药物治疗　主要用于对症治疗以焦虑、抑郁症状为主的患者，可选用地西泮、阿米替林、氟西汀、阿普唑仑等；如表现精神运动性兴奋的患者，可选用少量抗精神障碍药物及安眠药，如氯丙嗪、氟哌啶醇、奋乃静、地西泮等。

（二）创伤后应激障碍

1. 心理治疗　对创伤后应激障碍的患者初期主要采取危机干预的原则和技术，侧重提供支持，帮助患者提高心理应对技能，表达和宣泄相关的情感。慢性患者争取最大的社会、心理支持。

2. 药物治疗　抗抑郁药物是治疗各个时期创伤后应激障碍最常见的选择。其他药物则包括抗焦虑药物、镇静剂等。

（三）适应性障碍

1. 心理治疗　主要是解决患者的心理应对方式和情绪发泄的途径问题。主要采取个别指导、家庭治疗和社会支持等方式。

2. 药物治疗　可根据具体的情况采用抗焦虑药物和抗抑郁药物等。以低剂量、短疗程为宜。

知识链接

快速眼动疗法（EMDR治疗）

快速眼动疗法又称为眼部运动脱敏和再处理，业内简称EMDR。该疗法是美国巴罗亚图精神研究所高级研究员芙朗辛·夏皮罗博士创建，大量研究显示EMDR治疗对创伤性应激性障碍患者的治疗比药物治疗更好。

眼动治疗机制：EMDR认为创伤回忆是一组关于创伤事件的信息，它几乎与原来的形式紧锁在神经系统里。形象、想法、声音、气味、情感、身体感觉，以及当时出现的自我信念，全部都存在一组神经网络里，这组网络是一组未经处理、出现功能障碍的信息包，只要有少量信息触及原始创伤，都可以令它活跃起来。EMDR通过创伤记忆的全部组成部分来激活它，并进行新陈代谢处理，促进心理创伤的痊愈。这种疗法的特点是经济快速、效率高。

第二节 应激相关障碍患者的护理

【护理评估】

1. 健康史 评估患者是否有遗传因素；既往是否有过重大精神刺激，现在恢复如何；是否属于易感人群；找出此次发病的应激源。

2. 生理心理状况 评估患者的面容、食欲、睡眠、二便等情况；对患者的认知、情感及意识等情况进行评估，特别是对患者是否有自杀倾向要进行重点评估。

3. 社会状况 对患者的生活环境、应对方式、社会参与和可利用的支持系统等情况进行全面分析。

【常用护理诊断】

1. 有暴力行为的危险 与行为障碍有关。
2. 突发性意识模糊 与急性心因性反应有关。
3. 语言沟通障碍 与意识障碍和应激情绪反应有关。
4. 睡眠型态紊乱 与易惊醒及应激情绪反应有关。
5. 社交障碍 与应激反应及社会功能退缩有关。
6. 自我形象紊乱 与消极的自我信念有关。

【护理目标】

1. 患者情绪障碍症状得到有效控制，不发生自杀、自伤行为。
2. 患者意识障碍得以改善，恢复到意识清晰状态。
3. 患者语言沟通障碍得到适度控制，能进行一般性的语言沟通。
4. 患者易惊醒及失眠症状得到有效控制，睡眠质量有所提高。
5. 患者在治疗措施干预下，社会功能退缩有所缓解，能从事日常的社会交往，人际关系和行为方式得到改善。
6. 患者的自我价值感增强，能有恰当的自我评价。

【护理措施】
1. 安全护理
(1) 加强危险物品的管理，避免环境中存在对患者安全有影响的隐患。
(2) 对有意识障碍的患者，要评估意识障碍的程度和变化，安排专人看护，必要时采取限制性措施，如安床档或采取保护性约束，防止患者自伤、伤人。
(3) 当患者出现情绪焦虑、抑郁或情感爆发时，护理人员要及时给予支持性心理治疗，鼓励患者采取适当的方式疏泄情感。对有严重自杀倾向的患者，要尽可能鼓励其寻求帮助，并及早发现先兆，采取相应的护理措施。
(4) 对处于兴奋状态，如冲动、伤人、自伤的患者，要限制患者的活动范围，必要时给予保护性约束。
(5) 为患者提供设施安全、空气流通、整洁舒适、色泽明快的治疗环境，安置患者时要注意患者具有暗示性，不要将其与症状复杂的患者安排在同一病室，以免增加新的症状或加重原有的症状。在护理过程中要认真观察患者的体征以及面色、四肢末梢循环情况，发现异常及时报告医生进行处理。

2. 生活护理
(1) 保证患者定时足量进食和饮水：评估患者的营养、水、电解质情况，保证每天液体的入量。在患者进食过程中要注意观察患者的进食情况，根据患者的不同表现采取有针对性的护理，如适应障碍发作期应耐心劝慰患者进食，或缓慢喂食；对有躯体化症状的患者应用暗示性言语引导其缓慢进食。老年患者可少食多餐，不吃过硬、过烫、辛辣刺激的食物。如病情需要，可遵医嘱给予静脉输液或鼻饲进食。
(2) 协助患者完成个人照料：护士应耐心督促或协助患者搞好个人卫生，如按时洗脸、洗脚、定期沐浴、理发、更衣、整理被褥等。应尽量引导患者独立完成，以免形成依赖。
(3) 保证患者的休息和睡眠：为患者创造良好的睡眠环境，安排合理的作息制度，鼓励患者白天尽量参加各种工娱活动，记录患者的睡眠情况，必要时可遵医嘱给予药物辅助睡眠。

3. 用药护理　遵医嘱给予相应的药物治疗，如抗焦虑药、抗抑郁药、抗精神障碍药物等，督促患者按时服药，密切观察患者用药疗效及副作用，同时向患者做好药物的知识宣教工作。

4. 心理护理
(1) 脱离应激源：尽快帮助患者消除精神因素或者脱离精神创伤的相关环境，消除应激源，最大限度地避免患者进一步受到刺激。
(2) 建立良好的护患关系：主动接触患者，交流时应态度和蔼，耐心倾听，善于运用非语言沟通的技巧。鼓励患者回忆自己心理创伤所致应激障碍和适应障碍发作时的感受和应对方法，帮助患者寻找焦虑情绪产生的原因，以减轻患者的应激反应水平。接纳患者的焦虑和抑郁感受，并讨论和教会其应对应激相关障碍发作的简易方法。当初步获效时，应及时表扬患者。
(3) 纠正错误的认知：每天定时接触患者，经常与患者沟通，帮助患者改变不正确的认知、思维，以减轻其内疚、自责心理。

5. 特殊护理
(1) 在严重应激障碍发作时，应将家属隔离，护士必须有条不紊地进行治疗护理，并使患者明白发作不会危及生命，疾病一定能治愈。

(2) 应激相关障碍相关的焦虑反应有时可表现为挑衅和敌意，需适当限制，并对可能的后果有预见性，必要时设专人陪护。

(3) 严密观察患者的情绪反应，适当满足其合理要求，对不合理要求应认真解释以取得患者理解。

(4) 对躯体化症状，应让患者了解功能障碍是短暂的，通过检查证明无器质性损害。应使患者确信只要配合医生治疗完全可恢复健康。

(5) 对患者当前的应对机制表示认同、理解和支持。需鼓励患者按可控制和可接受的方式表达焦虑、激越，允许自我发泄（如来回踱步、谈话、哭泣等），但不要过分关注。

(6) 在间歇期教会患者放松技术，与医生合作做好暗示治疗、行为治疗、反馈治疗等，使其增强治疗信心，并要争取病友、家庭和社会支持。

(7) 强化疾病可以治愈的观念，教会患者正确应对困难，恰当处理人际关系，防止疾病复发。

6. 社会支持　积极寻求社会支持，指导患者家属给予患者情感上的关心和支持。

【护理评价】

通过护理措施的实施使患者意识清晰，情绪障碍症状得到有效控制，能从事日常的社会交往并能进行简单的语言沟通，睡眠良好。对部分未实现的原因进行探讨，找出问题所在，重新修订护理计划或护理措施。

【健康指导】

1. 讲解疾病相关知识　护士应向患者及其家属提供大量的关于创伤后应激障碍的信息。使患者和家属对应激相关障碍的发生有正确的认识，消除模糊观念引起的焦虑、抑郁。

2. 教育患者克服个性缺陷　鼓励患者主动参加集体活动，帮助患者在集体活动中与病友友好交往，引导患者关注周围及外界的事情，使其逐渐获得自尊、自信，逐渐恢复其社会功能。

3. 指导家属做好家庭护理　家属要理解患者的痛苦和困境，既要关心和尊重患者，又不要过分迁就或强制患者。

案例 10-1

患者，女，35岁，2天前患者的丈夫与女儿驾车旅游遭遇车祸死亡，当患者获知噩耗后，在其丈夫与女儿尸体旁当即晕厥，数分钟后醒来，出现言语不连贯，意识清晰度下降，拒绝承认尸体是自己的亲人。反复念叨："我丈夫和女儿到外地玩去了。""他们不会死的。""这是不可能的，你们不要骗我，我相信他们"。服用镇静剂后方安静下来。第二天醒来后，情绪波动明显，时常号啕大哭，反复责备自己"那天我要是不让他们出去，或者我和他们一起去就好了"。对别人的劝解很反感，容易被激怒，坐立不安，不配合，不愿多说话，定向力障碍，检查不合作，难以与其正常交谈。

第三节 神经症的临床特点

神经症（neurosis）又称神经官能症或精神神经症。这类患者具有一系列神经精神症状，伴有自我感觉不佳和内脏调节功能障碍，它是一组精神障碍的总称。

ICD-10 的诊断标准将神经症分为六个亚型：焦虑症、强迫症、严重应激反应和适应障碍、分离（转换）障碍、躯体形式障碍、其他精神官能症。其共同点有：发病常与身体素质和心理社会因素有关；发病前具有某种人格特征；症状没有相应的器质性病变基础；病程大多持续迁延；社会功能相对完好；有自知力；一般病前没有精神障碍症状。

神经症是常见病，患病率相当高。WHO 根据各国和调查资料推算，世界人口中的 5%～8% 有神经症或人格障碍，是重性精神障碍的 5 倍。西方国家的患病率为 10%～20%，我国为 1.3%～2.2%。资料还表明，神经症起病年龄多见于 20～29 岁，高发年龄 40～44 岁，青少年发病罕见。

据资料显示，我国神经症的患者有 2000 多万人，并有逐渐增加的趋势。尽管这是与社会进步、社会发展相伴随而生的"文明病"，但是，我们切不可忽略这个文明外衣包裹下的心灵结症。本书主要介绍焦虑症、强迫症、恐惧症、分离（转换）障碍、躯体形式障碍、神经衰弱。

一、焦虑症

焦虑症（anxiety），又称为焦虑性神经症，是以焦虑情绪体验为主的一类神经症，是由于个体不能达到目标所引起的一种以紧张、惊恐不安为主要临床特征的神经症。常伴有自主神经症状（头昏、头晕、胸闷、心悸、呼吸困难、血压升高、面色潮红、口干、尿频、出汗、震颤等）和运动性不安（失眠、坐立不安、厌食、注意力不集中、定向力改变等）的表现，其紧张或惊恐的程度与现实情况不符。主要表现为患者在无明确客观对象或充分根据的情况下出现紧张、担忧、坐立不安，甚至极端惊恐。焦虑症很常见，国外报告一般人口中发病率为 4% 左右，占精神科门诊的 6%～27%。美国估计正常人群中终身患病概率为 5%，我国焦虑障碍患病率为 5.6%。焦虑症的焦虑症状是原发的，凡继发于幻觉、妄想、强迫症、疑病症、抑郁症、恐怖症等的焦虑应诊断为焦虑综合征，不应诊断为焦虑症。焦虑是预感到未来威胁，不明确的危险，其对象是模糊的，焦虑是与未来相关联的，同时它又是心理矛盾的结果。正常人的焦虑是人们预见某种危险或痛苦境遇即将发生时的一种适应反应或为生物学的防御现象，是一种复杂的综合情绪。病理性焦虑是一种控制不住、没有明确对象或内容的恐惧，其威胁与焦虑的程度很不相符。

（一）病因病理

1. 生物学因素

（1）遗传因素：有专家指出焦虑现象与遗传因素有关。焦虑症患者的家族中，焦虑症的发病率可达 15%，而一般居民家族的发病率仅为 5%，远高于正常居民；单卵双生子共同出现焦虑症状者为 65%，双卵双生子的发病率为 13%，单卵双生子同患焦虑症的一致率为 50%，双卵双生子同病一致率为 2.5%，均说明了遗传因素对焦虑症的作用。惊恐障碍一级亲属中有 15% 类此病，为一般居民的 10 倍。

（2）乳酸盐增高、去甲肾上腺素能（NE）、5-羟色胺（5-HT）活动、苯二氮䓬受体、抑制性氨基酸如γ-氨基丁酸（GABA）的功能不足与焦虑发生均有关系。

2. 心理社会因素　是本病的诱发因素，而非特异性的。

（1）社会经济地位的变化，如失业、晋升、更换工作、失去社会地位或威信、事业失败、失去贵重财物等。

（2）失去亲人，如死亡、离别、离婚。

（3）环境的变化，如住院、搬家或安全受到威胁等。

> **知识链接**
>
> ### 焦虑症病前性格特征
>
> 多数表现出自卑，对自己苛求，过分看重困难，患得患失，惶惶不安，具有很强的依赖性，谨小慎微，胆小怕事。对轻微的挫折或躯体不适，就极易产生焦虑和紧张，而这种素质又常与遗传因素有关。

（二）临床表现

焦虑症可起病于任何年龄，以40岁以前发病多见。起病可急可缓，病前常有心理或躯体方面的诱因。

轻度的焦虑能使人提高注意力和警惕，能应付各种情境并能总结经验，因而使自身处于一种有益的学习状态。轻度焦虑是有益的，对适应生活中的各种现象和事物起一定的积极作用。

临床上焦虑症可分为急性焦虑和慢性焦虑两种形式。

1. **急性焦虑**　又称惊恐发作，占焦虑症的41.3%，其特点是不可预测性和突然性，反应程度强烈。患者常在无明显诱因或特殊的恐惧情境时，突然感到一种突如其来的惊恐体验，常伴有濒死感或失控感，患者因突然感觉犹如"大难临头"或"死亡将至""失去自控能力"的体验而尖叫逃跑、躲藏或呼救。可伴有呼吸困难、心悸、胸痛或不适、眩晕、呕吐、出汗、面色苍白、颤动等。通常起病急骤，持续时间较短，每次历时10~20分钟，很少超过1小时，可自行缓解，但可反复发作。间歇期可无明显症状。

2. **慢性焦虑**　又称广泛性焦虑症。其特点是起病缓慢，焦虑经常或持续存在。患者总是忧心忡忡、坐立不安，明知这种担忧没有必要但不能自控而苦恼。伴有自主神经功能紊乱的症状，如胸闷、心慌、呼吸加快、面色苍白、出汗、尿频、尿急、腹泻或便秘等。运动性不安的症状表现为坐立不安，搓手顿足，手指震颤等。

（三）病程与预后

病程长短不一，部分患者病程持续时间较长。女性患者、病程短、病前性格良好、症状变化不多者预后较好；躯体症状明显者预后较差。但经适当治疗大多预后良好。

（四）诊断依据

1. 反复出现无明确原因、对象或内容的恐惧、紧张不安等情感体验，并伴有运动性不安和自主神经功能亢进等躯体症状。

2. 自知力完整，要求治疗。

3. 病程持续1个月以上。

4. 病前性格特征、精神因素及家族中有类似发作者等均有助于诊断。
5. 已影响患者的工作、学习和生活。
6. 排除癔症、抑郁症、精神分裂症、心脏疾病及其他躯体疾病和精神障碍伴发的焦虑状态。

（五）治疗

1. 心理治疗 以支持性心理治疗为主，使患者认识疾病的本质，解除其心理负担，增强治疗信心。辅以松弛训练。
2. 药物治疗 抗焦虑药既能稳定患者的情绪，又有助于心理治疗，以苯二氮䓬类最常用。

案例 10-2

患者，女，20岁，某高校学生。十天前突然感觉恐惧，同时伴有心慌、胸闷、手脚颤抖，极度呼吸困难，老师立即将其送往医院，但途中症状缓解。医院进行全面检查无阳性体征。次日中午再次发病，持续10分钟左右，自行缓解。自述高中时因复习紧张而多次发病。

二、强迫症

强迫症（obsessive-compulsive disorder）是以强迫观念和强迫动作为主要表现的一种神经症。其特征是以患者有意识的自我强迫与有意识的自我反强迫同时存在。患者明知强迫观念和行为没有必要且不合理，但却无法控制或摆脱，因而焦虑和痛苦，求治心切。强迫症的患病率，国外报道一般人口中的患病率为0.05%～1%，占精神科患者总数的0.1%～2%。国内流行病学调查本症的患病率为0.3‰。通常于青壮年起病，性别分布上无显著性差异。其共同的特点是：①患者意识到这种强迫观念、意向和动作是不必要的，但不能为主观意志控制。②患者为这些强迫症状所苦恼和不安。③患者可仅有强迫观念或强迫动作，或既有强迫观念又有强迫动作，强迫动作可认为是减轻焦虑而做出来的准仪式性活动。④患者自知力保持完好，求治心切。

临床上根据强迫症患者的表现，可分为强迫观念、强迫行为。

（一）强迫观念

强迫观念是某种联想、观念、回忆或疑虑等反复出现，难以控制。

1. 强迫怀疑 患者对自己的言行是否正确有不确定感，要反复核实。如出门后疑虑门窗未关好，反复数次回去检查。患者明知这种怀疑没有必要，但又不能摆脱。
2. 强迫回忆 患者反复回忆曾经做过的无关紧要的事，无法摆脱，非常痛苦。
3. 强迫性穷思竭虑 患者对自然现象或日常生活中的事件进行反复思考，追根刨底，明知毫无意义，却不能克制。如反复思考1加1为什么等于2而不等于3等。
4. 强迫对立思维 两种对立的词句或概念反复在脑中相继出现而感到苦恼和紧张，如想到"拥护"，立即出现"反对"；说到"好人"时即想到"坏蛋"等。
5. 强迫意向 患者反复感到有一种冲动想要去做某种违背自己意愿的事，却不能控制这种意向的出现，十分痛苦。如走到阳台，有种想跳下去的冲动。
6. 强迫情绪 患者对某些事物不必要的担心。如患者担心自己会伤害周围人，担心自己会说错话。

7. 强迫联想　反复回忆一系列不幸事件会发生，虽明知不可能，却不能克制，并激起情绪紧张和恐惧。

（二）强迫行为

强迫行为是反复出现的、刻板的仪式动作。可以表现为强迫洗涤、强迫检查、强迫计数、强迫性仪式动作。

1. 强迫洗涤　反复多次洗手或洗涤衣物，心中难以消除对受到脏物或细菌、病毒污染的担心。

2. 强迫检查　常与强迫怀疑同时出现。患者为减轻强迫怀疑引起的焦虑而采取的相应措施。如反复检查门窗是否紧闭等。

3. 强迫计数　不可控制地反复点数台阶、电杆、路面砖等。若遗漏了要重新数。

4. 强迫性仪式动作　患者经常重复某些动作，自行形成一套程序化动作。如患者穿鞋，先穿左脚，再穿右脚，然后再出门，如果程序被打乱，患者会感到强烈的紧张不安。

案例 10-3

患者，男，18岁，17岁时因不小心手粘到了鸡屎，就觉得手非常脏，洗不干净，会传染疾病。此后，每天反复洗手，多达几十次，手洗得发白，甚至出血，还觉得没洗干净，患者为此十分苦恼。

三、恐惧症

恐惧症（phobia）是以恐怖症状为主要特征的一种神经症。恐怖症状的共同特征是：①对某种客体或情境产生异乎寻常的恐惧。②恐惧时常伴有明显的自主神经症状，如头昏、心悸、心慌、出汗等。③患者对恐惧的客体和情境有回避行为。④患者明知这种恐惧反应是过分的或不必要的，但却难以控制。

恐惧的对象可能是单一的或多种的，如动物、广场、闭室、登高或社交活动等。青年期与老年期发病者居多，女性更多见。国外报道一般人口中的患病率为77‰，我国各地调查患病率的平均值为2‰左右。临床上常见的类型有3种：处境恐怖症、社交恐怖症和单纯恐怖症。

1. 处境恐怖症　是恐惧症中最常见的一种，约占60%。多起病于25岁左右，女性多于男性。主要表现为对特定环境的恐惧，如街道、广场、公共场所、高处或密室等处境，因此，不敢单独出门而回避这些环境。

2. 社交恐怖症　多在17～30岁发病，女性为多。主要表现为对需要与人交往的处境感到恐怖而尽力回避，如害怕与人交谈或当众讲话，当众讲话脸红、出汗、不敢与人对视，手脚发抖等。社交恐怖症的对象可以是熟悉的人，较常见的对象是异性、严厉的父母亲、上级领导等。

3. 单纯恐怖症　儿童时期常见，成人如对动物的恐怖常来自于童年时代。指对某一具体的物体或高度特定的情境表现出强烈的、不合理的害怕或厌恶。如害怕蜘蛛、蛇、老鼠、毛毛虫等动物，害怕鲜血、尖锐锋利物品或高度特定的情境如高处、密闭空间、黑暗环境等。患者会因此而产生回避行为。

案例 10-4

小刘，女，14岁，某学校初中一年级学生。从去年年底起，害怕独自睡觉，怕在学校宿舍睡觉，怕同学得知情况笑话，怕第二天听不好课，虽然知道在学校宿舍睡觉不会有危险，但一想到母亲不在身边，还是没有安全感，就会不由自主地害怕起来。常出现发热、出汗；夜里总失眠、梦魇；常因惊吓而醒来；有时还腹痛、腹泻；心里很烦、很害怕，就渴望回家，直到回家睡觉心情才会基本平静下来。

四、分离（转换）障碍

分离（转换）障碍（the separation of conversion disorder），又称癔症（hysteria），旧称歇斯底里，是由明显的心理因素，如生活事件、内心冲突或强烈的情绪体验、暗示或自我暗示等作用于易感个体所导致的精神障碍。本症多于青壮年发病，起病突然，可有多次发作，女性患病率高于男性。

国外报道一般人口中患病率为5‰，战时发病率占战时神经症的50%，直接与战伤有关的为40%～60%。国内流行病学调查资料中，各地报道的差异很大，约占神经精神科门、急诊总数5%～10%。近年来癔症发病率有减少趋势。

知识链接

癔症的性格特征

1. **高度情感性** 患者平时情绪偏向幼稚、易波动、任性、急躁易怒、敏感多疑，常因微小琐事而发脾气或哭泣。情感反应过分强烈，易从一个极端转向另一个极端，往往带有夸张和戏剧性色彩，对人对事也易感情用事。

2. **高度暗示性** 指患者很轻易地受周围人的言语、行动、态度等影响，并产生相应的联想和反应时称暗示；当自身的某些感觉不适产生某种相应的联想和反应时称自我暗示。暗示性取决于患者的情感倾向，如对某件事或某个人具有情感倾向性，则易受暗示。

3. **高度自我显示性** 具有自我中心倾向，往往过分夸耀和显示自己，喜欢成为大家注意的中心。病后主要表现为夸大症状，祈求同情。

4. **丰富幻想性** 富于幻想，其幻想内容生动，在强烈情感影响下易把实现与幻想相互混淆，给人以说谎的印象。

分离（转换）障碍起病较急，临床表现多样化。主要表现为分离性症状和转换性症状。以精神方面的症状为主要表现者称分离性癔症，以躯体方面的症状为主要临床表现者称转换性癔症，症状无器质性基础。表现可具有做作、夸大或富有情感色彩等特点，有时可由暗示诱发，也可由暗示而消失，具有反复发作的倾向。

（一）分离性症状

分离性症状又称为分离性障碍，指患者完全或部分丧失对过去的记忆和自我身份的识别。具体表现有：

1. **癔症性朦胧状态** 常突然发生，患者出现意识范围缩小，时空感知局限，言行多与创伤内容有关，对外界其他事物反应迟钝。此种状态常历时数十分钟后自行终止，意识恢复后对发病中的经历通常不能完全回忆。

2. **情感爆发** 常在精神刺激下（如与人争吵情绪激动时）急性发病，表现以情绪发泄为特点，如哭笑、喊叫、大吵大闹、愤怒、言语增多、捶胸顿足或满地打滚等，以唱小调方式表达内心体验，情感反应迅速，破涕为笑并伴有戏剧性表情动作。发作持续时间常受周围人的影响，多人围观时，发作尤为激烈。发作时有轻度意识模糊，发作后能部分回忆。

3. **癔症性木僵状态** 突然起病，对外界刺激无反应（对声、光、疼痛刺激没有反应），在相当长的时间维持固定姿势，双上肢屈肘握拳，双下肢伸直，被动运动时有抵抗，腱反射正常，无病理反射。一般数十分钟后可自行好转。

4. **癔症性遗忘症** 以选择性遗忘为主要表现。持续时间可长可短，有时在暗示情况下能记起遗忘的部分。并非由器质性因素引起的记忆缺失。

5. **癔症性神游症** 患者突然离家外出漫游，历时数十分钟到数日，清醒后对其过程不能完全回忆。

6. **癔症性身份识别障碍** 也称双重人格或多重人格。属急性起病的一过性精神障碍，主要表现为患者突然失去自己原来的身份体验，而以另一种身份进行日常活动。此时患者一反常态变成另一个人，当一种身份出现时，另一种身份则被忘记。

7. **癔症假性痴呆** 又称假性痴呆，患者在强烈的精神创伤后突然出现严重智力障碍，但无脑器质性病变或其他精神障碍存在。有时显得特别幼稚，言行举止似儿童样称童样痴呆。癔症性痴呆中含有一种冈塞（Ganser）综合征。其特征有：

近似回答，有问必答，有答必错，错也近似，如问"人有几只耳朵？"答："有3只"。

（1）癔症性精神和躯体症状。

（2）视、听幻觉，以视幻觉为主。

（3）意识障碍波动。

8. **癔症性精神障碍** 有明显的精神创伤，急性起病，有意识障碍，如意识朦胧或意识模糊或意识范围狭窄，常有错觉、片段幻觉，以视幻觉为主，可有幻想性说谎或幻想性的生活情节。多见于女性，病程很少超过3周，医生使其迅速镇静或睡眠后即可迅速恢复正常。可突然痊愈后而无后遗症，但可再发。

（二）转换性症状

转换性症状又称转换性障碍，是指患者遇到精神刺激后引起的不愉快情绪以躯体症状的形式表现出来，而且一旦转化为躯体症状，情绪反应便退色或消失，这时的躯体症状即为转换性症状。患者可呈现出类似各种神经系统或内脏器官疾病的临床表现，但缺乏器质性疾病的阳性体征，症状表现为器官的功能过度兴奋或缺失的结果。常见的躯体障碍有：感觉障碍、运动障碍和躯体化症状。

1. 感觉障碍
（1）感觉缺失：表现为局部或全身感觉缺失，有多种表现形式，如全身型、半侧型、截瘫型、手套或袜套型等，以半侧型多见，麻木区与正常侧界限明确，或沿中线或不规则分布，均不能以神经系统器质性病变规律来解释。
（2）感觉过敏：表现为局部皮肤对触摸特别敏感，轻微抚摸可引起剧烈疼痛。
（3）特殊感官功能障碍：有暴发性耳聋、弱视或失明，嗅觉和味觉障碍等。

2. 运动障碍
（1）癔症性痉挛发作：常因心理因素或受到暗示突然发作，发作时缓慢倒地，痉挛发作无规律性，或为四肢挺直，不能被动屈曲，或呈角弓反张状，或挣扎乱动，双手抓胸，扯头发、撕衣服、表情痛苦。一般无唇舌咬伤、无跌伤、无尿失禁，同时也查不到病理反射。发作时间持续数十分钟。一般意识不完全丧失，发作后能部分回忆。
（2）震颤：范围可涉及头、舌、肢体、腹壁等，为阵发性粗大不规则抖动，分散注意时减轻。
（3）行立不能：患者卧位时双下肢活动正常，肌力良好，但不能站立，寸步难行。
（4）瘫痪：可为截瘫、偏瘫、一（或二、三、四）个肢体瘫痪。常有明显的躯体诱因，如外伤、术后、躯体疾病后等。瘫痪程度或轻或重，呈弛缓性。其肌张力正常、减低或增强，被动运动时常有抵抗，无肌萎缩，腱反射存在，无病理反射和膀胱、直肠括约肌功能障碍。
（5）癔症性失音：无发音器官如唇、舌、腭或声带的器质性障碍。患者保持不语，但笔谈能力完好。

3. 反射障碍　腱反射正常、活跃或减弱，偶有咽反射消失。

4. 躯体化（内脏功能）障碍
（1）呕吐：多为顽固性呕吐，食后即吐，吐前无恶心，吐后仍可进食，虽长期呕吐，并不引起营养不良。消化道检查无相应的阳性发现。
（2）呃逆：呃逆发作顽固、频繁、声音响亮，在别人注意时尤为明显，无人时则减轻。
（3）过度换气：呈喘息样呼吸，虽然发作频繁而强烈，但无发绀与缺氧征象。
（4）其他：癔症球（梅核症），人有异物感或梗阻感，而咽喉部检查无异常；多饮多尿；鼓肠等。

（三）癔症的特殊表现形式
1. 流行性癔症　又称癔症的集体发作，多发于共同生活且经历、观念基本相似的集体，如学校、教堂、寺院或公众场所。起初有一人发病，周围人目睹后精神受到感应，相继发生类似症状。通过暗示，短期内呈暴发性流行。
2. 赔偿性神经症　在工伤、交通事故或医疗纠纷中，受害者往往提出经济赔偿要求。在涉讼过程中，有时会故意显示、保留或夸大症状，如处理不当这些症状往往持续很久。对于这类涉讼要求赔偿的案例，应尽早处理，切忌拖延。
3. 职业性神经症　是一类与职业活动密切相关的运动协调障碍，如抄写、打字、钢琴或提琴演奏持续较长时间，特别是在疲乏或赶任务的时候，逐渐出现手部肌肉紧张、疼痛、不听使唤，以致手指活动缓慢而吃力或出现弹跳动作；严重时由于肌肉震颤或痉挛而无法运用手指、前臂，甚至整个上肢。

案例 10-5

患者,女,48岁,农村妇女。前两天因琐事与邻居争吵后,时而又哭又笑、时而大吵大闹、捶胸顿足。突然出现神志不清,口吐白沫,小便失禁,急送医院。体检:瞳孔等大等圆,对光反射存在,20分钟后症状缓解。检查未发现阳性体征。

五、躯体形式障碍

躯体形式障碍(somatoform disorders)是一种以持久地担心或相信各种躯体症状的优势观念为特征的神经症。患者反复就医,各种医学检查阴性和医生的解释均不能打消其疑虑。即使有时的确存在某种躯体障碍,也不能解释所诉症状的性质、程度或其痛苦与先占观念。患者常伴有焦虑或抑郁情绪。

(一)病因病理

躯体形式障碍病因尚不明。心理动力学理论认为躯体形式障碍主要由心理因素造成。

1. 个性特征 孤僻、内向,对周围事物缺乏兴趣,对身体变动十分关注,具有自恋倾向的人格特征,可成为疑病症发病的人格基础。具有敏感多疑、易受暗示、性格内向的人,在患躯体疾病时易出现短暂性疑病症。

2. 社会心理因素 错误的传统观念、父母对疾病态度、早年与慢性病患者生活在一起是发生躯体化障碍的易患因素。有人认为躯体形式障碍起源于直觉和认知异常。患者常夸大正常的感觉,对思想、情绪引起的躯体症状做出不当解释,导致躯体形式障碍。

3. 躯体因素 处于青春期或更年期的人,较易出现自主神经不稳定的病状,如心慌、潮热等。对这类生理现象过分敏感、关注,甚至曲解,可以促成躯体形式障碍。

4. 遗传因素 有人认为躯体形式障碍与遗传易患素质有关,但目前的资料还不能做出遗传因素对此类疾病影响有力度的结论。

(二)临床表现

1. 躯体化障碍(somatoform disorders) 又称 Briquet 综合征。临床主要表现为多种多样、反复出现、经常变化的躯体症状为主的神经症。症状可涉及身体任何系统或器官,最重要的特点是应激引起的不快心情,以转化成躯体症状的方式出现。

(1)疼痛:为最常见的症状。部位广泛不固定,可表现为头、颈、胸、腹、四肢等部位,疼痛性质不强烈,与情绪有关。

(2)消化系统症状:为常见症状,可表现为嗳气、反酸、呕吐、恶心、腹痛、腹胀、腹泻、便秘等,有的患者对某些食物感觉特别不适。

(3)呼吸、循环系统症状:可表现为气短、气急、胸闷、心悸等。

(4)泌尿生殖系统:可表现为尿频、排尿困难;生殖器与其周围皮肤不适;性冷淡、月经紊乱、阴道分泌物异常等。

(5)假性神经系统症状:可表现为共济失调、肢体瘫痪无力、吞咽困难、异球感、皮肤感觉异常(如瘙痒、烧灼感、刺痛、麻木感、酸痛)等。

患者反复进行各种检查均无阳性体征,甚至手术探查也一无所获。常为慢性波动性病程,并伴有社会、人际及家庭行为方面长期存在的严重障碍,很少能够完全缓解。30岁以前起病，女性多于男性，病程至少 2 年以上。

2. 未分化躯体形式障碍（undifferentiated somatoform disorder） 躯体症状具有多变性，临床表现符合躯体形式障碍，但不够典型，涉及部位不够广泛。病程在半年以上但短于 2 年。

3. 疑病性神经症（hypochondriacal neurosis） 又称疑病症（hypochondriasis），是指患者自身感觉或征象做出患有不切实际的病态解释，致使身心被由此产生的疑虑、烦恼和恐惧所占据的一种神经症。以对自身健康的过分关心和持难以消除的成见为特点。患者因此反复就医，各种医学检查阴性和医生的解释均不能打消其疑虑。即使患者有时的确存在某种躯体障碍，但不能解释所诉症状的性质、程度，或患者的痛苦与优势观念，多数患者伴有焦虑或抑郁。对身体畸形（虽然根据不足）的疑虑或优势观念也属本症。本障碍男女均有，无明显家庭特点（与躯体化障碍不同），常为慢性波动性病程。具体表现如下：

（1）常在躯体疾病或精神刺激诱因作用下发病，表现为对身体健康或疾病过分担心，其严重程度与实际健康状况很不相称。患者以认为自己罹患某种疾病感到苦恼，而非对疾病的后果或继发性社会效应感到苦恼。

（2）常有敏感多疑、对健康过分关切并要求较高的个性特征，对日常出现的某些生理现象和异常感觉（如心搏异常、腹胀等）做出疑病性解释。

（3）患者的疑病观念很牢固，缺乏充分根据，但不是妄想，因为患者知道自己的疾病证据不充分，才迫切要求检查和治疗。

（4）患者的上述表现不尽相同。如疑病性躯体不适明显，伴有焦虑或抑郁者称感觉性疑病症。疑病观念明显，但躯体不适，心境变化不明显的称观念性疑病症。身体变形疑病症主要见于青少年，患者坚信自己的身体外表，如鼻子、嘴唇等部位存在严重缺陷，要求施行矫形手术，但实际情况并非如此。如果这类观念不为解释所动摇，带有明显情绪色彩，就患者的文化背景而言并不荒谬，可以认为是一种病理性超价观念。患者对有关疾病的各种读物十分注意，阅读后往往对号入座，加强疑病观念。

（5）虽经反复就医或医学检查，但阴性结果和医生的合理解释不能打消其疑虑。

（6）起病大多缓慢，病程持续，症状时轻时重，常导致社会功能缺损。较好的预后往往与下列因素有关：急性起病；与某一躯体疾病相伴出现；病程在 3 年以内，无严重人格缺陷者；不存在继发性获益等。

4. 躯体形式的疼痛障碍（somatoform pain disorder） 是一种不能用生理过程或躯体障碍予以合理解释的、持续而严重的疼痛，情绪冲突或心理社会问题直接导致疼痛的发生，经过检查未发现相应主诉的躯体病变。患者常感觉痛苦，社会功能受损。病程迁延，常持续 6 个月以上，并使其社会功能受损。

（三）诊断依据

1. 躯体化障碍

（1）躯体化障碍主要特征为多种多样、反复出现、时常变化的躯体症状。这些症状是由应激引起的不快心情转化而来。

（2）存在各式各样、变化多端的躯体症状至少 2 年，且未发现任何恰当的躯体解释，不断拒绝多名医生关于其症状没有躯体解释的忠告与保证。症状及其所致行为造成一定程度的社会和家庭功能损害。

2. 疑病性神经症

（1）患者有持续的躯体性主诉，正常的感觉与外观常被视为异常和苦恼。

（2）多数伴有明显的抑郁和焦虑。本障碍很少在50岁以后首次发病，为慢性波动性病程。

（3）诊断必须排除有关躯体功能或形状的固定妄想。本综合征男女均有，与躯体化障碍不同，无明显家庭特点。

3. 持续的躯体形式的疼痛障碍　由已知的或可以推断的心理生理机制引起的疼痛，如肌肉紧张性疼痛或偏头痛，同时又认为有心理原因时，不应诊断本障碍。躯体化障碍中也可见各种疼痛，但与并存的其他主诉症状相比，并不明显突出和持久。

（四）治疗

1. 基本原则　躯体形式障碍患者的治疗比较困难，应采取综合性治疗。

（1）心理治疗：患者常拒绝接受症状的根本其实在于心理的可能性，因此，以提高内省力为目的的心理治疗可以帮助患者探究并解决引起症状的内心冲突。一旦内心冲突解决，症状常自动消失。当然有的患者对这种治疗有阻抗。

（2）对症治疗：对伴有明显焦虑、抑郁症状者，应给予适当的抗焦虑剂、抗抑郁剂治疗；针对某些躯体症状，可给予相应的内科药物治疗。

（3）其他：生物反馈及其他全身放松治疗技巧，均可帮助患者全身放松，控制焦虑、疼痛等。

2. 躯体形式障碍的治疗

（1）心理治疗

1）支持性心理治疗：给予患者解释、指导、疏通，令其了解与疾病症状有关的知识，对于缓解情绪症状、增强治疗信心有效。

2）心理动力学治疗：帮助患者探究并领悟症状背后的内在心理冲突，对于症状的彻底缓解有效。

3）认知治疗：对疑病观念明显且有疑病性格的患者，予以认知矫正治疗，有远期疗效。

4）森田疗法：使患者了解症状实质并非严重，采取接纳和忍受症状的态度，继续工作、学习和顺其自然地生活，对于缓解疾病症状、提高生活质量有效。

（2）药物治疗：患者对健康要求高，对躯体反应敏感，宜选用不良反应小的药物，且以小剂量治疗为宜。焦虑、抑郁症状明显者可予适量抗焦虑药物或抗抑郁药，往往用一种抗焦虑药（阿普唑仑、劳拉西泮、氯硝西泮等）小剂量治疗有效。另外，可针对躯体症状表现对症处理，如适量服用普萘洛尔、甲氧氯普胺，应短程给药。

（3）其他：如频谱治疗、按摩治疗、体外反搏治疗等，有一定的辅助治疗效果。

案例 10-6

患者，女，45岁，近两年来经常感到乏力、多汗、特别怕冷，睡眠不好，有时感到头晕、胸闷、心悸，还觉得上腹饱胀，皮肤上经常有游走不定的烧灼感等不适症状。去过好多个医院，胃镜、心电图甚至冠脉造影等都检查不出问题，反复做检查，接受各种治疗，吃了很多药，钱花了不少，就是查不出毛病来……患者长期辗转于消化科、心内科，成为"看不好的患者"。

六、神经衰弱

神经衰弱（neurasthenia）是指精神功能容易兴奋和易疲劳，常伴有情绪烦恼和一些心理生理症状的一种神经症。

神经衰弱一词最先由美国医生彼尔德（Beard，1868年）提出，近年来又在分类中取消这一名词。在我国和国际疾病分类中均保留神经衰弱这一诊断。目前，国际上有把神经衰弱的症状局限于容易疲劳为主要表现的倾向。

青壮年发病较多，脑力工作者较常见，占门诊就诊神经症患者的半数以上。

临床特征如下：

1. 衰弱症状　包括脑力与体力均易疲劳。表现为精神萎靡、脑力迟钝、肢体无力、困倦思睡、注意力不能集中、记忆力减退、思考困难，工作效率下降。
2. 情绪症状　主要表现为情绪不稳定、易烦恼和易激惹。容易因小事而烦躁、忧伤、易激惹或焦急苦恼，事后却后悔。
3. 兴奋症状　精神容易兴奋，表现为回忆和联想增多，控制不住但无言语和运动增多。此外，感官与内脏感受器感受性明显增强，如对声、光敏感，手指、眼睑与舌尖震颤，皮肤及膝腱反射增强等。
4. 紧张性疼痛　常由紧张情绪引起，以紧张性头痛最常见，头痛多无固定部位，时间不定，时轻时重。
5. 睡眠障碍　多为入睡困难、多梦、易惊醒等。有时表现为日间昏昏欲睡，傍晚反而精神振作等睡眠觉醒节律变化。
6. 自主神经功能紊乱症状　主要表现在：①心血管系统：如心动过速、心前区疼痛、四肢发凉、血压偏高或偏低等；②胃肠道症状：消化不良、厌食、恶心、腹胀、便秘或腹泻等；③泌尿生殖系统症状：如尿频、阳萎、早泄、月经不调等。

案例 10-7

患者，女，18岁，某大学一年级学生。一年前常因担心能否考取大学而哭泣，伴有失眠、头昏脑胀、上课注意力不集中、记忆减退。入大学后症状有增无减，上课时开始15分钟内尚能专心听课，之后疲劳倦怠、思睡、精神萎靡、头脑昏沉，以致听课收效甚少。在宿舍中怕声音与光亮，常因小事控制不住与人发生争执，但事后又懊悔或道歉。入夜辗转反侧，难以入睡，梦魇。求治心切，四处求医，各种贵重药宁可自费也要一试。平时好静，喜文学，多思虑，遇事敏感等。既往健康。其父为教师，年青时有类似表现。查体：身体与神经系统检查无阳性发现。患者不厌其烦、反复诉说各种躯体不适，唯恐患有重症，迫切求治。未发现精神障碍症状，情感适切。

第四节　神经症患者的护理

一、焦虑症患者的护理

【护理评估】

1. 健康史　评估患者的家族史、既往疾病史；了解患者病史，如首次发病、治疗情况；目前症状发作的持续性、频繁性和严重性；评估诱因及伴随症状。

2. 生理心理状况

（1）生理状况：评估患者的生命体征，评估患者是否出现心悸、胸闷、头昏等自主神经症状，评估患者的睡眠、二便、营养等。

（2）心理状况：评估患者成长过程，病前的人格特征，包括患者的思维方式、认知结构、情感表现和行为方式等。评估患者焦虑、恐惧的内容，寻找焦虑源。评估患者对疾病的认识及心理负担。

3. 社会状况　评估患者可利用的支持系统，了解家属对患者病情的认识及对患者的态度。

【常用护理诊断】

1. 焦虑　与患者过分的、不必要的病态观念有关。
2. 睡眠型态紊乱　与疾病引起的严重焦虑有关。
3. 活动无耐力　与焦虑症状有关。
4. 个人应对无效　与认知能力受损、自我概念的影响有关。

【护理目标】

1. 患者住院期间焦虑感减少或消失。
2. 患者每晚有6～8小时不间断的睡眠。
3. 患者可以参加适当活动，活动后焦虑减轻。
4. 患者能够以合理的应对方式使症状减轻。

【护理措施】

1. 建立良好的护患关系　接触患者时既要尊重、同情、关心，又要保持沉着、宁静、坚定的态度；语言亲切，但要简明扼要；注意倾听患者的诉说，要善于运用非语言沟通技巧。

2. 创建舒适的环境　改善环境中所有对患者不良影响的因素，尽量排除其他患者的不良干扰，满足患者提出的合理需求。

3. 教会患者学会放松技巧

（1）鼓励患者以适当的方式表达其感受，减少其心理负担。

（2）督导患者进行放松调适。如肌肉放松训练、深呼吸、散步等。

（3）鼓励患者积极参加工娱治疗活动和文体活动。目的是转移其注意力，减轻患者焦虑情绪。

4. 帮助患者认知症状　帮助患者认识焦虑时所呈现的行为模式，护士要接受患者的病态行为，不加以限制和批评；在良好的护患关系的前提下，可用说明、解释、分析、推理等技巧使患者认识其病态症状，用明确的态度指出其焦虑行为，使其认知并努力减少焦虑行为。

5. 生活护理　关注患者的进食、睡眠、二便情况等。

【护理评价】

1. 患者焦虑症状是否减轻。
2. 患者睡眠是否得到改善。
3. 患者能否参加日常活动。
4. 患者能否以恰当的方式处理生活事件。

二、强迫症患者的护理

【护理评估】

1. 健康史　评估患者的家族史、既往疾病史；了解患者的病史，如强迫症出现的诱因、内容、持续时间、对躯体有无伤害等。
2. 生理心理状况

（1）生理状况：评估患者的生命体征；评估患者皮肤的完整性，注意有无外伤；评估患者的睡眠情况、二便、营养、个人卫生情况等。

（2）心理状况：评估患者病前的性格特征，处世是否谨慎，优柔寡断，做事要求完美等；评估患者的家庭教育和家庭环境；评估患者对疾病的认识及心理负担。

3. 社会状况　评估患者可利用的支持系统，了解家属对患者病情的认识及对患者的态度。

【常用护理诊断】

1. 焦虑　与患者强迫症状不可自控有关。
2. 睡眠型态紊乱　与疾病引起的严重焦虑有关。
3. 有暴力行为的危险：对自己　与悲观和绝望感有关。
4. 有皮肤完整性受损的危险　与反复洗涤有关。

【护理目标】

1. 患者住院期间焦虑感减少或消失。
2. 患者睡眠得到改善。
3. 患者住院期间不发生伤害自己的行为。
4. 患者住院期间皮肤完好。

【护理措施】

1. 与患者建立有效的沟通　强迫行为或强迫性思维给患者本身带来很多痛苦的感受，他们有急切的求治欲，但是接触治疗时往往又心存抵触，因此，应了解患者的内心体验、感受，了解患者的情绪反应类型，有助于及时、准确地掌握患者的情绪变化，并采取必要的防范措施，预防突发事件的发生。同时，要注意沟通技巧，讲究语言的使用。避免使用中伤的语言和粗暴的行为去制止患者的强迫动作和行为。同时要善于运用非语言沟通技巧。

2. 与患者共同制订护理计划　在患者了解、接受症状和相互信任的基础上，让其共同参与护理计划的制订，能够使患者感受到被关注、被信任和支持，会减少其焦虑情绪和无助感。

3. 运用行为治疗理论，帮助患者减少或控制症状。

（1）在自愿的前提下，患者出现强迫症状之前向护士汇报。

（2）护士可帮助患者分析此时的心态和不良感受。

（3）当患者按计划执行，立即给予奖励和强化，使患者及时体验成功，并鼓励其继续尝试。

（4）第一次的尝试很重要，并且治疗中护士一定要始终陪伴患者，给予支持和鼓励。

（5）重视了解患者的体验，根据具体情况及时调整护理措施，尽量避免给予患者过大压力。

4. 做好安全护理，密切观察情绪变化，及时疏导和安慰，保护患者和他人不受伤害。

（1）密切观察强迫症状行为对躯体的损害情况，采取相应的保护措施。

（2）对自身伤害严重时，立即给予制止，对伤害部位及时进行处理。

5. 生活护理

（1）饮食：护士要根据病情给患者适宜、适量的食物，采用合适的进食方式，保证患者良好的营养状态。

（2）睡眠：针对患者的睡眠问题，应评估患者睡眠障碍的原因，采取相应的睡眠护理措施，必要时可遵医嘱给予安眠药物。

（3）个人卫生：对强迫性清洗的患者，应注意观察患者皮肤的状况，每日对患者洗涤处皮肤的健康情况做详细、认真地评估。了解其损伤的程度，并做交班记录。为患者制订每日的活动计划。督促患者多参加工娱活动。尽可能避免让患者在有水的地方停留过长时间，以减少患者洗涤的次数和时间。

【护理评价】

1. 患者焦虑症状是否减轻。
2. 患者睡眠是否得到改善。
3. 患者住院期间是否因症状发作受到意外伤害。
4. 患者住院期间皮肤是否保持完好。

三、恐惧症患者的护理

【护理评估】

1. 健康史　评估患者的病史，如首次发病、治疗的情况；目前症状发作的持续性、频繁性和严重性；评估诱因及伴随症状。

2. 生理心理状况

（1）生理状况：评估患者的生命体征，评估患者是否出现心悸、胸闷、头昏等自主神经症状，评估患者的睡眠、二便、营养等。

（2）心理状况：评估患者病前的人格特征，包括患者的思维方式、认知结构、情感表现和行为方式等。评估患者焦虑、恐惧的内容。评估患者对疾病的认识及心理负担。

3. 社会状况　评估患者可利用的支持系统，了解家属对患者病情的认识及对患者的态度。

【常用护理诊断】

1. 焦虑　与患者过分的、不必要的病态观念有关。
2. 恐惧　与对某物体或情境不合理的害怕有关。
3. 社会交往障碍　与恐惧症状有关。
4. 自我概念紊乱　与消极的自我信念有关。

【护理目标】
1. 患者住院期间焦虑感减少或消失。
2. 患者恐惧症状减少或消失。
3. 患者能从事日常的社会交往。
4. 患者的自我价值感增强，能有恰当的自我评价。

【护理措施】
1. 建立良好的护患关系　与患者建立良好的护患关系，真诚尊重患者，运用同情理解的心情传达关怀。提供疾病相关知识，使患者能够正确认识自己的疾病，增强与疾病做斗争的信心。
2. 心理护理　鼓励患者回忆或描述恐惧的感受和应对方法，共同讨论处理恐惧的方式，鼓励患者按可接受和控制的方式表达恐惧情绪，如哭泣、来回走动，在其恐惧害怕时陪伴患者，及时给予保护和支持，同时帮助患者学会自我放松疗法，并配合医生做好心理治疗，如系统脱敏疗法或暴露疗法等。
3. 用药护理　遵医嘱给予相应的药物治疗，如抗焦虑药、抗抑郁药等，同时密切观察药物的疗效及不良反应，及时与医师取得联系。

【护理评价】
1. 患者焦虑症状是否减轻。
2. 患者恐惧是否得到改善。
3. 患者能否从事日常的社会交往。
4. 患者能否做出恰当的自我评价。

四、分离（转换）障碍患者的护理

【护理评估】
1. 健康史　了解患者的主诉、现病史和既往史，有无冲动行为史、自杀自伤史和家族史等。评估患病个体在癔症发作时的症状特点、类型、症状的频度及严重程度。
2. 生理心理状况
（1）生理状况：评估患者的生命体征，评估患者的自理能力、活动与运动情况，评估患者的睡眠、二便、营养等。
（2）心理状况：评估患者对疾病的认识及心理负担、患者的个性特征及认知反应与疾病的关系等。
3. 社会状况　评估患者的学习、工作、生活和人际关系情况，患者的成长经历，家属对患者病情的认识及对患者所持态度等。

【常用护理诊断】
1. 有受伤的危险　与癔症性躯体障碍有关。
2. 急性意识障碍　与意识范围缩小，丧失对个人身份和周围环境的意识有关。
3. 自理缺陷　与癔症性躯体障碍有关。

【护理目标】
1. 患者住院期间不发生人身伤害。
2. 患者经过有效治疗与护理，意识清晰。

3. 患者在指导下能照顾好自己的日常起居。

【护理措施】

1. 安全护理　密切观察患者病情,尽量减少无关人员的围观和关注,要严格控制探视,尤其是要限制可能会对患者构成不良刺激的有关人员的探视,以利于病情的尽快康复。当患者癔症发作时,应保持镇定,及时疏散围观人员,将患者隔离,必须专人护理,为防止患者受伤,可给予保护性约束,并向患者及家属解释说明。对有神游症的患者,可为患者佩戴表明身份的证件,要防止患者走失或遭受其他意外事件。确保环境的安全,加强危险品的管理。

2. 心理护理　护士应尊重和接纳患者,要稳定患者的情绪,但又不能做出过分的关注,否则患者可能会做出更加夸张的行为,造成自伤或伤人的后果。采用支持性语言让患者认识到症状的危害,正视自身的性格缺陷,通过相应的检查结果告知患者病情并没有其认为的那么严重,避免使用不良词语刺激患者,尤其是不要简单地否认其症状,特别是不能粗暴地指出其没病或装病。与患者共同探讨解决的方法,调动患者的积极性,激发其对生活的热情,坚定患者战胜疾病的信心。

3. 用药护理　遵医嘱给予相应的药物治疗,同时密切观察药物的疗效及不良反应,及时与医师取得联系。同时配合医生顺利开展心理治疗,如暗示疗法、行为疗法。

4. 健康教育

(1) 向患者及家属讲解疾病相关知识,指导他们正确认识疾病的性质、病因,消除患者的疑虑。

(2) 帮助患者充分认识自己,挖掘出自身性格上的弱点及与疾病的关系。学会协调治疗、学习、工作、生活以及人际关系,逐渐恢复社会功能。

(3) 指导家属做好家庭护理:为患者创造良好的家庭护理环境;督促患者服药,不能随意增减药量;家属要理解患者的痛苦,既要关心和尊重患者,又不能过分迁就患者。减少不良暗示。

【护理评价】

1. 患者住院期间没有因症状发生人身伤害。
2. 患者意识清晰。
3. 患者能照顾好自己的日常起居。

五、躯体形式障碍患者的护理

【护理评估】

1. 健康史　了解患者主诉、现病史和既往史,评估患者的个性特征,评估有无相应的诱发因素。

2. 生理心理状况

(1) 生理状况:评估患者的生命体征,评估患者是否有多种症状同时存在,有无各种不适或疼痛,是否伴有阳性体征,评估患者的睡眠情况。

(2) 心理状况:评估患者的认知、情绪情感及精神运动等情况,对躯体症状和心理痛苦之间的联系有无正确认识和处理。

3. 社会状况　评估患者可利用的支持系统,了解患者父母对疾病态度、家庭生活、工作环境。了解对患者最有影响力的单位或个人。

【常用护理诊断】
1. 焦虑　与身体各种不适而检查无阳性体征有关。
2. 睡眠型态紊乱　与身体的各种不适有关。
3. 个人应对无效　与对疾病认识不足而产生的压力而无力应对有关。

【护理目标】
1. 患者焦虑减轻或消失。
2. 患者睡眠型态良好。
3. 压力减轻，各种问题应对良好。

【护理措施】
1. 一般护理

（1）饮食护理：鼓励进食，选择易消化、营养丰富的食物；做到三定，即定时、定量、定质；三高：高蛋白质、高不饱和脂肪、高维生素；保证患者良好的营养状态。

（2）睡眠护理：要保证患者有充分的睡眠。病室整洁通风，室温、光线适宜，保持病房的安静；遵守作息制度，指导患者养成按时作息的生活习惯，睡前不宜过度兴奋，避免进行精神刺激的谈话，避免饮用具有兴奋性的饮料；失眠患者白天应多安排一些活动，防止卧床，必要时睡前给予催眠药。

2. 心理护理

（1）建立良好的护患关系，护士应以热情的态度介绍医院环境、科室技术力量以及治愈病例，增强患者对疾病治疗的信心。

（2）对患者的病情不要急于持否定态度，以免遭到患者的拒绝，破坏护患沟通。多数患者有严重的心理阻抗，不会承认躯体形式障碍的发生与精神因素有关。要在综合治疗的基础上，让患者了解疾病的特点，耐心、细致的引导。

3. 躯体不适的护理　患者多有明显的躯体不适，主诉多变。因执行保护性医疗制度，医护之间态度一致，不要过分关注、迁就患者做过多的检查，随便给药，以免增加其病理信念，尽量分散患者对躯体不适的注意力，鼓励患者积极参加娱乐活动，养成良好的运动习惯，经适当的语言和暗示治疗，患者的症状多数可得到缓解。

4. 健康教育　对疾病的不正确认识是患者症状持续和发展的主要因素。因此，在患者能接受时进行心理卫生及躯体形式障碍知识教育，使患者正确认识疾病并掌握预防复发知识。

【护理评价】
1. 患者焦虑是否减轻或消失。
2. 患者睡眠质量是否得到提高。
3. 患者各种问题能否应对自如，压力是否减轻。

六、神经衰弱患者的护理

【护理评估】
1. 健康史　了解患者主诉、现病史和既往史，评估诱因及伴随症状。
2. 生理心理状况

（1）生理状况：评估患者的生命体征，评估患者是否有紧张性疼痛，是否出现心悸、胸闷、头昏等自主神经症状，评估患者的睡眠情况。

（2）心理状况：评估患者的认知、情绪情感及精神运动等情况。

3. 社会状况　评估患者可利用的支持系统，了解家属对患者病情的认识及对患者的态度。

【常用护理诊断】

1. 焦虑　与患者所患疾病的困惑有关。
2. 睡眠型态紊乱　与疾病引起的严重焦虑有关。
3. 有暴力行为的危险：对自己或他人　与情绪症状有关。
4. 无能为力　与所患疾病有关。

【护理目标】

1. 患者焦虑感减少或消失。
2. 患者能在无药物的辅助下，恢复正常睡眠。
3. 患者不发生自伤或伤人的行为。
4. 患者能够应对日常的生活和工作。

【护理措施】

1. 生活护理

（1）睡眠护理：提供适合的睡眠环境，如病室内要清洁整齐，无异味，空气要流通，温度、光线适宜，无噪声干扰，工作人员在夜间巡视时要做到说话轻、走路轻、操作轻，保持病房的安静；遵守作息制度，指导患者养成按时作息的生活习惯，白天一般安排1～2小时的午休，另外要组织患者参加适宜的工娱活动；睡前避免饮用具有兴奋性的饮料，如茶水、咖啡等；密切观察患者睡眠的状态，包括睡觉的姿势、呼吸音、是否入睡。

（2）饮食护理：护士应观察、鼓励患者进食，协助患者选择易消化、营养丰富的食物，保证患者良好的营养状态。

2. 心理护理　护士应以热情的态度积极主动地接近患者，主动关心患者，取得患者的信任，给患者提供倾诉烦恼的机会，鼓励患者宣泄不良情绪，同时指导患者学习放松技术，如深呼吸、想象放松疗法、静坐等。

3. 鼓励患者积极参与适当的活动　适当的活动可以改善患者的躯体状况。根据病情选择适合患者的项目，让其每日进行，养成良好的运动习惯，对患者愈后的院外生活起到积极的作用。

4. 用药护理　遵医嘱给予相应的药物治疗，如抗焦虑药、抗抑郁药等，同时密切观察药物的疗效及不良反应，及时与医师取得联系。

【护理评价】

1. 患者焦虑症状是否减轻。
2. 患者睡眠时间和质量是否得到改善。
3. 患者是否发生自伤或伤人的行为。
4. 患者能否应对日常的生活、工作。

知识链接

暗示疗法治疗癔症性失音症

患者，女性，38岁，因"与领导争吵后失音近1个月"入院。患者为单位会计，因工作中出现差错被领导批评时与领导发生争执，此后自觉工作压力非常大，与领导关系紧张，心情不佳。近日，在参加年终总结会时因觉得领导"话里有话"而再次与领导发生争执，声嘶力竭地喊叫、发泄，后被人劝解回家。次日早晨发现说话不能发声，但能用非语言方式与人交流。家人带其多处求医，经检查其发声器官无器质性病变。在其他医院经中药、针灸治疗均无效，故来我院求治。患者既往外向，积极上进。入院前半年自感精力下降、乏力、易烦躁、睡眠差。无类似癔症发作史。其母曾患精神障碍，不能料理家务，未予诊治。其兄因自杀死亡。

入院检查：失音，但能通过手势与书写叙述病情，对自身病情并不焦急，有乏力、背痛等躯体不适，无思维障碍，情绪平稳，神经系统及实验室检查未见异常。

诊断：癔症性失音

1. 医护人员进行详细的体检，主动关心和尊重患者，让患者产生信任感。告知患者治疗成功的相关案例，加强患者对治疗的信心。做好患者家属的工作，改善其对患者不关心、不理解的态度，协助配合治疗。医护人员向患者反复介绍治疗此病需要一种特殊药物，但极难购买，医护人员和家属正在设法购药，使患者产生期待心理。准备阶段持续两周。

2. 当患者进入治疗室时，多名医护人员正在紧张忙碌，气氛庄重严肃，主管医生再次对患者进行暗示后，静推葡萄糖酸钙10ml及葡萄糖15ml。药物起效后，主管医生用肯定的口吻说："现在你感到全身发热了，现在你感到全身发热了，好，你能说话了，跟着我大声说'一、二、三、四、五……'。"当患者语调低且颤抖地开口说话时，主管医生马上予以鼓励，说："很好，就这样，再大声些。"患者语调渐高昂。

3. 暗示治疗成功后，由主管医生陪患者多说话，树立战胜疾病的信心，患者语言障碍消失。但仍有乏力、背痛、失眠等躯体不适，情绪尚稳定，继续给予支持性心理治疗，辅以抗焦虑药物治疗。

小结	1. 应激相关障碍神经症的临床特点及护理。 2. 通过学习能够识记应激相关障碍、神经症的概念，描述常见的临床表现。 3. 理解应激相关障碍、神经症的病因、治疗与预防，运用护理程序对应激相关障碍、神经症患者进行护理与健康教育。

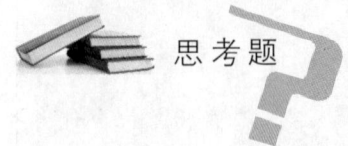 思考题

患者，男，35岁，小学教师，待人和气，工作认真。患者小时候曾因有一只蟑螂爬到手上，将其吓哭，之后他拼命洗手，生怕染上病菌。此后，他就养成了认真洗手的习惯，现在每天要洗几十遍手，每次都要仔细用香皂搓洗，避免触碰他认为"脏"的东西，也尽量不与别人握手。由于教学工作经常会使用粉笔，患者为此非常苦恼，最后只好转做行政工作。患者明知没有必要这样"爱干净"，但每次总因为心烦而无法戒除洗手的习惯。诊断：急性应激障碍。

请分析：

1．该患者的医疗诊断正确吗？
2．提出该患者的护理问题及相应护理措施。

（祝水英）

第十一章

人格障碍患者的护理

学习目标

识记
描述人格障碍的概念及各型特点。
理解
1. 说出人格障碍的临床表现。
2. 解释对患者症状的评估结果与临床护理工作的意义。
运用
评估患者的整体情况，对患者在人格障碍中可能出现的危险行为有一定的预见性。

第一节 人格障碍

一、概述

（一）人格障碍的概念

人格（personality）或称个性（character），是指一个人固有的行为模式及日常活动中待人处事的习惯方式，是全部心理特征的综合。也就是在其生活和实践中经常表现出来的较为稳定的个性心理特点的总和，表现为对广泛的人际和社会处境产生固定的反应。人格的形成与先天的生理特征及后天的生活环境均有着较为密切的关系，童年生活对人格形成有着非常重要的作用，而且人格一旦形成即具有相对的稳定性。但重大的生活事件及个人的成长经历仍会使人格发生一定程度的变化。因此，人格既具有相对的稳定性，又具有一定的可塑性。

1806年，法国精神病学家比奈尔对人格障碍最早的描述是"无妄想性躁狂"，克雷佩林（1909年）首先应用病态人格（病态人格指偏离正常的或不正常的人格）来描述。至今有关人格障碍的定义较多，但1990年《国际精神疾病分类与诊断标准》（第10版）（ICD-10）的定义较为完整。指出此种人的内在体验和行为具有持久性明显偏离文化期望范围的倾向。

人格障碍（personality disorder）是指明显偏离正常而且根深蒂固的、持久的行为模式，具有适应不良的性质，其人格在内容上、性质上或整个人格方面异常。因此，患者自己遭受痛苦和（或）使他人遭受痛苦，或给个人和（或）社会带来不良的影响。人格的异常妨碍了他们的情感和意志活动,破坏了其行为的目的性和统一性,给人以与众不同的特殊感觉,在待人接物方面尤为突出。人格障碍通常开始于童年、青少年或成年早期,并贯穿整个生命过程,且有逐渐加剧或改善的趋势。人格障碍者与特定文化背景中一般人的感知、思维、情感,特别是待人方式上有极为突出或明显的偏离。这些行为模式相对稳定,对行为和心理功能多个重要环节均有影响,明显影响其社会功能与职业功能,造成对社会环境的适应不良,患者为此感到痛苦,并已具有一定的临床意义。患者虽然无智能障碍,但适应不良的行为模式难以矫正。

如果人格偏离正常是由于躯体疾病(如脑病、脑外伤、慢性酒精中毒等)所致,或继发于各种精神障碍应称为人格改变,人格障碍和人格改变是有区别的。人格改变是获得性的,是指一个人原本人格正常,在严重或持久的应激、严重的精神障碍及脑部疾病或损伤之后发生的改变,随着疾病痊愈和境遇的改善,有可能恢复或部分恢复;而人格障碍没有明确的起病时间,始于童年或青少年且持续终生。人格改变的参照物是病前人格;而人格障碍主要的评判标准来自于社会的一般准则。

对人格障碍概念的理解:①人格的正常与异常并没有明确的分界线,即使是严重的人格障碍者也有某些优良的人格素质。社会学标准指的是,人格特征使本人感到痛苦,也使社会和他人感到烦恼,所谓的"害人害己";②18岁以上才在临床上诊断为人格障碍;③人格障碍没有其他精神障碍那样有明确的开始时间,其病程是漫长且两头都是难以确定具体日期的;④诊断人格障碍所依据的最重要的资料是长期密切接触的知情人的描述,必须以纵向的一贯表现为基础。

临床工作中对人格的正常与异常区分较为困难。其区别的关键主要是以社会标准及所处的文化背景为依据。正常人格变异是指公认的正常人格范围内的变异,是人格中的某些品质过多或不足,远未达到害人害己的程度。如果一个人原来的行为正常,后来在其生活的某一阶段出现异常,就可认为是疾病,若其行为由幼年开始即一直不正常,则说明是人格障碍。

(二)人格障碍的基本特征

1. 人格障碍开始于童年、青少年或成年早期,并一直持续到成年乃至终生。没有明确的起病时间,不具备疾病发生的一般过程。

2. 可能存在脑功能损害,但一般没有明显的神经系统形态学病理变化。

3. 人格显著偏离正常,从而形成与众不同的行为模式,如情绪不稳、易激惹、情感肤浅或冷酷无情等。行为常受本能欲望、偶然动机的驱使,缺乏目的性、计划性和完整性,自制力差。

4. 人格障碍主要表现为情感和行为的异常,但其意识状态、智力均无明显缺陷。一般没有幻觉和妄想,可与精神障碍相鉴别。

5. 多数人格障碍者对自身人格缺陷常无自知之明,难以从失败中吸取教训,尽管经常碰壁、冲突不断,但患者经常犯同样的错误,以致害人害己。

6. 人格障碍者一般能应付日常工作和生活,能理解自己行为的后果,也能在一定程度上理解社会对其行为的评价,主观上常感到痛苦。

7. 各种治疗手段对人格障碍效果欠佳,医疗措施难以奏效,再教育效果也有限。

> **知识链接**
>
> **个性理论**
>
> 艾克森和荣格将人的个性分为外向和内向两种，认为外向性格的人表现为热情、健谈、爱活动、喜社交、不甘寂寞、有进取冒险精神；而内向性格的人则尽量避开外界刺激，喜孤独、活动少、交往浅、不爱热闹。

二、病因及发病机制

人格障碍的产生既有先天生物遗传因素的作用，也有后天环境形成因素的作用，是先天遗传因素还是后天环境因素为主尚无定论，每个具体病例中两种因素所占的比重亦有不同。人格障碍的诊断应以没有明显脑器质性损伤为前提，但并不能排除病因未明的轻微脑损害作为发病的基础。

1. 遗传因素 有人统计1929-1977年12篇双生子犯罪问题的研究，共计339例单卵双生子，同时犯罪者185例，占55%；双卵双生子426例，同时犯罪者73例，占17%，说明罪犯（其中一部分系人格障碍患者）在生物遗传因素中，可能提供了情绪暴发性与行为冲动性的生理素质，加上后天不良环境的促进，从而出现社会违法行为。Cadoret研究190例寄养子生后即与其经常有反社会行为的父母分离，在其他正常家庭中长期寄养，结果有22%的寄养子后来诊断为反社会人格，而亲生父母无反社会行为的对照组，无一例诊断为反社会性人格，也说明了在反社会人格病因中遗传因素的影响。

2. 精神生物学 人格的生物学研究是建立在客观诊断标准和定式检查基础上的研究。按照精神障碍模式研究人格障碍，包括认知、情感、冲动控制及焦虑调节四个维度。与此四维相应的人格障碍可分为四类，分别与精神障碍相连，从而形成谱性概念：认知/知觉障碍与分裂型人格障碍相连；冲动控制不良和反社会型人格障碍有关；情感不稳定与心境障碍及表演型人格障碍呈谱性关系；焦虑/抑郁则与焦虑类型人格障碍连接。人格障碍患者对静态和紧张刺激的自主反应程度比正常人低，他们倾向于焦虑，因而不能从经验中吸取教训。

（1）认知/知觉结构障碍：认知/知觉结构反映一个人对刺激的领悟和注意，并根据自己过去的经验对刺激予以信息加工，适当选择反应的能力。这一维度出现障碍在精神障碍表现为思维障碍、精神症状和社会隔绝，然而认知控制的轻微障碍常以古怪、特殊言语、社会脱离等人格障碍的形式出现。分裂型人格障碍和精神分裂症属于此类。研究测试发现：此类人群存在眼球运动障碍、视或听注意的损害及多巴胺代谢产物高香草酸（HVA）在血和脑脊液中均增高。

（2）冲动性/攻击性损害：冲动控制不良以延缓或抑制动作的能力减低为特征，反映在精神障碍为间歇性暴发障碍，病理性赌博或偷窃狂；如为持久和严重的易于冲动素质，则表现为破坏性行为和反社会性行为，如边缘型和反社会型人格障碍。研究发现：此类患者皮质抑制功能和警觉能力减低，脑电图有较多慢波，镇静阈限低；交感神经反应减弱；5-羟色胺功能减低；去甲肾上腺素功能亢进。

（3）情感不稳定：以心境调节和强度的改变为特征。情感性障碍表现为持久和内源性心境障碍；边缘型人格障碍为非常短暂的、与环境有关的情感波动。

(4) 焦虑/抑制：在预期到不愉快的后果时出现恐惧和自主神经警戒阈值减低，常伴有行为抑制。属于此特征的有焦虑障碍、强迫仪式或恐惧，回避型人格障碍。研究表明：此类人群皮质和自主神经警觉水平增高，镇静阈值低，对新刺激的习惯化降低。

3. 社会和心理因素　社会文化背景和社会环境对人的影响较大。这是形成异常人格的外在因素，而且是很重要的因素。人格障碍患者异常情绪反应和行为方式，都是儿童成长过程中学得的，儿童期间单纯通过观察、模仿，即可学得许多情绪反应和行为方式。儿童时期的不合理教育可导致病态人格的发展。儿童的大脑有很大的可塑性，一些性格倾向经过正常教育可以得到纠正，如听之任之，逐渐发展为人格障碍。家庭环境也非常重要，父母不和、长期争吵、分居或离异，对孩子人格的发展有不利的影响；父母对孩子放纵溺爱、粗暴凶狠、过分苛求都会影响孩子人格的形成。追溯人格障碍患者的童年，常可发现不良环境对其人格偏离所产生的影响。另外，成年人在长期严重的打击下（如冤狱、单独隔离禁闭），也会后遗显著的人格改变。

4. 教育方式不当　因父母过分溺爱孩子，使孩子产生以自我为中心的思想，对别人的意见听不进去。长大了变得无视父母、师长，甚至蔑视学校及社会的制度和法规。

总之，人格障碍的病因复杂，目前认为是多因素相互作用的结果，个人的人格一旦形成，常具有一定的恒定性，要改变并非易事，但只要加强自我调适和进行各种治疗，人格障碍是可以得到纠正的。人格障碍的主要表现为社会适应不良，因此，心理治疗作为人格障碍的重要治疗手段之一，着重是在改变认知、适应环境方面的训练，包括指导或建议其选择合适的职业、行为方式的改善、人际关系的调整、对自己看法的修正及对自己与外界关系的调整等。

知识链接

人格障碍的流行病学特点

有关人格障碍的流行病学调查，在我国尚缺乏权威性的报道。美国学者研究表明，各种人格障碍的总和在人群中的发病率是13%。美国精神科护理协会于2000年对人格障碍的流行病学调查表明：偏执型人格障碍为0.5%～2.5%；分裂样人格障碍为0.4%～4.1%；反社会型人格障碍男性为3%，女性为1%；边缘型人格障碍为2%；表演型人格障碍为2%～3%；自恋型人格障碍为1%；回避型人格障碍为0.5%～1%；依赖型人格障碍为0.1%～10%；强迫型人格障碍为1%。

三、临床表现

以典型表现显现的人格障碍类型是少见的，而同一病例兼有两种甚至数种人格障碍表现的临床情况较为多见。以下介绍几种常见人格障碍的典型临床特征：

（一）分裂样人格障碍

分裂样人格障碍（schizoid personality disorder）又称为关闭性或内向型人格障碍。男性多见，主要表现为：以观念、行为和外表装饰奇特、情感冷漠及人际关系明显缺陷为特征；退缩、孤独、沉默、隐匿、不爱交往、性格明显内向、回避社交、离群独处、我行我素而自得其乐；缺乏热情和温柔体贴，缺乏幽默感，对人冷漠，缺乏情感体验，不仅自己不能体验欢乐，对别人也缺乏温暖，爱好不多；过分敏感而且害羞、胆怯、怪癖，对表扬和批评均反应不良；虽未丧失认识现实的能力，但常表现孤立行为，趋向白日梦和内省性隐藏；活动能力差，缺乏进取性，对人际关系采取不介入的态度；缺乏兴趣（考虑年龄）；缺乏知心朋友；常不修边幅，服饰奇特，行为怪异，其行为不合时宜，不符合当地风俗习惯或目的不明确；爱幻想或有奇异信念（如相信特异功能、第六感官等），有时考虑一些毫无意义的事情，如太阳为什么从东方升起等。有些人在从事抽象思维的领域可有成就，牵连、猜疑、偏执观念或奇异感知体验，如一过性错觉或幻觉的不寻常的知觉体验。

（二）偏执型人格障碍

偏执型人格障碍（paranoid personality disorder）多见于男性，始于成年早期。类似名称为狂信型人格或诡辩型人格。其核心症状是敏感、多疑和偏执。

1. **敏感和多疑** 敏感主要是对周围的人或事物、挫折和遭遇警觉过度，对侮辱和伤害不能宽容，长期耿耿于怀，心胸狭窄，容易害羞，将他人对自己的"忽视"铭记于心，深感羞辱、满怀怨恨，人际关系常反应过度，有时产生牵连观念，与人相处困难。遇到挫折或失败时易于埋怨、怪罪他人，推诿责任，将自己的失败归咎于他人，不从自身寻找主观原因。多疑的表现：经常无端地怀疑别人要伤害、欺骗或利用自己，或认为有针对自己的阴谋，对别人善意的举动做歪曲的理解。总是认为别人在欺骗他，不信任别人，容易将别人的中性或友好的行为误解为敌意或轻视，因怀疑自己的利益可能被侵犯而隔绝自己。易产生病理性嫉妒，过分怀疑恋人有新欢或伴侣不忠，但不是妄想。

2. **固执和好争辩** 表现出明显超过实际情况所需的好斗，对个人权利执意追求，而与别人争辩，固执地坚持自己的观点。常有自我评价过高，容易与他人发生争辩、对抗。意见尤多，常有抗议，使单位领导常觉得这类人员难以安排。

3. **强烈的自尊和自大** 有过分自负和自我为中心的倾向，对他人的过错不能宽容，给人以得理不饶人的感觉，总感觉到被压制、被迫害，固执地追求不合理的利益或权力，甚至上告、上访，不达目的不肯罢休，忽视或不相信与其想法不符合的客观证据，因而很难改变患者的想法。甚至冲动好斗，产生不安全感、不愉快，缺乏幽默感，对周围事件处于戒备和紧张状态，寻找多疑偏见的根据。

此型人格障碍病程漫长，有的终生如此，有的逐渐转化为偏执型精神分裂症，有的随着年龄增长，人格趋向成熟或应激减少，偏执性特征缓解。

案例 11-1

张某，25岁，男性，18岁读高中时学习成绩优异。平常他虽与同学交往，但他总觉得他们嫉妒自己的才能，总是用一种异样的目光看他，为此同学不再主动亲近他。患者常顶撞班主任，觉得老师的想法总是错的，而自己一贯是正确的。一向我行我素，说话办事完全凭个人意愿，因为他觉得自己比别人有更强的能力和智慧，若出现不尽人意的结果，他就把原因归结于客观，而对自己的能力从不怀疑。从不在乎别人的感受，乐于独处。总是对别人充满怀疑，他总是想："为什么要相信他们呢？如果相信他们，说不定哪天他们会利用我的信任加害于我。"

(三)冲动型(攻击性)人格障碍

冲动型人格障碍(impulsive personality disorder)是以情感爆发,伴明显行为冲动为特征,男性明显多于女性。情绪不稳,易激惹,易与他人发生争吵和冲突,有突发的愤怒和暴力倾向,特别是在冲动行为受阻或受到批评时,对导致的冲动行为不能自控,冲动后对自己的行为虽懊悔,但不能防止再犯,间歇期正常;人际关系强烈而时好时坏,要么与人关系极好,要么极坏,几乎没有持久的朋友,容易产生人际关系的紧张和不稳定,时常导致情感危机,经常出现自杀、自伤行为;在日常生活和工作中同样表现冲动、缺乏目的性与计划性,做事虎头蛇尾,很难坚持需要长时间才能完成的事情,对事物的计划和预见能力明显受损;不能坚持任何没有即刻奖励的行为;不稳定的和反复无常的心境;自我形象、目的及内在偏好(包括性欲)的紊乱和不确定。

(四)反社会型人格障碍

反社会型人格障碍(antisocial personality disorder)又称无情型人格障碍或社会性病态,以行为不符合社会规范、经常违法乱纪、对人冷酷无情为特点,男性多于女性,是对社会影响最为严重的类型。突出表现在思维、情感和行为各方面违反所处社会环境的基本伦理、道德和法律准则。这种人在需要、动机、兴趣、理想等个性倾向性以及自我价值观念等方面均与正常人不同,他们常缺乏正常的人间友爱、骨肉亲情,缺乏焦虑和罪恶感,缺少道德观念,对善恶是非缺乏正确判断,常有冲动性行为,且不吸取教训,行为放荡,无法无天。他们常在童年或少年期(18岁前)就出现品行问题,表现出不顾他人利益或对他人暴力的倾向,故意破坏他人或公共财物,离家出走、逃学、吸烟、酗酒、偷窃、撒谎、霸道好斗、结帮违法乱纪,甚至出现犯罪行为。

1. 高度的攻击性 漠视他人的感情和利益,蔑视法律,易与人争执且很容易采取暴力攻击行为。为了获得个人利益和快乐,不惜攻击和侵犯他人,情感是以自我为中心和冷酷无情,经常受到法律的惩罚也毫无悔意,因此很难建立友爱的人际关系。

2. 行为无计划和好冲动 行为大多受偶然动机、情绪冲动或本能愿望所驱使,缺乏计划性或预谋。对自己和他人极端不负责任,不尊重事实,如经常撒谎、欺骗他人以获得个人利益;对他人漠不关心,如经常不承担经济义务、不赡养子女或父母;对挫折的耐受性低,微小的刺激便可引起冲动,甚至是暴力行为;易激惹,并有暴力行为,如反复斗殴或攻击别人,包括无故殴打配偶或子女。

3. 社会适应不良 由于自己对人格缺陷缺乏自知力,不能从经验中取得收益,不能从失败中吸取教训。因此,本症是一种持久和牢固的适应不良的行为模式。不能维持与他人长久的关系,如不能维持长时的(1年以上)夫妻关系,两性关系混乱,经常更换婚姻关系。

4. 无羞耻感和负疚感 危害别人时缺少内疚感,很容易责怪别人,或对其与社会相冲突的行为进行无理辩解。缺乏悔恨感和羞愧。极端自私与自我中心,以恶作剧为乐,故使其家人、亲友、同事、邻居感到痛苦或憎恨。

反社会型人格和违法犯罪具有较密切的关系。罪行特别严重、作案手段残酷、犯罪情节恶劣的犯人中有相当比例属于反社会型人格障碍。30岁以后常有所缓和,但难以和家庭成员建立持久、尽责、热情的关系。

案例 11-2

李某，男性，23岁，好与人争吵，摔打东西，有一次吵架时用螺丝刀刺伤其兄。上学时成绩一直很差，老师多次家访，其母百般袒护，小学四年级自动退学，终日流浪街头，夜不归宿，与不良社会人员交往，致使一女青年怀孕后自杀。因扰乱社会治安，多次被捕进行劳动改造。在监狱中不守监规，偷盗仓库，与他人斗殴，辱骂管理人员。劳动时不遵守操作规程，致使机器损坏，造成停产。某日在挖土时与另一犯人发生口角，用锄头连击对方的面部、腰部，对方当场昏倒，颧骨骨折。当晚李某自觉问题严重，即自备方便面、鸡蛋、白糖等向被伤犯人赔礼道歉，企图息事宁人。审讯过程中否认有意伤害，到第三次提审时破口辱骂办案人员，并威胁说："咱走着瞧，就是这次加了刑，出去还有见面的时候"。次日绝食、缄默、裸体、头击铁门，有时又偷吃东西，要同监犯人证明管教干部打了他；给家中母亲写信留遗书，扬言要自杀。对所犯错误无悔改之意，管理困难。

（五）癔症型（表演型）人格障碍

表演型人格障碍（histronic personality disorder）又称为寻求注意型人格障碍或癔症型人格障碍，女性多见。以人格的不成熟、情绪的不稳定、暗示性及依赖性强，过分的感情用事或夸张言行吸引他人的注意为特征。

1. **高度自我戏剧性和自我为中心** 富于自我表演性、戏剧性、夸张性地表达感情。常以自我表演，表情丰富但矫揉造作，用爱发脾气和夸张的行为来引人注意，尽管别人都能觉察到患者的夸张，但患者却乐此不疲地继续表演；生活中处处希望得到赞赏，情感容易受伤害；伴随极端的自我为中心，自我放纵，强求别人满足其需要和意愿，追求刺激和以自己为注意中心的活动，在社交中经常只考虑自己的兴趣和爱好，过于喜欢受表扬，经不起批评，爱撒娇，任性，心胸狭窄，不顾及他人，设法操纵他人为自己服务，对别人要求过多，极力使别人顺从自己，以情感相要挟，稍不如意就发怒、哭闹，甚至扬言自杀来要挟。

2. **高度暗示性和幻想性** 暗示性强，易受他人或外界的影响或诱惑，常自我暗示；富于幻想，常有自欺欺人之言，凭猜测和预感做出判断，经常把幻想当成现实，乐于自我欺骗，发展到极端出现"病理性谎言"；不能耐受寂寞，希望生活似演戏一样热闹和不平静。

3. **情感肤浅而易变** 极端情绪化，情感变化多端，感情用事，喜怒哀乐皆形于色，易激动；对人情感肤浅，这使他们难以与周围保持长久的社会联系；过分关心躯体的性感，以满足自己的需要；喜欢寻求刺激而过分地参加各种社交活动，甚至卖弄风情，喜爱挑逗，给人以轻浮的感觉。

案例 11-3

王某，女性，20岁，工作学习都不错，可总喜欢高谈阔论，有意无意地标榜自己，描述帅哥是如何欣赏她，追求她，而她又是如何刁难他们。为了引人注目，甚至不顾个人尊严。平时喜怒无常，高兴时嘻嘻哈哈，劲头十足，稍不顺就大吵大闹，人际关系十分紧张。一次经一位朋友当场提醒后，她顿时觉得自己并非魅力超群，立刻萎靡不振，非常难过。然而，此后她依然我行我素。

(六)强迫型人格障碍

强迫型人格障碍(obsessive-compulsive personality disorder)的特征是惰性、犹豫不决、好怀疑和按部就班,过分地谨慎、严格要求与完美主义及内心的不安全感。男性为女性2倍。约70%的强迫症患者病前有强迫型人格障碍。这种人以十全十美的高标准要求自己,总是对自身的工作和生活难以满意,因而在内心深处产生不安全感导致优柔寡断、怀疑及过分谨慎。

1. **惰性** 指不能适应环境变化,观念死板不会变通,按部就班,常拘泥细节。他们习惯的行为方式常是在很早以前就对所有的活动做出计划并不厌其烦;预先想好每一步骤,穷思细节,然后按部就班地去执行;面对任何新环境、新变化,他们宁愿遵循惯有的常规,缺乏想象和创造力;谨小慎微怕出错,不敢顺势改变自己以适应变化;常伴随出现焦虑、紧张和苦闷情绪;过分沉溺于职责义务与道德规范,过分投入工作,业余爱好少,缺少社交往来,工作后缺乏愉快和满足的内心体验,反而常有悔恨和内疚而检查自身存在哪些缺陷、工作什么地方没有完善,缺乏创新和冒险精神。

2. **犹豫不决** 不能做出决断,特别是很难权衡出新情况的利弊,需反复思考,不断寻求更多的建议。一旦做出决定,立即就开始担心自己的决定是否正确,又开始新一轮的思考与权衡。

3. **追求完美** 对任何事物都以高标准要求自己,希望所做的事十全十美,事后反复检查,不能容忍小错,责任感过分强烈;过于自我克制,过分自我关注,不能容忍内心有丝毫"邪念",否则就陷入痛苦的自责;好洁成癖,过分讲究卫生,其家人有时也觉得和患者共同生活很疲惫。

案例 11-4

李某,女性,23岁,出纳,任职3年中,工作从未出过差错,领导很赞赏她,可是同事和朋友们说她呆板,不好相处。她怕工作出差错,上班从不离开办公桌,她的钥匙不让任何人碰,有一次,一位同事拿她的钥匙修剪指甲,她马上要回来,说把钥匙丢了怎么办。下班时经常走出门口又回来检查保险柜和抽屉是否锁好,朋友们也觉得她不活泼,不会玩。患者常评论别人的发型、服饰、举止或某件事,说话不讨人喜欢。

(七)焦虑型人格障碍

焦虑型人格障碍(anxious personality disorder)是以一贯感到紧张、提心吊胆、不安全及自卑为特征,患者总是需要被人喜欢和接纳,对拒绝和批评过分敏感,因习惯性地夸大日常处境中的潜在危险而有回避某些活动的倾向。主要是以持久和广泛的内心紧张及忧虑体验为特征;一贯的自我敏感、不安全感及自卑感;对遭排斥和批评过分敏感;不断地追求被人接受和受到欢迎;除非得到保证被他人所接受和不会受到批评,否则拒绝与他人建立人际关系;惯于夸大生活中潜在的危险因素,达到回避某种活动的程度,但无恐惧性回避;因"稳定"和"安全"的需要,生活方式受到限制。

(八)依赖型人格障碍

依赖型人格障碍(dependent personality disorder)的特征是过分依赖,缺乏自信,不能独立活动，感到自己孤弱无助和笨拙；要求或让他人为自己生活的需要承担责任，将自己的需要附属于所依赖的人，过分地服从他人意志，情愿把自己置于从属地位，一切悉听他人决定，不愿对所依赖的人提出即使是合理的要求；沉湎于被遗忘的恐惧之中，不断要求别人对此提出保证，独处时感到很难受，当与他人的亲密关系结束时，有被毁灭和无助的体验；经常把责任推给别人，以应对逆境；经常感到自己无助、无能或缺乏精力。

案例 11-5

患者，女性，24岁，小时候不愿上幼儿园，父母送她去时每天哭闹，后来直到上大学，仍恋家非常严重而不愿住校读书。生活中凡事都依赖家人，缺乏独立性。报考研究生时，因找不到具体考试地点而慌张着急，竟乘车回到远离学校几公里的家中向父母求救，延误考试时间40分钟，被监考老师取消考试资格。

（九）其他或待分类的人格障碍

其他或待分类的人格障碍（other or unspecified personality disorders）包括被动攻击性人格障碍、被动性人格障碍和情绪不稳定性人格障碍等。

1. 被动攻击性人格障碍（passive and vilify personality disorder） 其特点是被动拒绝那些使其充分发挥工作和社交能力的要求，这种拒绝不是直接表达的，而是采取间接的方式，如拖延、闲混、执拗、故作无能，其结果是社交和工作方面表现严重而持久的效能不足。

2. 被动性人格障碍（passive personality disorder） 又称不适当型人格障碍，其特征是对社会交往和情绪刺激缺乏有效的反应，他们缺乏能力，计划性不足，不稳定，判断力不良，不能适应生活的挑战。他们与周围人不会发生争辩，但也不能与人建立亲密的关系，故在人群中易被忽略。

3. 情绪不稳定性人格障碍 表现为情绪不稳、行为冲动、自我形象模糊、经常伴有自伤或威胁性的自杀言行，有两个亚型。

（1）冲动型：高度的情绪不稳定和行为冲动。冲动常以暴怒的情绪爆发和不顾一切的毁物伤人或自伤为特征，在受到批评与挫折时尤甚。事后很快后悔、自责，但会反复发生。

（2）边缘型：有情绪不稳、行为冲动，明显的自我形象、内心爱好、内在目标的模糊或混乱。如对人对己的看法经常是极端化，人际关系中极易投入强烈情感，但稍不如意就恨之入骨。工作和人际关系，尤其是恋爱关系极不稳定。没有明显的自我戏剧性和表演性的特征。

四、诊断要点

（一）人格障碍的共同特征

人格障碍的诊断主要依据病史，其共同特征见"人格障碍的基本特征"。

（二）诊断标准

1. 症状标准 个人的内心体验与行为特征（不限于精神障碍发作期）在整体上与其文化所期望的和所接受的范围明显偏离，这种偏离是广泛、稳定和长期的，起始于儿童期或青少年期，并至少有下列1项：

（1）认知（感知及解释人和事物，由此形成对自我及他人的态度和行为的方式）的异常偏离。

(2) 情感（范围、强度及适当的情感唤起和反应）的异常偏离。

(3) 控制冲动及满足个人需要的异常偏离。

2. 严重标准　特殊行为模式的异常偏离，使患者感到痛苦或社会适应不良。

3. 病程标准　开始于童年、青少年期，现年18岁以上已持续2年。

4. 排除标准　人格特征的异常偏离并非躯体疾病或精神障碍的表现及后果。躯体疾病及精神障碍所致人格特征偏离正常是原发疾病的症状称为人格改变。

五、治疗要点

1. 药物治疗　药物虽不能改善人格结构，但对某些表现可能有一定的效果。情绪不稳定者可给予小剂量吩噻嗪类药物，如奋乃静2～4mg或氯丙嗪100～200mg，睡前1次；冲动型人格障碍伴有脑电图改变者，有的学者认为可试用苯妥英钠或其他抗癫痫药物，如卡马西平、普萘洛尔等；具有冲动和攻击行为者碳酸锂可能有效，碳酸锂和甲硫达嗪联合治疗对某些病例效果极佳；分裂型和偏执型人格障碍可试用吩噻嗪类药物；有焦虑表现者可给予抗焦虑药物治疗；对反社会型人格障碍应用抗精神障碍药物治疗无效，当发生兴奋躁动或短暂精神障碍时可应用吩噻嗪类药物；强迫型、表演型等人格障碍可酌情使用其他治疗方法。

2. 心理治疗　人格障碍者一般不会主动求医，常是在和环境及社会发生冲突而感到痛苦，或出现情绪、睡眠等方面的症状时非常"无奈"地到医院就诊。心理治疗对人格障碍是有益的，通过深入接触与他们建立良好的关系，以人道主义和关心的态度对待他们，帮助他们认识个性的缺陷所在，进而指出个性是可以改变的，鼓励他们树立信心，改造自己的性格。

3. 治疗性社区　又称为治疗性团体，是一种生活和学习环境，通过参加其中的活动以控制和改善其偏离行为，他们可以遗弃那些获得和习得的不良习惯。成员之间相互交往和沟通，探索新的和较为合适的恢复方法及途径。

4. 教育、训练和安排　临床实践证明，惩罚对人格障碍者无效，应通过多方面紧密配合对其提供长期而稳定的服务和管理。以精神科医生为媒介组织各种服务措施，为他们提供门诊咨询服务，给予持续的关照和支持，才能对他们有一定的帮助，改善其人格障碍症状，如反社会型人格障碍者收容于工读学校、劳动教养机构对其行为矫正有一定的帮助。

人格障碍治疗的目的之一就是帮助患者建立良好的行为模式，矫正不良习惯。直接改变患者的行为相当困难，但可以让患者尽可能避免暴露在诱发不良行为的处境之中。如攻击性强的人并非在任何场合都出现攻击行为，羞涩忸怩的人并不是在任何地方都怕羞。找到激发异常行为的场合或因素对于处理和预防有重要意义，如强迫性人格具有"完美主义"倾向，可以让其从事紧张程度不高、责任比较宽松的工作。此外，要避免不成功的暗示，提供更多、更好发展人格的机会。

正常人格随年龄的增长会有一定程度的变化，有些人格障碍随年龄的增长也可能逐步缓和。如反社会型人格障碍在中年后尽管仍存在人际关系冲突，但其攻击行为有所减少，通过积极的引导可进一步向好的方向发展。但总体而言，人格障碍治疗效果有限，预后欠佳，因此在幼年时期培养健全的人格尤为重要。

> **知识链接**
>
> **青春期如何避免人格障碍**
>
> 有戏剧型人格障碍倾向者，要学会调整情绪，纠正错误认知；有依赖型人格障碍倾向者，应主动参加学校的集体活动，锻炼自己的独立性和自理能力；有偏执型人格障碍倾向者，应分析和纠正自己的非理性观点，避免走极端；有冲动型人格障碍倾向者，应加强自身修养，学会"制怒"。

第二节 人格障碍患者的护理

【护理评估】

（一）主观资料

1．评估患者有无对挫折与拒绝过分敏感，有无长久记仇，不肯原谅、伤害或轻视他人。

2．评估患者有无毫无根据地怀疑配偶或性伴侣的忠诚，曲解别人对他善意的帮助。

3．评估患者有无持久的社交紊乱、高度攻击倾向。

4．评估患者有无孤僻离群，情感淡漠，对他人缺乏温情，对表扬和批评均无所谓。

5．评估患者有无过分好斗、斗殴、敲诈、暴力攻击，残忍对待动物或他人。

6．评估患者有无严重破坏财物、放火、偷窃、反复说谎、逃学、离家出走。

7．评估患者有无不能与父母及家人友好相处，家庭以外人际关系处理尚好。

8．评估患者有无与同伴不能相处，缺乏亲密知心朋友，与他人关系敌意和怨恨。

9．评估患者有无自我戏剧化、夸大的情绪表达，暗示性强，易受他人或环境的影响，肤浅易变的感情，自我为中心，自我放纵。

10．评估患者有无过分疑虑及谨慎，对细节、规则、条目、秩序过分关注，观念死板，追求完美。

11．评估患者有无突出的情绪不稳，行为冲动，常伴有自伤或威胁性自杀言行。

（二）客观资料

1．躯体评估　患者意识状态、生命体征、营养状况、睡眠状况及排泄状况。

2．情绪状态的评估　有无抑郁、焦虑、兴奋、易激惹。

3．对疾病认识的评估　对自己的人格和行为问题有无认识能力。

4．社会心理状况的评估　家庭环境的气氛，各成员之间是否融洽，患者在家中的地位、经济情况、受教育情况及工作环境如何，能否坚持正常工作，与同事、家人能否正常相处。

5．既往健康状况　评估家族史、患病史、药物过敏史。

6．既往治疗情况　评估在院外是否接受过治疗，用药情况，药物不良反应等。

7．实验室及辅助检查　血、尿、便常规，T_3、T_4，心电图，脑电图检查结果。

【常用护理诊断】

1．有暴力行为的危险。

2. 社交障碍。

3. 个人调适不良。

4. 社交孤立。

5. 自我概念紊乱。

6. 性形态改变。

在上述护理诊断中，偏执型人格障碍多出现偏执多疑；反社会型人格障碍多出现有暴力行为的危险。

【护理目标】

1. 患者能描述使他轻松和焦虑的感觉，并能识别何时焦虑加重。能用一种以上适宜的方式来发泄、减轻焦虑。觉得轻松的时候多于焦虑的时候。

2. 患者能用语言表达愤怒和受挫感，采用社会能接受的方式发泄不满，而不采取进攻行为。控制冲动的意识有所增强。

3. 患者能用谈话、写信、体力活动等方式表达内心的感受，消除任何自我伤害的想法。如果出现自杀想法，能亲自或委托他人与护理人员联系，避免自残行为的发生。

4. 患者能确认引起低自尊的行为。能肯定地表达自己的意见和优点，能正确评价自己，确认自己的价值，增强自信及自尊。

5. 患者逐渐能接受护理人员及其他人对自己的接近和有利于身心健康的帮助。最终能实际评价生活情形，增强与他人（特别是家人或朋友）的互相信任。

6. 患者能现实性地评价自我，说出影响社交活动的感觉。能与其他合适的人一起从事一些日常活动，增加与他人相互作用，提高沟通技巧，并能与他人相处共事。

7. 患者能承认自己的操纵行为。能用语言表达对操纵行为的认识。并能找出至少一种以上适当的方法来满足自己的需要，而不是采取操纵行为。

8. 患者的自信心逐渐增强，开始需在外界的协助下做些简单的生活自理，逐渐能独自生活和工作。

【护理措施】

1. 有暴力行为的危险 护理人员以坦诚、温和、接纳的态度对待患者，主动与其建立良好的护患关系；维持环境的安全性，清除危险物品；鼓励患者在无法控制自己时能立即寻求帮助；鼓励患者以言语表达感觉及发泄敌意，而非攻击行为；鼓励患者参加集体活动，淡化冲动行为的相关因素对患者的不良影响；指导患者学会控制情绪、发泄愤怒的方法，如愤怒时可从1数到100、跑步、撕纸片、做操等；当患者出现暴为行为时，可根据情况依次给予劝说、药物控制、身体约束等措施，并与医生协商共同处理；了解及协助患者表达其感受及想法，观察患者冲动的相关因素，以采取有效的护理措施；鼓励患者评价约束前后的感觉，让患者了解自己约束前的攻击破坏行为，允许做出良性的行为约定，即患者表示愿意以其他方式表达愤怒。

2. 社交障碍 护理人员本身树立良好的角色模范，并以坦诚、守信的态度与患者建立良好的护患关系；了解患者对人际关系及社交活动的曲解或错误的认知，并帮助患者认识在人际交往中的优缺点；当患者初次与人交往时予以陪伴，以增加其信心及安全感；当患者出现操纵、破坏行为时，需当面指出并加以制止；给予正向性的鼓励；鼓励患者多参加集体活动，在集体互动中学习可被接受的行为。

3. 个人调适不良 对患者表示接纳，以一种非批判性的态度对待其操纵行为；以明确的言辞告诉患者何种行为是被允许或是不被接纳的；对可接纳的言行提供正向性的反馈或奖励，帮助患者延续其即刻性需要的满足；提供一种适宜的治疗环境；提供给患者一个和谐、宽松的家庭环境，良好的家庭关系对患者的帮助至关重要；帮助患者认清其行为表现，维持与患者持续性的治疗关系。

4. 社交孤立　与患者及家属一起制订治疗计划，特别是每日作息时间表；了解患者对人际关系及社交活动的曲解或错误的认知；以坦诚、公开及守信的态度对待患者，以便建立信任感；在患者初次接触他人或参加集体活动时，可帮助患者分析认识自己的优点、长处和潜能，帮助患者树立自信心，增加安全感；对缺乏信任感的患者耐心使用接触技巧，以免使其有威胁感；鼓励患者多参加集体活动和社会接触，包括简单的工作、游戏、音乐、体育活动，培养其有益于身心健康的爱好或学习新的技能；教会患者一些应对压力的技巧（如放松技巧），并帮助其找出适合自己的放松方法；患者主动与他人交往时，及时给予称赞及鼓励；教给患者人际关系及沟通方式的知识、技巧。

5. 自我概念紊乱　以一种关心、尊重及接纳的态度与患者接触，了解患者的行为动机及需要；针对患者的操纵行为、破坏行为，工作人员之间必须采取一致的态度；与患者一起制订切实可行的计划、目标，适时给予正向鼓励以提高其自尊；帮助患者建立最佳人际关系。鼓励患者积极参与活动及主动承担责任；鼓励患者表达自己的感受及讨论其行为限制、触犯限制的后果；帮助患者自省个人的言行态度及行为，鼓励患者表达自己的感受，并给予恰当的解释；教育患者学会尊重他人人格及人权的技巧及必要性、重要性。

6. 性形态改变　护理人员应对性观念的知识有充分了解；密切观察患者情绪变化，能掌握患者何时出现明显的焦虑；疏导患者害怕被拒绝、被遗弃、罪恶感及憎恶等情绪；以集体或小组方式进行性知识教育。可提供给患者表达感觉、学习及反省自己行为的机会；向患者指出哪些行为属于挑逗性范围，在治疗环境中是不被允许的，并与其讨论发生此行为的后果；启发患者表达其性无能或失控的感觉，鼓励患者积极参加有趣的活动，如跳舞、体育活动、听音乐等；教给患者正确的宣泄方法；若病情允许，可适当安排住院患者外出；人格障碍（病态人格）一旦形成，即不容易纠正，所以必须强调预防的原则。儿童期的个性发展往往决定其后来的个性特征，因此，应从儿童时期重视个体心理卫生，从小创造一个和谐、宽松的家庭环境。家庭是儿童生活与活动的主要场所，儿童富于模仿性，易于接受周围人的熏陶，改变家庭生活气氛，家庭成员的关系及其对儿童的教育方法至关重要。对儿童既不能简单粗暴，管束过严，过分苛求，任意打骂，又不能无原则的迁就、溺爱、放任自流。建立一个温暖、愉快、进取的校园环境，在学校青少年受到教育训练，获得智力开发，完成就业准备，同时继续人格的塑造。学校教育比家庭教育更完善，因此，产生的影响也超过家庭，学校对学生的人格发展作用分两方面，一方面是改变不良习惯，另一方面是塑造良好的行为模式。

【护理评价】

由于人格障碍的患者行为改变非常困难，因此，治疗及护理必须符合现实情况。

1. 患者能否建立正向性的自我概念，能正确表达自我的情感。

2. 患者能否与人建立良好的人际关系，并能主动与人交往。

3. 患者的行为是否符合社会规范，能否控制自己的行为。

4. 患者对自己的不适当行为能否正确认识，并能接受治疗者的行为矫正。

5. 患者能否对自己的不良行为悔改，且能从中吸取教训。

【健康指导】

1. 患者　帮助患者逐渐认识自己的精神状态，了解有关知识，认识病态行为方式对患者身体和心理的危害，以及给家庭和社会带来的严重后果。帮助患者建立新的价值观念和社交关系。使患者建立正常健康的生活方式和行为习惯，培养良好的兴趣爱好。要坚持调整，定期门诊复查。

2. 家属　利用各种方式或媒体对家属进行疾病知识宣教，使家属认识自己教育方式上的问题和缺陷，强化家庭功能，以减少患者产生偏差行为的可能，消除发生异常行为的环境，及时发现问题并纠正。让家属树立信心，帮助患者克服困难，坚持矫正不良行为。教会家属为患者创造良好的家庭环境，锻炼患者的生活和工作能力，指导家属学会识别、判断疾病症状的方法，使患者家属了解、督促和协助患者纠正异常行为、定期复查的重要性。

知识链接

性心理障碍

性心理障碍（psychosexua disordcr）以往称性变态（sexual deviaiion），是指以两性行为心理和行为明显偏离正常，并以这种偏离作为性兴奋、性满足为主要特征的一组精神障碍。正常的异性恋受到全部或者某种程度的破坏、干扰或影响，一般的精神活动无明显异常。性是人类生存的一种基本需要。人类依赖两性行为的生物、心理、社会功能以取得种族和社会的稳定和发展。人类性行为受到社会文化的制约，不同国家及种族对性行为的评价有很大区别。如何评价性行为正常或异常，以下可作为区别的要点：

1. 符合某一社会所公认的社会道德准则构成的法律规定，并符合生物学需要的，即可看作是正常的性行为。

2. 某些特殊性行为可使性对象遭受伤害，其本人也为这种行为感到痛苦，或在某种程度上蒙受其害。如受到严重指责、地位名誉受到损害，甚至受到惩罚，被看作是一种适应不良的行为。

3. 长时间反复、持续发生的一种极端变异方式的性行为，被看作是性变态的类型。临床上较少见。

性心理障碍常见于男性，依据性行为方式，可分为三种类型。一类是性偏好障碍，表现为恋物癖、异装癖、露阴癖、窥阴癖、摩擦癖、性施虐与受虐癖等；另一类是性指向障碍，如同性恋；第三类是性身份障碍，主要指易性症。

第十一章 人格障碍患者的护理

小结	1. 掌握人格障碍的概念及各型特点；对人格障碍的临床表现进行评估。 2. 在明确本章学习目标的基础上，结合已学过的常见人格障碍的相关知识进行学习。 3. 尤其要学会针对不同类型的人格障碍患者进行教育训练。同学们可以互相交流自己接触过的案例，结合自己所掌握的知识和查阅一些课外专业书籍，在一起进行更深层次的讨论。

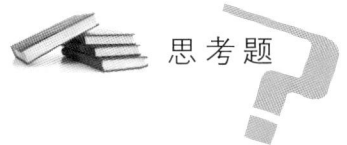 思考题

案例一

王某，男，19岁，汉族，初中文化，未婚，待业。

王某的父母均系农民，体健。有兄长四人，家庭成员均无精神障碍史。王某出生后即由养父领养，7岁前由祖母抚育。家庭经济状况优越，从小受到溺爱，性格固执、顽皮，喜欢恶作剧。上学后，开始成绩优秀，但以后不断打架闹事、欺侮同学、辱骂老师，在课桌上剖剔老鼠、麻雀等。小学三年级时，在放学回家的队伍中公然把生殖器掏出来露在外面。以后成绩逐年下降，小学毕业时要补考才能升学。初中一年级时（13岁）因三门功课不及格留级，此后表现更差，终被勒令退学。以后发展到不服家长管教，顶撞、吵闹甚至与父母对打。1981年14岁时在某儿童医院拟诊为儿童多动症，用镇静剂无效。服用利他灵稍好转。

1981年1月，王某被送去工读学校就读，但经常借故离校，一两个月不返校，直至被捆绑押送回校。1982年7月由家长领回，半年中多次与人盗窃公私财物，曾被收审。释放后，一度剪去长发表示洗心革面，重新做人。1984年17岁时进工厂学铣工，同年12月开始旷工，招引一些朋友在家中吃喝玩乐，多次聚会、结交一些不良女青年。虽然多年受祖母无微不至的照料、袒护，却经常打骂祖母。1985年6月，王向张某寻衅闹事，纠集另外两人用棍棒、皮带毒打张，致使张多处软组织挫伤。同年7月某日中午，王骑自行车撞了蒋某，反说"你挡我路，我打死你"，随即对蒋拳打脚踢，致其脑震荡、胸部软组织挫伤住院二十多天。10月某日晚，某矿务局司机张某因行车与他人发生纠纷时，王不问缘由便对张谩骂、毒打，同日被公安机关收容审查。

请分析：

1. 通过对患者的评估，指出其有哪些症状与护理问题？
2. 根据护理问题制订出针对该患者的护理措施。

案例二

患者，女，23岁，单身，某公司秘书，因有自杀、自残倾向多次被送到医院急诊室诊治，此次入院因为她又用玻璃碎片割伤自己的双腕、双踝部，出血较多，其诱因是刚从继续教育学院毕业，学习和工作压力过大。

患者入院时，对所有她见到的护理人员都非常友好，对于护理人员给予她的帮助表示感谢，经常微笑地称护士是"白衣天使"。3～4天后，患者突然对她接触过的护理人员感到

非常的愤怒,要求重新派护士照顾她,并说"我恨原来照顾我的护士。"患者有严重的酗酒习惯,经常偷偷地将酒带入病房。护理人员还经常发现患者与别的男患者在她的床上。该患者经常违反医院的规章制度,并且请求护理人员原谅,如果护理人员不依她,她就威胁要割腕。当护理人员问她:"你为什么要伤害自己?"患者哭着说:"我太累了!"她经常感到紧张、焦虑不安,并向护士要抗焦虑药,当护士问及焦虑不安的时间,患者说:"我不知道,我内心相当的空虚。"患者经常无所事事,在走廊里来回踱步,看起来很生气的样子。诊断为:药物滥用及边缘型人格障碍。

请分析:

1. 对该患者进行护理评估,得出护理诊断。
2. 根据对患者的护理诊断/问题制订相应的护理措施。

(邵山红)

第十二章

心理因素相关生理障碍患者的护理

识记
描述常见心理因素相关生理障碍的临床表现。
理解
解释常见心理因素相关生理障碍的可能病因。
运用
评估患者的整体情况,运用护理程序对心理因素相关生理障碍患者进行护理及健康宣教。

心理因素相关生理障碍(physiological disorders related to psychological factors)指一组在病因方面以心理社会因素为主要原因,临床方面以生理障碍为主要表现形式的一组疾病。随着社会的发展,生活、工作节律的加快,人们的生活方式、行为方式发生着变化,心理因素相关生理障碍越发引起关注。本章着重介绍进食障碍和睡眠障碍患者的护理。

第一节 进食障碍患者的护理

食物是生命的必需品,机体需要不断摄取食物来获得营养以维持生命,作为一种可自我控制的行为,进食不仅是一种摄取营养的行为,还成为与生理、心理和社会有关的过程。适宜的进食行为有助于保持身心健康和维持良好的社会文化功能,而不恰当的进食习惯会使个体的生理、心理和社会功能的完整性和协调性遭到破坏,这就是所谓的进食障碍。进食障碍(eating disorder)是以摄食行为异常和心理紊乱为特征,伴发显著体重改变和生理功能紊乱的一组精神障碍。

进食障碍较易发生在青少年和成年早期,尤其是女性群体,男女比例为 1∶9~1∶10。10~20 岁患神经性厌食症的患者,死亡率为 8%~18%。国内临床资料显示该病发病率有增高趋势。一般认为在社会层次较高的人群和经济文化较发达的国家患病率较高。

一、病因及发病机制

进食障碍的病因及发病机制尚未完全阐明,可能与下列因素有关:

1. **社会文化因素** 该因素在发病中起着很重要的作用。由于现代社会文化的影响,人们把女性的身材苗条作为自信、成功、自我约束和有吸引力的象征,媒体的宣传也把减肥、追求苗条作为社会时尚，受到公众的推崇，这无疑给予女性极大的压力。而在某些职业中患病率明显高于普通人群的现象也支持这一观点，如芭蕾舞演员、模特的患病率是普通人群4~5倍。另外，社会竞争加剧，女性为适应社会要求，对自身形体要求提高，从而促进进食障碍的发生。

2. 家庭因素　家庭环境中的不良因素与进食障碍也密切相关，如家庭教养方式不当、家庭过度保护和干涉、对父母过于依赖、家庭破裂、家庭中有节食减肥、酗酒、抑郁者，或家庭中存在过多谈论减肥和体型美的环境。另外，个人童年早期的不幸经历，尤其是性心理发育上的创伤性经历在发病中也有一定作用。

3. 性格特征　多数患者有过分追求完美性、不成熟性、依赖性强、追求与众不同、自我评价能力差等特点。

4. 生物学因素　患者同胞患病率为6%~10%，高于普通人，提示遗传因素起一定的作用。另有研究认为，与进食行为有关的神经内分泌中枢功能失调可能是进食障碍的生物学基础，如下丘脑-垂体-性腺轴等系统异常。此外，神经递质如5-羟色胺和去甲肾上腺素以及免疫调节功能也存在异常。

知识链接

从禁食的圣徒到患神经性厌食症的女孩

人们常将神经性厌食症视为现代疾病，主要是因为现代文化对"女性要保持消瘦体型"所施加的压力。然而"年轻女性自愿减少自己饮食，甚至到了饥饿的程度"的现象，在西方有着很长的历史。禁食，包括部分地或完全地不进食，一直是东方和西方宗教的一部分。禁食是出于各种目的——在祈祷之前净化身体，展示人们对精神的高尚追求，或是对各种过错的自我惩罚和懊悔的表示。在东方宗教中，如印度教和佛教，禁食是宗教理想的一部分。在古埃及，法老在做重要决定和进行庆典前要禁食几天。在《圣经》中，摩西和耶稣经历了一段禁食时期。禁食也是伊斯兰教在每年的斋月对穆斯林的要求。

在西方社会，宗教开始要求禁食主要与妇女相关，可能是与女性被允许更多地参与教堂活动相关，禁食的年轻女性经常得到好名声并受到同代人的尊敬。

16~19世纪，节食案例受到了医生的广泛关注。医学上对神经性厌食症的第一次描述是由英国医生Richard Morton在1689年提出的，他针对神经性厌食症提出的医学特征在300多年后仍是现代医学诊断的依据：

1. 经常发生于女性十几到二十岁时期。
2. 以意图消瘦为特征，从而导致进食极度减少。
3. 经常伴有便秘和闭经现象。
4. 影响人们对疾病的洞察力（这是指他们不相信自己出了问题），结果致使治疗受阻。
5. 没有生理原因为这个症状负责，主要还是心理的原因。

在19世纪初，西方女性美丽的标准是"沙漏型"，以胸部和臀部的丰满而腰部尽可能瘦为特征，为了追求这样的体型，年轻女性将自己塞进极紧的胸衣中，胸衣的使用完全忽视了医生的健康警告。到20世纪初，胸衣不再流行了，但之后却开始流行女性要全身苗条，不仅是腰部、胸部和臀部都要苗条——与当代观点相似。这一时期的医学报告证实，想要苗条的想法促发了女孩的节食行为。

二、临床表现

（一）神经性厌食症

神经性厌食症（anorexia nervosa）是以患者对自身体像的感知有歪曲，担心发胖而故意节食，以致体重明显低于正常标准为主要特征的一种进食障碍。

1. **恐惧肥胖，关注体型** 本病以对肥胖的强烈恐惧和对体型、体重的过度关注为核心症状，减少体重或避免体重增加是患者行为的目的。多数患者为自己制订了明显低于正常体重的标准，部分患者虽无标准，但要求体重不断下降。有些患者虽否认有怕胖的心理，但即使自己体重已很低，仍不肯进食和改善健康状况。有些患者已明显消瘦仍认为自己太胖，即使他人解释劝说也无效，这种现象称为体像障碍。

> **案例 12-1**
>
> 患者，女，18岁，远处看上去就像一具行走的骨架，穿得很少，两条露在外面的腿就像扫帚柄，穿的一件背心显现出她每一根肋骨，肩膀像被削过一样立着，就像很小的翅膀……，患者坚持认为自己看上去挺好，只是有些微胖。

2. **限制饮食，控制体重** 为避免体重增加或达到自己制订的体重标准，患者常严格限制饮食。最初只是少吃主食、肉、蛋等，逐渐发展为完全避免食用高糖或高蛋白质的食物，以清水煮菜叶充饥。多数患者对各种食物的成分了如指掌，对食谱有严格的要求，个别患者某段时间内仅吃某一种自认为不使人发胖的食物。患者进食时速度非常缓慢，常将食物分成很小块，再送入口中细嚼慢咽，或者采用在口中咀嚼，然后吐出，以确保食物不被吸收。个别患者每餐必须剩下部分食物，或者按固定的顺序进餐。绝大多数人初期并不真正厌食，只是不敢吃，甚至有部分患者有发作性的暴食表现，但进食后立即自我诱吐或使用大量泻药、利尿剂和减肥药的方式避免体重增加，这种行为常是患者秘密进行，需要仔细观察才能发现。患者除限制进食外，还常采用过度运动避免体重增加，如每日强迫锻炼、做运动、做家务，甚至经常保持站立或行走的运动状态而拒绝坐卧等。运动的强度多与体力极不相称，使人感到患者似自我折磨、自我惩罚。运动习惯一旦形成，往往不会短期内消失，即使患者极度消瘦、虚弱时，仍继续坚持锻炼。

3. **常伴有精神障碍** 约 2/3 的厌食症患者合并一种或多种精神障碍，其中最常见的为抑郁症，表现为情绪低落，情绪不稳，易冲动，有些患者有自杀的危险。其次为焦虑症状，惊恐发作、恐惧也较常见。部分患者存在强迫性的特征，表现为一定要说服别人，强迫他人进食的行为，或进食时按特定顺序和要求进行。

4. **生理功能紊乱** 由于长期热量摄入不足，导致各种生理功能改变，患者常出现一系列的躯体并发症。轻者消瘦、皮肤干燥、脱发、代谢减慢、便秘、畏寒、头痛、多尿和睡眠障碍等；严重者器官功能低下，水电解质紊乱。严重的营养不良、水电解质失衡不能纠正时，可导致死亡。当患者体重低于正常体重的 60% 时，死亡率较高。在这些并发症中，性功能异常是常见症状。女性患者常表现为闭经，月经稀少或初潮不来，约 20% 的女性患者闭经出现在体重下降之前，所以常以治疗闭经为目的而就医，而不是治疗进食障碍。性欲减退、第二性征发育停滞等症状及特征也较常见。如果厌食症发生在月经初潮前，则会导致患者身材矮小、乳房发育不良，长期停经还会引起骨质疏松。男性常出现痔疮、无性欲和第二性征发育停滞。

实验室结果显示抗利尿激素分泌异常，促性腺激素分泌减少，皮质醇无昼夜节律变化，血清 T_3 下降，血镁低。脑电图检查可能有异常，心电图显示 T 波低平或倒置，ST 段下移，Q-T 间期延长。

（二）神经性贪食症

神经性贪食症（bulimia nervosa）是以反复出现的强烈进食欲望和难以控制的、冲动性的暴食以及有惧怕发胖的观念为主要特征的一种进食障碍。

1. 不可控制的暴食　不可控制的发作性暴食是本病的主要特征。暴食发作时，患者食欲大增且无法控制，吃得又多又快，甚至来不及咀嚼，较喜欢高热量的松软甜食和含油多的食物，进食量远大于一般人的平均水平，进食时伴失控感，每次均吃到腹部胀痛或恶心时为止。患者进食时常避开他人，在公共场所则尽量克制进食。

2. 避免体重增加　为抵消暴食引起的体重增加，患者常采用自我诱吐、导泻、过度运动的方法减少热量的摄入及脂肪的积累。随着病程的发展，部分患者甚至可以不借助任何方法而随心所欲地吐出食物。患者对自己的体像非常关注，很在意他人对自己身材的评价，其体重常由于反复暴食和增加排遗而发生波动，但大多限于正常范围内。

3. 生理功能受损　频繁地呕吐和泻药、利尿剂的滥用，可引起一系列躯体并发症，导致患者发生脱水和电解质失衡，胃酸和呕吐物致牙釉质腐蚀，少数患者可发生胃、食管黏膜损伤。其他常见症状还包括头痛、咽喉肿痛、唾液腺肿大、腹痛腹胀、软弱无力、月经紊乱和闭经。因胃扩张和胃破裂而致死也可发生。

4. 精神障碍　暴食前，患者通常会有抑郁心境或因进食冲动所致的内心紧张，暴食可以帮助患者缓解这种紧张感，但过后患者会感到更加抑郁，甚至悔恨、内疚。

贪食症和厌食症可同时发生于同一个体上，约 50% 的厌食症患者合并贪食症状。

三、诊断要点

（一）神经性厌食症的诊断标准

1. 明显的体重减轻比正常平均体重减轻 15% 以上（正常平均体重可用身高厘米数减 105，为正常平均体重公斤数），或者 Quetelet 体重指数为 17.5 或更低（Quetelet 体重指数的计算方法为体重千克数/身高米数的平方），或在青春期前不能达到所期望的躯体增长标准，并有发育延迟或停止。

2. 自己故意造成体重减轻，至少有下列 1 项：①回避"导致发胖的食物"；②自我诱发呕吐；③自我引发排便；④过度运动；⑤服用厌食剂或利尿剂等。

3. 病理性怕胖指一种持续存在的异乎寻常地害怕发胖的超价观念，患者常有此观念并且给自己制订一个过低的体重界限，这个界值远低于正常体重。

4. 常可有下丘脑-垂体-性腺轴的广泛内分泌紊乱。女性表现为闭经（停经至少已 3 个连续月经周期，但妇女如用激素替代治疗可出现持续阴道出血，最常用的是避孕药）；男性表现为性兴趣丧失或性功能低下。可有生长激素升高，皮质醇浓度上升，外周甲状腺素代谢异常及胰岛素分泌异常。

5. 症状至少已 3 个月。

6. 可有间歇发作的暴饮暴食（此时只诊断为神经性厌食）。

7. 排除躯体疾病所致的体重减轻。

（二）神经性贪食症的诊断标准

1. 存在一种持续的难以控制的进食和渴求食物的优势观念，并且患者屈从于短时间内摄入大量食物的贪食发作。
2. 至少用下列一种方法抵消食物的发胖作用：①自我诱发呕吐；②滥用泻药；③间歇禁食；④使用厌食剂、甲状腺素类制剂或利尿剂。如果是糖尿病患者，可能会放弃胰岛素治疗。
3. 常有病理性怕胖。
4. 常有神经性厌食既往史，二者间隔数月至数年不等。
5. 发作性暴食至少每周 2 次，持续 3 个月。
6. 排除神经系统器质性病变所致的暴食及癫痫、精神分裂症等精神障碍继发的暴食。

（三）病程和预后

神经性厌食症的病程常为慢性迁延性，有周期性缓解和复发，常有持久存在的营养不良、消瘦，约 50% 的患者治疗效果较好，表现为体重增加、躯体情况改善及社会适应能力改善，20% 的患者反复发作，25% 的患者始终达不到正常体重，迁延不愈，5%～10% 的患者死于极度营养不良或其他并发症或心境障碍所致的自杀等。其并发症常见的有焦虑障碍、恐惧症、强迫症、心境障碍、物质滥用等。

神经性贪食症呈慢性病程，症状可迁延数年，但在无电解质紊乱或代谢低下的并发症时，对患者的生命没有严重伤害。约 30% 的患者可完全缓解，40% 的患者残留部分症状。

与进食障碍预后良好相关的因素有：发病年龄小、病程短、不隐瞒症状、病前的心理社会适应情况较好、体重降低不明显、对疾病的自我认识水平较高。而预后不良的因素多是：父母矛盾突出、病前的心理社会适应情况差、社会经济水平低、体重降低过多、对疾病认识不足、有暴食、诱吐、服泻剂、有行为异常和强迫症状、癔症、抑郁等。

四、治疗要点

进食障碍的治疗主要以综合治疗为主，包括支持治疗、心理治疗和药物治疗。大多数进食障碍的患者可在门诊进行治疗，但当患者出现严重营养不良、电解质紊乱或有严重的自伤、自杀行为时，应及早住院治疗，以免造成更严重的后果。

（一）支持治疗

急性期患者以支持治疗为主，包括纠正水电解质紊乱，给予足够维持生命的能量，以尽快解除生命威胁，恢复患者正常的营养状态。

（二）心理治疗

急性期过后，治疗方法以心理治疗为主，特别是行为治疗，同时配以躯体及药物治疗。治疗目标在于恢复理想体重和重建正常进食的行为模式。心理治疗是治疗进食障碍的重要方法，包括认知疗法和行为疗法。

1. 认知治疗　可以帮助患者正确认识自己的体像和疾病，改变患者的自我感知，增强患者自我效能感。具体方法主要为：探讨和了解患者的错误感知，深入了解患者的心理问题，帮助患者消除心理冲突，纠正不良认知，提高治疗信心，合理安排饮食，培养良好的生活习惯。

2. 行为治疗　对短期内增加体重有一定的治疗效果。当患者能逐渐改善饮食行为并主动进食时，应及时给予正强化（表扬），如作为奖励，可给予患者一些特权或较多的行动自由。对于拒绝治疗，不按计划进食或自我诱吐的患者则给予负强化（惩罚），如取消某些特权或对行动自由加以限制。行为治疗通过充分利用正强化和负强化的方法，调动患者的积极性，可以有效地改善呕吐行为，逐渐建立规律适量的饮食习惯。

对家庭矛盾冲突的患者应配合家庭心理治疗，尤其是对发病年龄早的病例有一定效果，同时应帮助患者家属及亲友正确认识该症的发病原因，避免对患者的进食问题过分关注和不安，纠正对患者厌食症状不恰当的处理方式，协助患者建立良好而规律的生活习惯，以消除厌食行为，促进该症尽快康复。

（三）药物治疗

目前尚无确切有效的药物治疗，抗抑郁药、苯二氮䓬类药和锂盐不能直接改善患者怕胖的观念，但对患者的恐惧、易激惹、沮丧情绪等有一定的疗效，可间接促进患者行为的改善，并用于治疗合并精神障碍的患者。另外，小剂量三环类抗抑郁剂有助于改善情绪、镇静或促进食欲。新一代抗抑郁剂——选择性5-羟色胺再摄取抑制剂（SSRI）也可改善情绪。有研究显示，与其他大部分的重性精神障碍相比，神经性厌食症对药物干预有显著抵抗，仅有少数人能够对药物有反应。

五、进食障碍患者的护理

【护理评估】

对进食障碍患者需要进行全面评估，包括生理、心理、社会、文化等方面。体格检查需详细进行，尤其要重点注意生命体征、体重与身高年龄比例、皮肤、心血管系统以及利尿剂、导泻剂的滥用和呕吐的情况。其他方面还包括心理疾病史、药物滥用史、家庭情况评估等。

1．患者体重变化情况以及患者所认为的理想体重是多少。
2．患者对自身身材和自我概念的看法。
3．患者的饮食习惯和结构，包括种类、量、偏好以及对食物的认识。
4．节食情况，包括开始的时间等。
5．催吐剂、导泻剂以及其他催吐方法的使用情况。
6．为减轻体重所进行的活动种类和量。
7．与家属的关系以及家属对疾病的知识和态度。
8．情绪状况和有无自杀、自伤倾向。

【常用护理诊断】

1．营养失调：低于机体需要量 与拒绝进食、自行诱吐、使用利尿剂或导泻剂有关。
2．营养失调：高于机体需要量 与强迫进食有关。
3．体液不足 与液体量摄入减少、自行诱吐、使用利尿剂或导泻剂有关。
4．个人应对无效 与感觉超负荷、支持系统不得力、对成长过程的变化缺乏心理准备有关。
5．自我形象紊乱 与自我发展延迟、家庭功能不良、对自身体像不满有关。
6．焦虑 与无助感、对生活缺乏控制有关。

【护理措施】

1．躯体方面 保证营养，维持正常体重。当患者出现营养不良、电解质紊乱，最首要的护理措施是如何保证患者的入量，维持水电解质平衡。

首先要评估患者的体重情况，以及患者对限制体重所采取的措施，包括自我诱吐、使用泻剂或利尿剂的情况。评估患者达到标准体重和正常营养状态所需的热量。

在此基础上，与营养师和患者一起制订体重增长计划，鼓励患者按照计划进食。对于厌食严重者，进食进水要从小量开始，逐步缓慢增量，食物性质也应从液体、半流质、软食、普食的顺序过渡，使患者胃肠道能逐渐适应，同时能减轻饱胀感。如果患者营养缺乏严重又拒绝进食，在劝其进食的基础上可辅以胃管鼻饲或胃肠外营养。在体重恢复过程中要特别注意体重增加的速度，应以每周增加 0.5～1kg 为宜，过快易导致急性胃扩张和急性心力衰竭。

使用固定体重计每日定时测量体重。密切观察和记录患者的生命体征、出入量、实验室检查结果，直至各指标趋于平稳为止。评估皮肤、黏膜的色泽、水分和完整性。如有异常及时向其主管医生汇报。

2. 心理护理

（1）纠正体像障碍：对于有体像障碍的患者，应首先与患者建立相互信任的关系，向患者表示关心和支持，使其有被接纳感。并评估患者对肥胖的感受和态度，鼓励其表达对自己体像的看法，包括喜欢的和不喜欢的方面及对体像改变的感受，以及重要关系人物的看法和对自己的影响。其次，将患者实际的身体尺寸与其主观感受作对比，帮助患者认识其主观判断的错误。鼓励患者进行适当的自身修饰和打扮，鼓励患者总结自己的优点，尤其是身体形象方面的长处。帮助患者认识"完美"是不现实的，并帮助其认识自己对"完美"的理解。鼓励患者参与决策，以增加其对环境的控制感，并通过正向反馈如表扬、鼓励等，帮助患者学会接受现实的自己。

（2）重建正常的进食行为模式：帮助患者正确理解身材与食物的关系，制订宣教计划帮助患者认识营养相关问题，如减肥、节食是增加暴食发生的因素以及长期节食对认知功能的影响等，以帮助患者加强对自身经历的认识，向患者说明低体重对健康的危害性，但不可对患者的错误认识进行指责。

对于厌食的患者，要提供安静、舒适的进食环境，鼓励患者自行选择食物种类或提供适合患者口味的饮食。并对患者进食时间加以限制，一般要求不超过 30 分钟，以保证患者的进食速度。患者进餐时，护士应陪伴在旁边，直至餐后至少一小时，以确保患者按量摄入食物，无诱吐发生。对于患者餐后的异常行为，如长时间沐浴或其他过度活动等要进行限制。当患者体重增加或主动进食时，给予一定奖励；如体重减少或拒绝进食、过度运动、诱吐时，则取消奖励作为惩罚。利用正强化和负强化的方法，帮助患者恢复正常的饮食行为模式。对于贪食症患者，要制订限制饮食的计划，在符合患者以往饮食习惯的前提下，逐步限制高脂、高糖食物和进食量，以使患者易于接受，逐渐建立规律适量的饮食习惯。

（3）其他：要注重对患者情绪反应的评估，如有无抑郁情绪、自杀的危险和滥用药物的情况，根据情况进行相应的心理护理。对患者家庭进行宣教，帮助其关注患者的病情，并鼓励其参与家庭治疗和集体治疗，对于因家庭矛盾冲突而患病的患者尤其有重要意义。

【护理评价】

1. 患者的正常饮食形态是否恢复。
2. 重度营养不良造成的生理、心理损害是否恢复。
3. 患者是否能客观地评价自己的形象。对体型建立更为客观的概念。
4. 患者是否学会使用正确的应对策略应对压力而不是采取不当的进食行为。

第二节　睡眠障碍患者的护理

睡眠具有恢复精力、体力的功能，可以帮助个体完成清醒时尚未结束的心理活动。正常人每隔 24 小时有一次觉醒与睡眠的节律性交替。这种交替变化为个体提供了恰当的生理及心理环境，使人们在夜里有良好的休息，在白天能进行适当的活动。如果正常睡眠的启动和调节过程出现问题，就会产生各种睡眠障碍。睡眠障碍（sleep disorder）是睡眠量不正常以及睡眠中出现异常行为的表现，也是睡眠和觉醒正常节律性交替紊乱的表现。

按照美国睡眠障碍协会的标准，睡眠障碍可分为以下四类：

1. 入睡和维持睡眠障碍，即失眠症，主要由焦虑和抑郁引起。
2. 睡眠过多或日间睡眠过多，即嗜睡症，包括睡眠发作、睡眠呼吸暂停等。
3. 睡眠的昼夜节律障碍，通常发生于长期值夜班和长途旅行造成的时差等情况。
4. 异常睡眠，包括梦游、梦魇、不宁腿综合征、遗尿等。主要见于儿童，也可见于成人，对身体健康有重要影响。

一、失眠症

失眠症（insomnia）是一种对睡眠的质和量持续相当长时间的不满意状况，是最常见的睡眠障碍。它可以是单独的一种疾病，也可以是其他疾病的临床表现之一，如果没有明显的发病原因，即称为原发性失眠症。

（一）失眠的病因

引起失眠的原因很多，最常见的有以下几种：

1. **心理因素**　如遭遇生活事件、个人损失、考前焦虑、精神紧张、不安恐惧等。
2. **环境因素**　环境嘈杂、空气污浊、光线刺激、居住拥挤或更换场所等。
3. **生理因素**　饥饿、疲劳、性兴奋等。
4. **药物和食物因素**　酒精、咖啡、茶叶、药物依赖或戒断症状等。
5. **睡眠节律改变**　倒班、通宵上网、时差等。
6. **精神障碍**　各类精神障碍大多伴有睡眠障碍。
7. 各种躯体疾病。

（二）临床表现

1. 主要为入睡困难、睡眠不深、易惊醒、自觉多梦、早醒、醒后不易再入睡、醒后感到疲乏或缺乏清醒感。其中，患者最常见的主诉是难以入睡，其次是早醒和维持睡眠困难，如经常醒转、多梦、醒后不易再睡等。

2. 患者常恐惧失眠，担心失眠所致的后果，表现在就寝时感到紧张、焦虑而无法入睡，这种不良的情绪常造成患者对时间认知上的偏差，感到入睡前的时间非常漫长，而入睡后的时间很短暂。醒后常感到心身憔悴，白天感到困倦、焦虑、抑郁、易激惹和对自身的过分关注，导致工作或学习效率下降，甚至影响社会功能。部分患者可有睡眠感丧失。对失眠的焦虑、恐惧心理可形成恶性循环，从而导致症状的持续存在。

3. 患者常采用就寝前服用药物来安慰自己的紧张情绪，服药剂量逐渐加大，种类逐渐增多，甚至造成药物依赖，疗效越来越差。长期使用镇静催眠药，可造成药物依赖、个性改变、情绪不稳等。

（三）诊断标准

睡眠时间和深度有很大的个体差异，大部分成人需 7～9 小时，有的人长期睡眠时间为 3～4 小时，但自感精力充沛无任何痛苦感，而部分人虽然睡眠时间不短，却对睡眠质量感到苦恼。人对自身睡眠的主观评定很不可靠，因此，要得出较为准确的诊断，最好将失眠的主观标准与客观标准结合起来。值得提出的是，几乎所有的人都有过难以入睡或睡眠不实的经历，但这只是一过性的，属于正常现象。如果这种情况持续时间较长，并影响了躯体功能，符合以下诊断标准才应考虑为失眠症。

1．几乎以失眠为唯一的症状，包括难以入睡、睡眠不深、多梦、早醒，或醒后不易入睡，醒后不适感、疲乏或白天困倦等。

2．具有失眠和极度关注失眠结果的优势观念。

3．失眠每周至少3次，持续1个月以上，且对社会功能有损害或失眠引起显著的苦恼或精神活动效率低下。

4．排除躯体疾病或精神症状导致的继发性失眠。

（四）治疗

失眠症的治疗首先应针对病因，消除或减轻造成失眠的各种因素。一般采用心理治疗为主，适当配合镇静催眠药物治疗。另外，各种放松训练疗法、生物反馈疗法、电针及中医治疗均有助于睡眠的改善。药物作为辅助治疗手段，可短期使用，避免长期用药，一般以1～2周为宜，尤其慢性失眠患者，长期用药往往无效，并可导致药物依赖。

二、嗜睡症

嗜睡症（hypersomnia）是指不存在睡眠量不足的情况下出现睡眠过多，或醒来时达到完全觉醒状态的过渡时间延长的情况。此状况并非由于睡眠不足或存在发作性睡病等其他神经精神疾病所致，而是常与心理因素有关。

（一）病因

本病病因较多，包括心理社会因素、精神障碍及躯体器质性疾病等。部分患者有家族遗传倾向。

（二）临床表现

本病表现为患者无夜间睡眠减少，但白昼睡眠时间延长，醒转时要想达到完全的觉醒状态非常困难，醒转后常有短暂意识模糊、呼吸及心率增快，常可伴有抑郁情绪。部分患者可有白天睡眠发作，发作前多有难以控制的困倦感，常影响工作、学习和生活，患者常为此感到苦恼。脑电波检查为正常的睡眠脑波。

（三）诊断

日常生活也常见睡眠过多的情况，是否是嗜睡症，需要符合以下诊断标准：

1．白天睡眠过多或睡眠发作。

2．不存在睡眠时间不足。

3．不存在从唤醒到完全清醒的时间延长或睡眠中呼吸暂停。

4．无发作性睡病附加症状（如猝倒症、睡眠瘫痪、入睡前幻觉、醒前幻觉等）。

5．几乎每天发生，并至少已1个月。

6．不是由于药物、酒精、躯体疾病所致，也不是精神障碍的一部分。

（四）治疗

主要是对症治疗，首先消除发病的诱导因素，此外可适当给予中枢神经兴奋剂，如哌甲酯、苯丙胺、匹莫林等，药物应从小剂量开始，症状改善后及时停药。其次可辅以支持疗法和疏导疗法，以达到治疗和预防疾病的目的。白天主动安排患者短时小睡，可减少甚至终止嗜睡发作。

三、睡眠-觉醒节律障碍

睡眠-觉醒节律障碍是指个体睡眠-觉醒节律与患者所在环境的社会要求和大多数人所遵循的睡眠节律不符合，导致患者失眠或嗜睡而影响生活或工作的一种睡眠障碍。

（一）病因

引起这一障碍的原因很多，如心理社会、外界环境、某些药物等都可能造成个体出现睡眠-觉醒节律障碍。目前还缺乏对该病的流行病学资料。

（二）临床表现

1. 睡眠时相延迟型　睡眠时相延迟的人在凌晨2～6时以前很难入睡，在早晨该醒时又很难清醒，其整个睡眠时相均比常人晚，即俗说的"夜猫子"。他们很难将自己的睡眠时间调整到正常，只能依靠闹铃或他人将自己唤醒，因此，长期处于睡眠不足状态，而影响了社会职业功能。

2. 紊乱型　由于长途旅行所导致的时间差与个体固有的生物钟不协调，个体会产生不适感，包括疲倦、头痛、消化不良等，症状的严重程度与时差的长短成正比，对相同的时间差来说，时差提前比延后严重。

3. 频繁改变型　频繁改变型的睡眠-觉醒周期正常，只是因为长期倒班，使睡醒时间变化不定而导致的睡眠不足或睡眠质量差，并引起头晕、乏力等不适，使工作、生活能力受到影响。

（三）治疗

睡眠-觉醒节律障碍的治疗首先应针对病因，消除或减轻各种疾病因素，使睡眠和觉醒时间与个体的生物钟同步。光照疗法对该病尤其是紊乱型、频繁改变型有一定疗效。如果光照时间过长或强度过大，会引起头痛、眩晕、兴奋等不良反应，该方法也可用于治疗紊乱型和频繁改变型昼夜节律障碍。褪黑素也常用来治疗该病，它既可以将人体生物钟提前又可将其推迟，但应用不当也会发生不良反应。无论光疗还是褪黑素，都需要谨慎应用，以免加重机体生物钟紊乱。

知识链接

光　疗

光疗中，通常应用一个能产生白光的"光盒"，或更准确地讲是产生频谱大于2000lx的蓝光的"光盒"来完成治疗。如果患者的失眠有睡眠周期延迟的成分（如患者倾向于晚睡和晚醒），在早晨予以暴露在明亮的光照下30分钟或更久，将可能使他们在夜间更早地觉得"困倦"。而在患者的失眠有睡眠周期提前的成分的情况下（如患者倾向于早睡和早醒），在夜间的晚些时候（如20时至22时）予以暴露在明亮的光照下，将可能使他们保持清醒到更晚一些的时候。明亮光线对睡眠的促进作用可能通过数个机制产生，包括对生理节律系统的转换，对生理节律调节幅度的强化，加强白天的觉醒程度，增强夜间的警觉程度，或者间接地通过光疗的抗抑郁作用而起效。

四、睡行症

睡行症（somnambulism）俗称梦游症，是睡眠和觉醒现象同时存在的一种意识模糊状态。主要表现为患者在睡眠中突然起身下床徘徊数分钟至半小时，或走出家门、进食、穿衣等，有的可讲话，但口齿欠清，常答非所问，无法交流。睡行时患者表情茫然、双目凝视，难以唤醒，一般历时数分钟，少数持续 0.5～1 小时，继而自行上床或随地躺下入睡，次日醒后对所有经过不能回忆。

若在睡行期内强行加以唤醒，患者可有短暂的意识模糊。睡行症常发生在睡眠的前 1/3 期，多发生于生长发育期的儿童，以 11～12 岁最多。家系调查表明睡行症的患者中其家族有阳性史，说明该症与遗传因素有一定的关系。躯体内部刺激如膀胱充盈和外部刺激如噪声等可以诱发睡行症，另外睡眠不足、发热、疲劳过度、精神压力等也与睡行症发作有一定的关系。儿童期偶有睡行症发作，大多于青少年时期自行停止。成年人若经常出现睡行症发作，则需要排除精神运动性癫痫的可能。

案例 12-2

患儿，男，11 岁，反复发作入睡后起床。患儿单独睡在自己的房间，近日常在入睡后不久即起床活动，喝水、吃零食、翻书包等，母亲发现后问他起床干什么，患儿不予回答，表情茫然，次日不能回忆。由于几乎每天晚上都起床活动，家人怕出意外，来院就诊。

五、睡眠障碍患者的护理

【护理评估】

对睡眠障碍患者的评估应是多方面的，包括详细的病史、体格检查和精神科检查、调查问卷和心理测试，以及睡眠日志等，有的患者还需要接受睡眠多导监护仪的测试以及其他睡眠生理功能的检查。对睡眠的评估不能简单地问患者"昨晚睡得怎么样"，而是必须明确患者是否存在入睡困难、早醒、再次入睡的难易度以及次日的精神状况等。

【常用护理诊断】

1. 睡眠型态紊乱　与社会心理因素刺激、焦虑、睡眠环境改变、药物影响等有关。
2. 疲乏　与睡眠型态紊乱有关。
3. 焦虑　与睡眠型态紊乱有关。
4. 恐惧　与异常睡眠引起的幻觉、梦魇有关。
5. 绝望　与长期处于失眠或异常睡眠状态有关。
6. 个人应对无效　与长期处于失眠或异常睡眠状态有关。

【护理措施】

对睡眠障碍患者的护理重在心理护理，通过各种心理护理措施，帮助患者认识疾病产生的原因，消除或减轻发病的诱发因素，纠正不良的睡眠习惯，保证患者发作时的安全，消除患者和家属的恐惧心理，重建规律、有质量的睡眠模式。

1. 消除诱因

（1）建立信任的护患关系：对由于心理因素、不愉快情绪导致的失眠，心理护理的重点在于建立良好的护患关系，加强护患间的理解和沟通，了解患者深层次的心理问题。

（2）支持性心理护理：运用支持性心理护理，帮助患者认识心理刺激、不良情绪对睡眠的影响，使患者学会自行调节情绪，正确面对心理因素，消除失眠诱因。

（3）认知疗法：失眠患者由于过分担心失眠，常造成焦虑，结果越加睡不着，形成恶性循环，这也是失眠的诱因之一。对这样的患者，需要使用认知疗法，帮助其了解睡眠的基本知识，如睡眠的生理规律、睡眠质量的高低不在于睡眠时间的长短、失眠的原因和根源，并帮助患者达到以下几点：对睡眠保持符合实际的期望；不把白天发生的不愉快都归咎于失眠；不试图入睡；不给睡眠施加压力；一夜睡不好不要悲观；学会承受睡眠缺失的后果。引导患者认识睡眠，以正确的态度对待失眠，消除对失眠的顾虑，解除心理负担，纠正恶性循环状态。

2. 睡眠卫生宣教　教会患者自我处理失眠的各种措施，保持规律作息习惯，包括三餐、睡眠、工作时间尽量固定；睡前两小时避免兴奋活动，如看刺激紧张的电视节目、长久谈话、进食等；避用浓茶、咖啡、巧克力、可乐等兴奋剂；白天多在户外活动，接受太阳光照；用熟悉的物品或习惯帮助入睡，如听音乐、用固定的被褥等；使用睡前诱导放松的方法，包括腹式呼吸、肌肉松弛法等，使患者学会有意识地控制自身的心理生理活动，降低唤醒水平；营造最佳的睡眠环境，避免光线过亮或直射脸部；维持适当的温度和湿度；保持空气流通；避免噪声干扰；选择合适的寝具；镇静催眠药物的正确应用。

3. 保证患者安全　对家属和患者进行健康宣教，帮助其对该病的认识，增强安全意识，有效防范意外的发生。对于睡行症患者，要保证夜间睡眠环境的安全，如给门窗加锁，防止患者睡行时外出、走失；清除环境中的障碍物，防止患者绊倒、摔伤；收好各种危险物品，防止患者伤害自己和他人。嗜睡患者要避免从事可能因睡眠障碍而导致意外的各种工作或活动，如高空作业、开车、进行危险的操作等。

4. 消除心理恐惧　影响患者生活的往往不是疾病本身，而是他们因为对疾病不了解所产生的惧怕、恐慌心理。因此，对此类患者及其家属，要进行详尽的健康宣教，帮助其认识该病的实质、特点及发生原因，以纠正其对该病的错误认识，消除恐惧心理。同时又要客观面对该病，做好终生带病生活的思想准备。

5. 重建规律、有质量的睡眠模式

（1）刺激控制训练：属于行为疗法的一种，主要是帮助失眠者减少与睡眠无关的行为和建立规律性睡眠-觉醒模式的手段。具体方法为要求患者做到以下几点：把床当作睡眠的专用场所，感到想睡觉才上床，而不是一累就上床；不在床上从事与睡眠无关的活动，如看书等；睡不着或无法再入睡（无睡眠20分钟后）时立刻起床到另一房间，直到有睡意再回到床上；无论夜间睡眠质量如何，都必须按时起床；避免白天睡觉。这些方法看似容易，但患者由于各种客观或主观因素往往不能完全做到，因此需要护士有规律地随访、督促和指导。

（2）睡眠限制疗法：也是行为疗法的一种。失眠患者常是在床上待很长时间，希望能弥补一些失去的睡眠，但结果往往适得其反。因此，睡眠限制疗法的主要目的是教导失眠者减少在床上的非睡眠时间，限制卧床时间，拥有有效的入睡时间。具体方法为：如果患者每晚在床上时间是10小时，但实际睡眠时间为5.5小时，即通过推迟上床或提前起床来减少患者在床上的时间至5.5小时，最少的时间限制是4.5小时。然后根据患者睡眠改善情况，逐渐延长睡眠时间。每天固定时间起床，以保证在床上的时间至少有85%～90%用于睡眠。这种方法可使轻度患者不断改善，获得较好睡眠，但这种方法的代价是睡眠时间相对减少，另外也需要对患者进行随访。

(3) 其他疗法：根据患者失眠的情况，可适当选用暗示疗法，适合于暗示性较强的失眠症患者，通常选用某些营养药物作为安慰剂，配合暗示性语言，诱导患者进入睡眠；光疗，即给予一定强度的光和适当时间的光照，以改变睡眠-觉醒节律；矛盾意向训练，就是说服患者强迫自己处于清醒状态。如果失眠者试着不睡，减少了为入睡做出的过分努力，其紧张焦虑情绪就会逐渐减轻，失眠症状就会改善；还可选用各种健身术（气功、瑜伽、太极拳等）及音乐疗法等。

通过以上方法，引导患者养成良好的睡眠卫生习惯，逐步纠正睡-醒程序，使之符合通常的昼夜节律，从而获得满意的睡眠质量。

知识链接

睡眠卫生教育指南

1. 只需要睡到第二天能恢复精力即可　限制在床时间能帮助整合和加深睡眠。在床上花费过多时间，会导致片段睡眠和浅睡眠。不管你睡了多久，第二天规律地起床。

2. 每天同一时刻起床，1周7天全是如此　早晨同一时间起床会带来同一时刻就寝，能帮助建立"生物钟"。

3. 规律锻炼　制订锻炼时刻表，不要在睡前3小时进行体育锻炼。锻炼帮助减轻入睡困难并加深睡眠。

4. 确保卧室很舒适而且不受光线和声音的干扰　舒适、安静的睡眠环境能帮助减少夜间觉醒可能性。不把人吵醒的噪声也有可能影响睡眠质量。铺上地毯、拉上窗帘及关上门可能会有所帮助。

5. 确保卧室夜间的温度适宜　睡眠环境过冷或过热可能会影响睡眠。

6. 规律进餐，且不要空腹上床　饥饿可能会影响睡眠。睡前进食少量零食能帮助入睡，但避免过于油腻或难消化的食物。

7. 夜间避免过度应用饮料　为了避免夜间尿频而如厕，避免就寝前喝太多饮料。

8. 减少所有咖啡类产品的摄入　咖啡因类饮料和食物会引起入睡困难、夜间觉醒及浅睡眠。即使是早些时候使用咖啡因也会影响夜间睡眠。

9. 避免饮酒，尤其在夜间　尽管饮酒能帮助紧张的人更容易入睡，但之后会引起夜间觉醒。

10. 吸烟可能影响睡眠　尼古丁是一种兴奋剂。当有睡眠障碍时，尽量不要在夜间抽烟。

11. 别把问题带到床上　晚上要早些时间解决自己的问题或制订第二天的计划。烦恼会干扰入睡，并导致浅睡眠。

12. 不要试图入睡　这样只能将问题变得更糟糕。相反，打开灯，离开卧室，并做一些不同的事情，如读书等，不要做兴奋性活动。只有当你感到困倦时再上床。

13. 把闹钟放到床下或转移它，不要看到它　反复看时间会引起挫败感、愤怒和担心，这些情绪会干扰睡眠。

14. 避免白天打盹　白天保持情绪状态有助于夜间睡眠。

【护理评价】
1. 患者是否陈述睡眠充足,醒后无疲乏感。
2. 患者是否反应其睡眠有所改善。

小结	1. 本章主要解释了心理因素相关生理障碍、进食障碍、睡眠障碍等基本概念,阐述了进食障碍、睡眠障碍的病因及发病机制,描述了常见心理因素相关生理障碍的临床表现,归纳总结了常用的治疗方法,较详细介绍了神经性厌食症、贪食症、失眠症等的护理程序。 2. 通过本章的学习,护理人员应能够独立地评估心理因素相关生理障碍患者的整体情况,做出正确的护理诊断,运用相关知识对患者进行专业的护理。为此,护理人员要首先提高自身的专业素质,能及时观察和判断患者的行为表现,并能积极有效地对患者进行护理照顾,同时还应重视卫生宣教,动员家庭成员支持患者的康复活动,使患者摆脱疾病困扰,早日恢复健康。

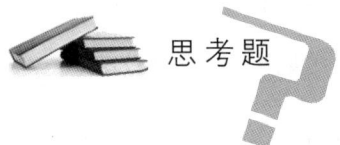
思考题

患者,女,19岁,患者9个月前失恋后为追求苗条身材开始节食,并吃泻药以减肥。有时患者一次大量进食,事后通过诱吐将食物吐出来。经过半年的节食,患者体重明显减轻,由57kg减为41kg,但患者仍认为自己胖,并继续控制饮食。1个月前,患者体重降至32kg,并出现闭经,身体十分衰弱。家属有时强行喂东西给她吃,患者吃后便吐,平时仅喝少量糖水和菜汤。入院前5天,患者发热,体温39℃左右,虚弱,不进饮食,卧床不起,被家人抬送入院求治。既往体健,家族史阴性。体格检查:T 39.5℃,P 114次/分,R 24次/分,BP 90/60mmHg。消瘦,营养差,呈恶病质。双肺呼吸音粗,背部有少许湿啰音。心律齐,未闻及杂音。神经系统检查未见异常。精神检查:神志清楚,检查不合作,问话不答。情感显得淡漠,主动意志减退。实验室检查:WBC 8.5×10^9/L,RBC 3.5×10^{12}/L,Hb 90g/L,Pt 10×10^9/L。

请分析:
1. 患者的诊断是什么?
2. 如何对该患者有针对性地实施护理?

(姚大志)

第十三章

儿童少年期精神障碍患儿的护理

学习目标

识记
描述儿童少年期精神障碍几种常见病的病因、临床表现、治疗及护理。
理解
1. 说出儿童少年期精神障碍的几种常见病。
2. 区分儿童少年期精神障碍常见疾病的护理诊断及护理措施。
运用
评估患儿的整体情况,对患儿在精神症状影响下出现的危险行为有预见性,并能对其进行常规护理。

儿童少年期处在生长发育非常重要的阶段,其生理和心理都在不断地随着年龄的增长而走向成熟。随着社会发展和医学科学进步,传染病、营养不良等儿童青少年躯体疾病发病率逐年降低,但儿童青少年的心理健康面临着越来越多的挑战。专家估计,中国儿童青少年精神问题的患病率已接近国际15%~20%的平均水平。由于这一时期各类精神障碍临床表现并不典型,很容易被周围的人忽视,尤其是幼儿时期的精神障碍,如果没有及时得到诊断和治疗,会直接影响到下一阶段的精神健康,并可能导致其他精神障碍的发生。医学研究证明精神分裂症的某些患儿在幼儿时期就有智力低下、喜欢独处、协调能力差,易出现社会性焦虑等早期症状。因此,提高对儿童少年期精神障碍的认识、早期发现、早期治疗和护理具有十分重要的意义。

儿童少年期精神障碍包括精神发育迟滞、语言发育障碍、广泛性发育障碍,起病于童年和少年期的行为与情绪障碍,如注意缺陷与多动障碍、品行障碍、抽动障碍和特发于童年的情绪障碍等。本章简要介绍几种临床常见的儿童少年期精神障碍的临床特点和护理。

第一节 精神发育迟滞患者的护理

精神发育迟滞(mental retardation)是指个体在发育阶段(通常指18岁以前)因先天或后天的各种不利因素导致精神发育停滞或受阻,造成智力低下和社会适应不良。传统习俗对此类疾病称白痴、愚钝、愚鲁、智障等。本病可单独出现,也可伴有其他精神障碍或躯体疾

病，是儿童精神残疾最常见的原因之一，也是导致人类残疾最为严重的疾病之一。

精神发育迟滞的患病率及发病率在不同的国家或地区存在较大差异，可能与调查所采用的诊断标准、方法和工具不一致有关。本病较常见，1985年WHO报告在发达国家精神发育迟滞的患病率，轻度为3%，中、重度者为0.3%~0.4%。我国1993年七个地区联合调查结果：中、重度患病率为0.27%，农村高于城市，男性高于女性，以低文化、低收入家庭多见。常于发育期起病，随年龄增长，智力也稍有进步，但中、重度患儿仍给家庭、社会带来沉重负担。

一、病因及发病机制

精神发育迟滞的病因复杂，涉及范围广泛，从胎儿到18岁以前，凡是能影响中枢神经系统发育的因素都有可能导致精神发育迟滞。总体上说，主要包括生物学因素和社会文化因素。

（一）遗传及先天性因素

包括染色体异常，如唐氏综合征（Down's syndrome，先天愚型）、先天性卵巢发育不全（Turner's syndrome）、先天性睾丸发育不全（Klinefelter's syndrome）、脆性X染色体综合征（fragile X syndrome）；基因异常，如苯丙酮尿症、半乳糖血症等；先天性颅脑畸形，如先天性脑积水、神经管闭合不全等。

（二）围产期有害因素

母孕期各种感染、药物、毒物、放射线和电磁波；妊娠期疾病和并发症如糖尿病、妊娠高血压等；分娩期并发症如先兆流产、妊娠高血压、前置胎盘等；母亲妊娠年龄偏大、营养不良、遭受强烈或长期的心理应激等；新生儿疾病如未成熟儿、低体重儿、母婴血型不合所致核黄疸、新生儿肝炎、败血症、胎儿颅脑早闭等。

（三）出生后因素

出生后，因中枢神经系统感染（如病毒性脑膜炎、结核性脑膜炎、疫苗接种后脑膜炎）、颅脑外伤、脑缺氧、严重的躯体疾病、重度营养不良、甲状腺功能低下、听觉或视觉障碍、社会隔离等均可使儿童的大脑功能受到损害，导致智力低下和社会适应不良。

（四）其他因素

各种因文化落后地区、父母文化水平低等导致儿童不能接受文化教育或接受文化教育的机会被剥夺，可引起精神发育迟滞，但此类儿童智力发育受损的程度一般不严重，一旦有接受文化教育的机会，患儿的智力水平可有不同程度地提高。

二、临床表现

精神发育迟滞主要表现为不同程度的智力低下和社会适应困难，并且与发展程度密切相关。部分患儿可伴有一些精神症状，如注意缺陷、情绪易激动、冲动行为、刻板行为或强迫行为，有的患儿同时存在相应躯体疾病的症状和体征。智力高低一般用智力测验测定，社会适应能力的衡量标准较复杂，常与年龄、职业要求、社会文化背景等因素有关。智力低下程度与社会适应能力程度并不经常一致，有些智商较低者有比较好的社会适应能力，因此，不宜单纯根据智力水平来诊断精神发育迟滞。WHO根据智商（intelligence quotient，IQ）程度水平将精神发育迟滞分为以下四个等级。

（一）轻度

智商在 50～69，成年以后可达到 9～12 岁的心理年龄，约占精神发育迟滞总病例的 85%。患儿躯体功能一般无异常表现。患儿在幼儿期即可表现出智能发育较正常儿童延迟，如语言迟缓，词汇不丰富，理解、分析和抽象思维能力差等语言发育延迟的表现。患儿入学后经常不及格或者留级，可勉强完成小学学业，但多不能进入中学，学习中机械记忆尚可，理解记忆困难，特别是数学尤为困难。患儿说话内容单调、幼稚，能进行日常的语言交流，但对语言的理解和使用能力差。社会适应能力低于正常水平，但生活可自理。能在指导下从事简单劳动，学习简单技术，但缺乏主动性。

（二）中度

智商在 35～49，心理年龄相当于 6～9 岁，约占精神发育迟滞总数的 10%。在学龄前能学会简单生活用语，出现语言发育差，如发音含糊不清，不能表达较复杂的内容，不易与同龄儿童建立合群关系，进入小学后发现其接受与理解能力均较同龄儿童差，从幼年开始患儿词汇贫乏，对抽象概念不能建立，难以完整表达意思。能进行简单的个位数加减法，不能进入小学学习，难以适应。生活方面能够完成简单劳动，但效率低、质量差。在指导和帮助下可学会一些简单生活自理。经适当训练，能学会一些简单劳动，生活需人督促和照顾，缺乏自发性。患儿情绪波动，不易控制。

（三）重度

智商在 20～34，心理年龄相当于 3～6 岁，占精神发育迟滞总数的 3%～4%。从小就发现有躯体及运动功能发育迟缓，长至成人也只能达到 4～5 岁正常儿童的智力水平，完全不能上小学。患儿表现为明显的言语发育障碍，虽然经过训练可学会简单语句，但不能进行有效的语言交流。不会计数，不会劳动，不能接受学习教育，不能进行生产劳动。经过训练学会自己吃饭及基本卫生习惯，在监护下生活，缺乏自理能力，日常生活需人照料，无社会行为能力。常合并显著的运动功能损害或脑部损害。

（四）极重度

智商在 20 以下，极少见，心理年龄相当于 3 岁以下，占精神发育迟滞总数的 1%～2%。出生时即有躯体和神经系统异常，一般不能学会走路与说话，无语言能力，只能发出类似叫人的简单声音。感觉迟钝，不能躲避危险。不认识亲人及周围环境，社会功能完全丧失，生活完全不能自理，大小便失禁，以原始性的情绪表达需求。常合并严重脑部损害，伴有躯体畸形，多数早年夭折。

案例 13-1

患儿，足月顺产，第一胎。母孕时体健。患儿自幼不聪慧，1 岁多才能独坐，2 岁多才能独站，3 岁学步。2 岁多开始喊爸妈，6 岁左右才能讲简单句子，并进入学前班。8 岁起念一年级，勉强及格。念二年级时，留级一次后，仍有语文、数学不及格，老师认为没法再教，送来求医。患儿放学回家，能自觉地做家庭作业，但常做不出来，有时要问弟弟。平时在家可帮妈妈做一些家务，扫地、洗碗，劳动比较主动，能吃苦。在学校中与同学们关系好，她很乐意帮别人做事，但也常受到一些顽皮男孩的欺侮。

三、诊断要点

1．起病于 18 岁前。
2．智商低于 70。
3．有不同程度的社会适应困难。

精神发育迟滞由于婴幼儿期的精神和身体发育速度存在个体差异，故除参考正常儿童发育标准外，还需结合详细的养育史、家庭环境和社会环境等因素进行综合判断。诊断应基于对能力的整体评估，而不应仅局限于有特异性损害的某一方面或单一技能的评定。ICD-10 认为，精神发育迟滞应存在智力功能水平的减低，并由此导致了在正常社会环境中对日常生活要求的适应能力的下降，伴随的精神或躯体障碍对临床相及各项能力的运用有很大影响。对发育水平的评定，除根据临床经验评定外，还可以进行智力测验等心理测验。所测得的 IQ 值不应被僵化地应用，它只是一个参考数据，运用时需考虑儿童的跨文化效度的问题。

本病的病因诊断，要了解患儿的双亲有无不良嗜好，母亲于怀孕期有无病毒感染，或其他慢性疾病、精神障碍等，有无急或慢性中毒、放射性物质接触史、有无地方病倾向及服药情况等。还应进行详细的躯体检查、神经系统检查、染色体检查及其他相关的辅助检查等。应排除脑器质性疾病、精神分裂症及儿童孤独症等。

四、治疗要点

精神发育迟滞患儿治疗以教育训练为主，药物治疗和饮食治疗为辅。大多数患儿无特异性的药物治疗，神经营养药的疗效有限。对伴发的精神症状可以少剂量、短疗程应用药物对症治疗。精神发育迟滞治疗原则是早发现，早诊断，查明原因，对症治疗，尤其家庭、学校和社会的教育性和心理社会性服务方案极其重要。无特效药物能改善患儿的智力和学习能力，重在预防，一旦发生难以逆转。因病因和疾病严重程度而异，轻、中度者随年龄的增长，智力可逐渐有所改善，但仍低于同龄正常人。对重症患儿的主要是医疗和生活照顾。预后与脑障碍、抵抗力低、生活适应能力低下等因素有关，重者一般早逝。

（一）预防

精神发育迟滞一经发生，很难纠正，因此，预防措施包括提高年轻夫妇的健康水平；避免近亲结婚；有遗传疾病的人应避免生育；怀孕后定期进行必要的检查，如妊娠 14～16 周时羊水中脱落细胞染色体检查和酶学检查，必要时终止妊娠。还应预防胎儿期、围产期及儿童期可导致精神发育迟滞发生和各种疾病或因素。

（二）药物治疗

1．病因治疗 若能早期发现病因，部分病例尚有治疗的可能，如甲状腺功能低下所致者可予以甲状腺素片治疗；苯丙酮尿症患儿早期予以饮食治疗等。目前尚无有效地促进智力发育的药物，一些脑细胞代谢药物可能有利于智力障碍的改善，如维生素 B_6、吡硫醇（脑复新）等。有癫痫发作者选用适当的抗癫痫药；兴奋型行为异常者可予以氯丙嗪、奋乃静等抗精神障碍药。

2．对症治疗 对伴有攻击行为或自伤行为者，给予小剂量氟哌啶醇治疗。

3．促进或改善脑细胞功能治疗 选用营养脑细胞、促进代谢的药物，如吡拉西坦（脑复康）、谷氨酸等。

（三）教育与训练

根据患儿的身体和智力水平，采取相对应的教育训练和康复医疗措施，由简单内容开始，逐渐增加其复杂性，尽量培养其独立生活的能力，较大儿童尽可能逐步训练其简单的劳动技能，以利日后能自食其力。临床研究显示，患儿的年龄越小，采取治疗和训练越早，治疗效果越好。

教育者要有极大的耐心，由简单内容开始，逐渐增加复杂性，尽量培养患儿独立生活的能力。较大儿童尽可能逐步训练简单的劳动技能，以利日后能自食其力。使家长认识到打骂方式的教育有害无益。对中度患儿可进行康复训练，其培养的目标包括：

1．培养自我照顾的生活能力。
2．培养基本的交流能力。
3．培养社交技巧和情绪的稳定性。
4．培养躯体运动技巧。
5．培养学习技巧（读与写等）。
6．培养家务及职业劳动技巧。

五、护理

【护理评估】

1．健康史　收集患儿的健康资料。主要包括个人史、母亲孕产史、家族史以及社会、文化、教育情况等，有无患过其他躯体疾病及治疗情况。

2．生理状况　评估患儿的一般状况、生命体征、营养、进食、排泄、睡眠、二便，皮肤是否有外伤，自理活动是否正常，生活方式有无特殊习惯等。

3．心理状况　评估患儿智商智力等级和智能障碍的程度，有无认知障碍，情感和行为障碍。

4．社会功能　评估患儿性格特征、兴趣爱好、受教育情况、性格特征、言语交往能力、社会交往技能、行为自控能力、生活方式、家庭教养方式、经济状况及支持系统；家属的护理能力和照顾患儿的意愿；家属情绪状况等。

5．辅助检查　评估实验室及其他辅助检查，如生化检查、脑电图检查、头部 MRI、脑脊液检查等检查指标是否正常。

【常用护理诊断】

1．卫生/穿着/进食/如厕自理缺陷　与智力低下、认知障碍有关。
2．社会活动障碍　与智商低下、丧失语言能力、缺乏社会行为能力有关。
3．有外伤的危险　与智力低下、情绪不稳、冲动有关。
4．语言沟通障碍　与智能发育障碍有关。

【护理目标】

1．患儿的个人生活自理能力逐步改善。
2．患儿能适应社会，社交能力、学习能力逐步改善，获得一定社交技能。
3．患儿不发生受伤现象。
4．患儿语言能力逐步改善。

【护理措施】

1．安全护理　满足患儿合理生活需求，教导患儿用正确的方式表达内心感受和躯体不适,避免其因暴力行为伤人或自伤,制止患儿进行登高、打闹等影响安全的一切活动。严重者给予特殊监护。保证患儿居室安全,环境应简单整洁,室内严禁存放危险物品,观察活动空间,耐心细致地理解患儿所表达的意思。

2. 生活护理　密切观察患儿的身体状况和生活自理能力,如洗脸、洗澡、如厕、穿衣服、进食等,并针对出现的问题进行适当的护理干预。保证患儿基本生活需求,饮食上注意合理喂养,提倡母乳喂养,适时添加辅食。特别注意督促患儿进食,防止其暴饮、暴食、噎食,纠正偏食行为,保持患儿的清洁卫生。

(1) 生活自理能力训练:根据患儿的智力水平及现有的生活技能,制订详细、具体的训练计划。训练计划的内容应该由简单到复杂,每一个生活技能都要分解为若干个小动作来完成。训练的过程中要保持足够的耐心、循序渐进,当患儿掌握了一个小动作之后再开始下一个动作,不能急躁,更不能急于求成。当患儿完成训练目标时要及时给予表扬和鼓励。

(2) 语言教育训练:要重视对语言障碍和缺陷进行矫正训练,应由简单到复杂,坚持不懈,使他们能较好地掌握语言这一工具进行社会交往和交流,也可通过日常活动进行语言训练,但要有耐心,不能操之过急。

(3) 适应社会能力训练:根据严重程度制订计划,包括参与集体活动、与他人合作协调、提高自身防御能力、避免危险、保证自身安全等训练。通过训练改善患儿的社交能力是非常重要的环节。训练时学校教育和家庭教育要密切配合,协同进行。另外,通过帮助患儿进行劳动技能训练使其自食其力,以减轻社会和家庭的负担。劳动技术教育必须适合智力水平和动作发展水平,并根据患儿心理、生理和疾病的差异,注重适应性,重视安全教育以及个别差异性。

(4) 早期干预:指导父母促进患儿的语言、认知功能的培训。创造条件让他们有机会与正常儿童在一起活动。

(5) 品德教育:尊重患儿,保护患儿的自尊心。当患儿做出一些不符合社会要求的行为时,要做好患儿的品德教育,根据不同情况做不同处理,对患儿尽量少批评,少惩罚,多给予表扬和鼓励。

3. 用药护理　监测药物的不良反应,观察有无活动受限、低血糖、锥体外系反应等,必要时遵医嘱对症处理。

4. 心理护理　要有强烈的爱心和同情心去多接触与观察患儿,与家属密切配合,以保证治疗方案的实施。

5. 健康教育　指导家属掌握观察病情的方法,训练生活能力,让家属了解此病的性质及预后,强调训练的重要性,坚定他们对治疗的信心,调动患儿家庭和社会的支持系统,使患儿尽可能地适应社会环境、掌握社会中基本的求生技能,这对患儿的生存有重要意义。

【护理评价】

1. 患儿的个人生活自理能力是否改善。
2. 患儿社交能力、学习能力是否改善,是否获得一定的社交技能。
3. 患儿是否有受伤的情况发生。
4. 患儿的语言能力是否改善。

第二节　儿童孤独症患儿的护理

儿童孤独症（autism）是以男性多见，起病于婴幼儿期的广泛性发育障碍的一种类型，主要表现为不同程度的人际交往障碍、言语发育障碍、兴趣狭窄和行为方式刻板。最早由坎纳（L.Kanner，1943年）描述。这种婴幼儿期特有的、严重的精神障碍大多数在患儿出生后3年内发病，约有3/4的患儿伴有明显的精神发育迟滞，部分患儿在一般性智力落后的背景下某方面具有较好的能力。据北美、欧洲和亚洲学者的流行病学研究显示，儿童孤独症患病率为0.02%～0.12%。国内未见孤独症的全国流调数据，仅部分地区作了相关报道，2010年，广东孤独症患病率为0.67%，深圳地区高达1.32%。此病以男孩多见，男女比例为2.3∶1～6.5∶1。该病的主要特征为极端孤僻，人际交往障碍，智能障碍或有特殊才能。

一、病因及发病机制

儿童孤独症的病因目前尚不清楚，近年来的研究发现生物学病因占主要方面。可能与下列因素有关：

（一）遗传因素

遗传对孤独症的作用已趋于明确，但具体的遗传方式还不明了。

（二）围产期因素

围产期各种并发症，如产伤、宫内窒息等较正常对照组多。

（三）免疫系统异常

与T淋巴细胞数量减少、辅助T细胞和B细胞数量减少、抑制-诱导T细胞缺乏、自然杀伤细胞活性减低等因素有关。

（四）神经内分泌和神经递质

与多种神经内分泌和神经递质功能失调有关。研究发现孤独症患儿的单胺系统，如5-羟色胺（5-HT）和儿茶酚胺发育不成熟，松果体-下丘脑-垂体-肾上腺轴异常，导致5-HT、内啡肽增加，促肾上腺皮质激素（ACTH）分泌减少。

二、临床表现

（一）社会交往障碍

社会交往障碍是孤独症的核心症状。患儿不能与他人建立正常的人际关系。患儿表现出极度孤独，年幼时即表现出与别人无目光对视，表情贫乏，缺乏期待父母和他人拥抱、爱抚的表情或姿态，也无享受到爱抚时的愉快表情，甚至对父母和别人的拥抱、爱抚予以拒绝。分不清亲疏关系，对待亲人与对待其他人都是同样的态度，不能与父母建立正常的依恋关系。不参加集体游戏，也不会主动接触别人，不能和同龄儿童之间建立正常的伙伴关系，如在幼儿园多独处，不关注也不参与同伴的游戏或其他活动。有报道表明，他们即使到了青春期，社会交往技能仍然很欠缺，不能建立正常的恋爱或婚姻关系。

（二）语言与交流障碍

语言与交流障碍是孤独症的重要症状，是大多数儿童就诊的主要原因。语言与交流障碍可以表现为多种形式，多数孤独症儿童有语言发育延迟或障碍，明显落后于同龄儿童，缄默少语，不会主动和别人交谈或错用代词，如分不清你、我、他。通常在2～3岁时仍然不会说话，或者在正常语言发育后出现语言倒退，在2～3岁以前有表达性语言，语言单调平淡，有时内容和当时情景完全不符，但自己毫不在意。当有某种需求或不舒服时，往往以动作或尖叫、嚎哭来表达。患儿常出现刻板语言或模仿语言，随着年龄增长逐渐减少，甚至完全丧失，终身沉默不语或在极少数情况下使用有限的语言。他们对语言的感受和表达运用能力均存在某种程度的障碍。

（三）兴趣狭窄和行为方式刻板

患儿对正常儿童所喜欢的玩具、游戏不感兴趣，而对非玩具性的物品则表现出极大的兴趣和迷恋，如瓶盖、转动的电风扇、图钉等圆的或可旋转的物品，可以持续数十分钟、甚至数小时也不厌倦，对玩具的主要特征不感兴趣，却十分关注非主要特征。患儿固执地要求保持日常活动程序不变，如每天要吃同样的饭菜、上床睡觉的时间、所盖的被子都要保持不变，外出时要走相同的路线，穿固定的鞋袜等。一旦这些固定的活动发生变化，患儿则出现哭闹不安或者反抗行为。患儿可有重复刻板动作，如反复拍手、转圈、用舌舔墙壁、跺脚等。

（四）感知觉异常

患儿对外界各种刺激反应迟钝或过分敏感，如对疼痛刺激反应麻木，但对触痒、汽笛声、犬吠声却难以忍受。有的患儿自幼平衡能力极强，如走在狭窄的木板上不会摔倒。

（五）智能障碍

在孤独症儿童中，智力水平表现很不一致，少数患儿在正常范围，大多数患儿表现为不同程度的智力障碍。大部分患儿存在不同程度智力问题，其中约25%智力正常，25%轻度智力低下，50%中、重度智力低下。智能损害模式具有特征性，患儿的智力各方面发展不平衡，一般操作性智商较言语智商高。另外有个别患儿在智力低下背景中可表现出某一特殊能力，如对路线、人名等具有超常的机械记忆力和对日期的推算能力及计数能力。患儿的最佳能力与最差能力之间的差距非常大，但多数患儿的最佳能力仍然低于同龄儿童。有明显智能损害者被称为低智能型孤独症，智力正常的被称为高智能型孤独症。

（六）其他症状

多数患儿有注意缺陷和多动症状，约25%的患儿还可出现癫痫发作，20%伴有抽动症状，患儿可出现惊恐发作、强迫症状、自伤、攻击、违拗等行为，少数可能出现性自慰及拔毛发行为。部分患儿还常有进食问题或睡眠障碍。30%的患儿有脑电图异常，部分患儿伴有癫痫发作，以癫痫大发作类型居多，低智能型患儿的发生率较高。

案例 13-2

患儿，男，5岁，足月顺产，7个月时就能有意识地叫爸爸、妈妈，9个月时可以清楚地讲一句完整的话。但言语缺乏沟通作用，也不理解言语的含义。孤独、不愿与周围小朋友交往，与父母不亲。说话怪声怪调，特别快，没有抑扬顿挫。喜欢拍手，转动手臂，成天抱着一红砖，达着迷程度。环境变了就烦躁不安、尖叫，发脾气。

三、诊断要点

儿童孤独症的诊断主要根据病史及临床表现。通过采集全面详细的生长发育史、病史和精神检查，若发现患儿在3岁以前逐渐出现言语发育与社会交往障碍、兴趣范围狭窄和刻板重复的行为方式等典型临床表现，排除儿童精神分裂症、精神发育迟滞、Asperger综合征、Heller综合征和Rett综合征等其他广泛性发育障碍，可做出儿童孤独症的诊断。

四、治疗要点

儿童孤独症尚无特效治疗，只能用药物控制其伴随的情绪和行为症状，但综合治疗对多数患儿有效果，少数可获得好转。儿童孤独症目前尚无最优治疗方案，最佳的治疗方法应该是个体化的治疗。

1. 教育和训练　是最有效、最主要的治疗方法，其目的是促进社会交往能力，提高基本生活技能。

2. 心理治疗　多采用行为治疗。目标是强化已经形成的良好行为，矫正刻板行为、攻击行为等影响教育和训练、社会交往和危害自身的异常行为。

> **知识链接**
>
> ### 世界自闭症日
>
> 2007年12月，联合国大会通过决议：从2008年起，将每年的4月2日定为"世界自闭症日"，以提高人们对自闭症和相关研究与诊断以及自闭症患儿的关注。自闭症的概念由美国约翰斯·霍普金斯大学专家莱奥·坎纳于1943年首次提出。自闭症，医学上也称孤独症，是一个尚没有被全社会知道、了解的病症。与唐氏综合征等疾病不同，自闭症不会影响患儿的面容，因此，自闭症患儿容貌与正常人没有区别。

3. 药物治疗　目前药物治疗尚无法改变孤独症的病程，也缺乏治疗核心症状的特异性药物，但药物可以改善患儿的一些情绪和行为症状，如情绪不稳、注意缺陷和多动、冲动行为、攻击行为、自伤和自杀行为、抽动和强迫症状以及精神障碍症状等，有利于维护患儿自身或他人安全，顺利实施教育训练及心理治疗。药物治疗应遵从小剂量、短疗程的原则。

五、护理

【护理评估】

1. 健康史　评估患儿既往健康状况，是否患有某些躯体疾病。
2. 生理状况　评估患儿的一般状况、生命体征、营养，与同龄儿童比较，各项躯体发育指标是否正常，进食、排泄、睡眠、二便、皮肤是否正常，生活是否自理。
3. 心理状况　评估有无不正常的行为方式（如刻板行为），有无言语交流障碍，有无感知觉障碍，生活能否自理，睡眠、活动形式等。
4. 社会功能　评估患儿发病与社会因素的相关性等。与家庭成员和伙伴的交往是否顺利。
5. 实验室及其他辅助检查　脑电图检查，头部MRI，脑脊液检查等排除器质性因素。

【常用护理诊断】
1. 卫生/穿着/进食/如厕自理缺陷　与智力低下有关。
2. 有受伤的危险　与认知功能障碍有关。
3. 社会活动障碍　与社交功能缺陷有关。
4. 语言沟通障碍　与言语发育障碍有关。

【护理目标】
1. 患儿的个人生活自理能力逐步改善。
2. 患儿不发生受伤的现象。
3. 患儿语言交流能力、社交能力逐步改善。

【护理措施】
1. 安全护理　为患儿提供安全的环境，护士要密切观察患儿的活动内容及情绪变化，必要时设专人护理；避免接触有危险隐患的物品和设施，如锐器、火源、药品、电源插座等。
2. 生活护理　保证患儿的生活需求，训练自理能力，如穿衣服、刷牙等，培养良好的个人卫生习惯。
3. 教育训练　教育训练对提高患儿生理、社会功能等方面具有举足轻重的作用。在教育训练的过程中应针对患儿的不同症状特点和社会功能不同的缺损程度，采取关于生活自理能力、言语表达、人际交往、注意力等教育训练方式。

（1）人际交往能力训练：首先要与患儿建立亲密关系，要熟悉其兴趣爱好，鼓励患儿多参加集体活动或游戏，鼓励母亲经常进行亲子游戏，如说话、拥抱、亲吻、使其有正常儿童一样的经历。学会用眼睛注视别人的眼睛和脸，启发其多讲话，训练用语言表达自己的意愿，帮助患儿学习姿势性语言如点头、摇头，并对其正确回答及时强化。学会遵守游戏规则和社会规范。在人际交往训练中，可从患儿最熟悉的、最不排斥的人开始，做其感兴趣的事，经常带孩子外出活动，并逐步扩大患儿交往范围，鼓励其与其他儿童交往，让患儿在参加集体游戏时扮演不同角色，然后慢慢地接触一个同龄的伙伴、多个同龄的伙伴等，逐渐扩大患儿的交往范围。发现患儿异常行为要及时矫正，发现患儿特殊才能要做进一步的培养。

（2）语言表达能力训练：尽量使用简单明确的言语与孤独症患儿谈话。通过呼吸训练、口型和发音训练、对答和模仿训练等提高患儿的言语表达能力和理解能力，训练中要反复示范，并及时给予鼓励，如赞扬、给糖果等。孤独症患儿有时用尖叫和发脾气来表达他的要求，而不用言语表达，为防止这种情况发生，不要在患儿尖叫或发脾气时满足他的要求。

4. 药物护理　目前认为有效的药物治疗可使患儿适应能力有所改善，护士应该做好药物疗效及不良反应的观察。
5. 心理护理　建立良好的护患关系，尊重理解患儿。运用语言或非语言技巧表达对患儿的关心与支持。鼓励患儿表达内心的想法，调动积极情绪，阻断负性情绪。

【护理评价】
1. 患儿的社交能力是否得到改善。
2. 生活自理能力是否恢复或改善。

第三节　注意缺陷与多动障碍患儿的护理

注意缺陷与多动障碍（attention deficit and hyperactive disorder，ADHD），又称多动障碍

或多动症,指以在需要认知参与的活动中难以保持注意力、不分场合多动以及缺乏对冲动行为控制为主要临床表现的精神发育障碍,并伴有认知障碍、情绪冲动和学习困难,智力正常或接近正常,是儿童期常见的一类心理障碍。该病于学前起病,呈慢性过程。它既影响儿童的学校、家庭和校外生活,又容易导致儿童持久的学习困难、行为问题和低自尊心。

症状可发生在各种场所,如学校、家庭或其他公共场所等,一般男性多于女性,国外调查发现患病率为3%~7%,性别比为4:1~9:1。跨文化研究发现几乎在所有的国家和文化背景均有多动症发生。我国报告的学龄儿童多动症的患病率为1.3%~13.4%。部分患儿成年后仍有症状,明显影响患儿学业、身心健康以及成年后的家庭生活和社交能力。

一、病因及发病机制

本病的病因及发病机制不清,有人推测可能是一种复杂疾病,至今尚无定论。

(一)遗传和神经生化因素

单卵双胎同时患ADHD几乎为100%,而双卵双胎儿同时患病只有10%~20%。近亲中同时患病的家族聚集现象也提示ADHD与遗传因素有关。ADHD儿童上述基因变异率高于正常儿童。多巴胺等中枢神经传递介质的不足易导致小儿活动度、警觉度、心境、认知等外表行为的异常。

(二)轻度脑损伤和脑发育迟缓因素

母孕期的营养不良、疾病、接受X线照射、分娩期早产、难产、缺氧窒息,生后的颅脑外伤、炎症、高热惊厥、中毒等均可造成脑损伤,尤其是额叶皮质受损可出现ADHD症状。但有许多患儿并无脑损伤病史,也无神经系统异常的表现,故又认为是轻度脑功能失调,但尚缺乏充分的依据。有学者认为ADHD与大脑额叶发育迟缓有关,凡影响额叶发育成熟的各种因素均可致病。

(三)社会心理因素

有报告称ADHD儿童的父母文化程度多在初、中等水平,父母一方受过高等教育者仅占7.6%,明显低于对照组。单亲家庭或父母患有精神障碍、酗酒和行为不端等、"温暖被剥夺"的小儿易出现ADHD症状。自幼未能养成良好的生活和学习习惯、家庭过于溺爱,小儿会出现随心所欲、自制力差、多动等症状。家长和教师因工作忙未能悉心教育小儿,或缺乏教育方法和培养下一代的责任感也易造成ADHD症状的加重。上述诸多社会、心理因素虽未必是ADHD的直接病因,但肯定对该病的发展和预后有影响。

(四)与铅过量摄入有关

儿童接触铅及其他化学物质污染源的途径有:空气污染(工业废气、含铅汽油等)。学习环境和学习用品(课桌椅油漆层、蜡笔等)、塑料和油漆玩具、食物和水污染(食品添加剂、罐头食品、爆米花等)、家庭装潢化工产品的广泛应用及小儿吸指癖、异食癖等,但这些污染因素与ADHD发病的确切机制尚不明确。

二、临床表现

ADHD临床表现的三大核心症状主要是注意力障碍、活动过多和冲动。在不同的患儿中三个症状表现轻重不同,并可随年龄的增长而变化。一般来说,活动过多和冲动可随着患儿年龄的增长逐渐减轻,而注意力问题则更凸显。此外,多动症的临床表现除了这三个症状外,还可伴随学习困难、人际关系问题、品行问题、情绪问题等。

（一）注意力障碍

表现为与年龄不相称的明显注意力集中困难和注意力持续时间短暂，是本症的主要症状。其本质为患儿的主动注意减弱而被动注意增强，所以患儿很难长时间从事某一活动或任务，即使是自己非常感兴趣的事情也不例外。患儿常在听课、做作业或其他活动时注意力难以持久，容易因外界刺激而分心。在学习或活动中不能注意到细节，经常因为粗心发生错误。注意力维持困难，经常有意回避或不愿从事需要较长时间持续集中精力的任务，如课堂作业或家庭作业。做事拖拉，不能按时完成作业或指定的任务。与别人交谈时似听非听，心不在焉。经常丢三落四，遗忘学习物品、玩具等，忘记日常的活动安排，甚至忘记老师布置的家庭作业。

（二）活动过多

患儿平时就有活动过多的表现，在需要相对安静的环境中活动内容仍很多，在需要自我约束的场合尤为突出。患儿的活动过多在不同的发育阶段表现不同，婴幼儿期特别活跃，睡眠少，吃奶时也手脚乱动，过分哭闹；学会走路后跌跌撞撞，常以跑步代替走路，不顾及危险；表现为经常显得不安宁，学龄期上课坐不住，东张西望，手脚小动作很多，在座位上扭来扭去，有时甚至擅自离开座位，到处乱跑或攀爬，喜欢搞恶作剧，难以从事安静的活动或游戏，一天忙个不停。话多，经常打断别人的谈话或插话，老师提问时尚未说完就抢答。

（三）冲动任性

在信息不充分的情况下快速地做出行为反应，表现为冲动任性，行为冒失，鲁莽，做事不顾及后果、凭一时兴趣行事，为此常与同伴发生打斗或纠纷，从不考虑后果。在集体活动或游戏中，无耐性，喜欢插队，不按游戏规则进行，如未满足就和伙伴发生冲突、打架，具有明显的攻击性。注意缺陷、活动过多和行为冲动是ADHD的主要症状，具有诊断价值。

（四）学习困难

大部分患儿智力是正常的，造成学习困难的根本原因是由三大核心症状所导致。部分患儿可有神经和言语发育异常，协调动作、精细动作、空间位置感和感觉统合等方面存在一定的缺陷。因为注意障碍和多动影响了患儿在课堂上的听课效果、完成作业的速度和质量，致使学业成绩差，常低于其智力所应该达到的学业成绩。

（五）品行问题

研究表明，多动症与品行障碍的同病率高达30%～58%。品行障碍表现为攻击性行为，如辱骂、打伤同学、破坏物品、虐待他人和动物、性攻击、抢劫等，或一些不符合道德规范及社会准则的行为，如说谎、逃学、离家出走、纵火、偷盗等。

（六）神经系统发育异常

患儿的精细动作、协调运动、空间位置觉等发育较差，如翻手、对指运动、系鞋带和扣纽扣都不灵便，左右分辨困难。少数患儿伴有语言发育延迟、语言表达能力差、智力偏低等问题。

（七）人际关系问题

由于患儿多动不安、上课时影响课堂纪律，游戏时不按规则进行，情绪不稳，爱冲动，经常与同学发生冲突，甚至攻击对方，再加上学习成绩差，均可影响其人际关系。

案例 13-3

小陆，男，9 岁，小学三年级学生，听课不到 5 分钟就和小朋友讲话；平时课堂作业必须在老师的监督之下勉强完成，否则一下课就冲出教室去玩；做作业时非常粗心，常丢三落四，一个小时的家庭作业要做三个小时，父母的打骂也无济于事。去年到苏州某医院诊断为多动症，服用利他林后，多动症状有所好转，但是家长担心药物有副作用，不久就停用了。最近，父母管教他时，经常发脾气、摔东西，并说："我是多动症，我改不了了"等。有时发完脾气后，他也会向家长认错，并写了不少保证书，但仍无济于事，家长无奈。

三、诊断要点

若患儿在 7 岁以前（多在 3 岁左右）出现明显的注意缺陷和活动过多，并且在家庭、学校和其他公共场合都有这些临床表现，病程持续 6 个月以上，对社会功能（如学业成绩等）产生不良影响，则可诊断为注意缺陷与多动障碍。

四、治疗要点

早期人们普遍认为多动症是一种自限性疾病，症状会随年龄的增长而减轻或消失。但近年来的研究表明，多动的症状可随着年龄的增长减轻或消失，但注意缺陷和冲动的症状可持续甚至终生存在，因此，预后并不乐观。如果患儿能及时得到积极有效的药物和非药物治疗则一般预后较好。

（一）心理治疗

主要有行为治疗和认知行为治疗两种方式。行为治疗利用操作性条件反射的原理，及时对患儿的行为予以正性或负性强化，使患儿学会适当的社交技能，用新的、有效的行为来替代不适当的行为模式。认知行为治疗主要解决患儿的冲动性问题，让患儿学习如何去解决问题，识别自己的行为是否恰当，选择恰当的行为方式。

（二）行为管理和教育

教师和家长需要针对患儿的特点进行有效的行为管理和心理教育，避免歧视、体罚或其他粗暴的教育方法，恰当运用表扬和鼓励的方式提高患儿的自信心和自觉性。当 ADHD 患儿的父母和校方确定患儿的病情或行为已经影响其参加学习的能力时，则患儿可以在学校里接受干预治疗。可以将患儿的座位安排在老师附近，课程安排时要考虑到给予患儿充分的活动时间。

（三）药物治疗

治疗上，根据患儿及其家庭的特点制订综合性干预方案。药物治疗能够短期缓解部分症状，对于疾病给患儿及其家庭带来的一系列不良影响则更多地依靠非药物治疗方法。药物能改善注意缺陷，降低活动水平，在一定程度上提高学习成绩，短期内改善患儿与家庭成员的关系。中枢兴奋剂是治疗多动症的首选药物，临床常用的药物有哌甲酯（利他林）、匹莫林。中枢兴奋剂仅限于 6 岁以上患儿使用。选择性去甲肾上腺素再摄取抑制剂有托莫西汀，最常见的不良反应是胃肠道反应，需餐后服药。

（四）针对父母的教育和训练

主要对家长进行心理教育和教养技巧训练。适合于伴有品行障碍或其他心理问题、父母不同意接受药物治疗或父母教育方式不恰当的患儿。教育和训练可采取单个家庭或小组的形式，内容主要有：给父母提供良好的支持性环境，让他们学会解决家庭问题的技巧，学会与孩子共同制订明确的奖惩协定，有效地避免与孩子之间的矛盾和冲突，掌握正确使用正性强化方式鼓励孩子的良好行为，使用惩罚方式消除孩子的不良行为。

五、护理

【护理评估】

1. 健康史　评估患儿既往健康状况，母亲孕产史、家族史，有无药物过敏史等，成长史中是否受到不良的社会环境或家庭条件的影响。

2. 生理状况　评估患儿的一般状况、生命体征、营养、进食、排泄、睡眠、二便、皮肤是否正常，有无特殊生活习惯等。

3. 心理状况　评估患儿注意力障碍的程度以及干扰因素，患儿有无学习困难，是否有冲动、自残行为和品行问题等。

4. 社会功能　评估患儿的性格特征、家庭环境，家庭和学校的教育方法对患儿的影响。

5. 实验室及其他辅助检查　血、尿、便常规，生化检查，脑电图检查，头部MRI和脑脊液检查等。

【常用护理诊断】

1. 有受伤的危险　与患儿冲动任性、自残行为有关。
2. 营养失调：低于机体需要量　与患儿活动过多、消耗过大有关。
3. 社交活动障碍　与患儿注意涣散、沟通不良有关。

【护理目标】

1. 患儿能有效地控制自己不良情绪，不出现对他人及自己的伤害。
2. 患儿有安全意识，控制冲动行为，不发生躯体伤害。
3. 患儿能维持注意力，能与他人沟通，社交能力改善。
4. 患儿营养状况能满足自身体力的过多消耗，营养状态正常。

【护理措施】

1. 安全护理　保持安静舒适的环境，加强安全管理工作，清除危险物品，密切观察患儿活动环境及行为有无冲动及情绪不稳，患儿出现急躁情绪时，正确引导以缓解不适，根据不同年龄段设置游戏设施以供娱乐，但要限制患儿做竞争性或冒险性如登高、攀爬等游戏。密切观察病情变化，防止患儿因精细协调动作笨拙或动作粗大而造成损伤；防止由于冲动行为发生毁物、自伤或遭受他人的威胁和伤害。

2. 注意力训练　寻找患儿的兴趣点，逐渐增加患儿注意力持续的时间。如通过游戏比赛的方式，让患儿积极地参与其中，尽可能地渲染游戏比赛的气氛，不给患儿任何可以分散注意力的时间。在制订游戏内容时要考虑到患儿平时注意力可持续的时间，逐渐增加游戏的时间，让患儿逐渐提高控制注意力的能力。当患儿能够按照要求完成游戏时，要给予积极的鼓励和表扬，必要的时候可以奖励患儿一些喜欢的小礼品。

3. 生活护理　提供合理的营养，训练和督导患儿的卫生，保证充足睡眠。

4. 教育训练　护理工作者和家长共同努力改善患儿目前的状况，以提高患儿的注意力，减少多动症状，能遵守游戏规则，控制不良情绪。在训练的过程中，以正性强化为主，当患儿完成任务时，进行积极鼓励和表扬。

指导患儿进行各种训练，逐渐控制多动、冲动和攻击行为，使其听从指挥，增强自尊心和自信心。对患儿进行社会技能训练，锻炼与他人交往合作的能力，逐渐延长其与人交往的时间，在训练中不断鼓励与支持其完成训练内容，提高学习能力训练。可安排特殊环境学习，如让多动症儿童与有同情心的伙伴多接触、参加某些运动队的活动；训练儿童的沟通和应对技能，如学会谦让和与伙伴友好相处。为多动症儿童提供良好的、能继续完成社会化的环境，可以帮助他们正常地成长，成为一个健康有用的人。

5. 药物护理　密切观察服药情况，提高其依从性，并监测药物的不良反应。

6. 心理护理　与患儿建立良好的护患关系，与家长和老师配合，创造条件让其发挥优点，提高自尊心与价值感。掌握患儿的特长、兴趣、爱好，发挥其积极性，培养患儿良好的生活规律，从日常生活小事中培养患儿专心的习惯。

7. 健康教育　向家长宣教本病的相关知识，强调坚持训练患儿注意力和自控力的重要性，加强家庭与学校的联系，共同开展儿童心理卫生工作。开办父母辅导班，组织父母学会前后一致的、正性的、有效的行为矫正方式对于治疗多动症是很有帮助的。告知家长孩子的问题并不是他一个人的问题，而是整个家庭问题的反映。因此，对多动症的患儿配合家庭治疗与护理，通过改善家庭结构与功能状态来改变患儿的病症就显得非常重要。

【护理评价】

1. 患儿的情绪障碍是否得到控制。
2. 患儿是否无冲动行为，未发生身体受伤。
3. 患儿主动注意力是否持久，能否与他人沟通。
4. 患儿营养状况能否满足患儿体力的过多消耗。

第四节　抽动障碍患儿的护理

抽动障碍（tic disorder）是一组起病于儿童期，主要表现为不自主的、反复、快速的肌肉运动和发声抽动的疾病。根据发病年龄、病程、临床表现和是否伴有发声抽动分为短暂性抽动障碍、慢性运动或发声抽动障碍、Tourette 综合征三种临床类型。

抽动障碍是少年期比较常见的一种行为障碍。多数患儿起病于学龄期，国内报道 8~12 岁人群中抽动障碍患病率为 2.42‰。国外报道学龄儿童抽动障碍的患病率为 12%~16%。5%~24% 的学龄儿童曾有短暂性抽动障碍史。男性的发病率高于女性，为 4∶1~3∶1。慢性运动或发声抽动障碍患病率为 1%~2%，Tourette 综合征终生患病率为 0.4‰~0.5‰。而国内调查的儿童各类情绪问题发生率为 17.7%，女性多于男性，城市高于农村。

一、病因及发病机制

抽动障碍的病因较复杂，目前尚不明确。可能和遗传因素、神经生物性因素、脑器质性因素、围产期并发症、免疫因素和不良的社会心理因素有关。

1. 遗传因素　在抽动障碍的发生中遗传起着非常重要的作用，Price 等研究表明，Tourette 综合征患儿同卵双生子同病率明显高于异卵双生子，前者为 53%，后者仅为 8%。

2. 神经生物性因素　目前研究表明，皮质-纹状体-丘脑-皮质通路的异常与 Tourette

综合征和其伴随的神经精神症状有关。多项研究表明多巴胺系统可能在 Tourette 综合征的发生中起了最重要的作用。其他神经递质系统的失调，包括：苍白球等部位谷氨酸水平增高，去甲肾上腺素功能失调，5-羟色胺水平降低，乙酰胆碱不足、活性降低，γ-氨基丁酸抑制功能降低，基底核和下丘脑强啡肽功能障碍等也与之有关。另外，有研究报道抽动障碍可能与β溶血性链球菌感染引起的自身免疫有关。

3. 社会心理因素及其他因素　有研究表明应激可诱发有遗传易感性的个体发生抽动障碍。药物（中枢兴奋剂、抗精神障碍药）也可诱发抽动障碍。

二、临床表现

（一）基本症状

主要表现为运动抽动和发声抽动，从抽动的复杂程度来分，又可分为简单抽动和复杂抽动两种形式。运动抽动的简单形式是表现为短暂、快速、突然的不随意运动。开始为频繁地眨眼、挤眉、吸鼻、伸舌、点头等，随着病情进展抽动逐渐多样化，可出现如耸肩、扭颈、摇头、踢腿、甩手或四肢抽动等。抽动可发生于身体的单个部位或多个部位。运动抽动复杂形式包括蹦跳、跑跳旋转、屈身、拍打自己和猥亵行为等。患儿常在情绪紧张或焦虑时症状更明显，入睡后症状消失。发声抽动的简单形式是清嗓子、吼叫声、犬叫声等，复杂形式表现为重复言语、模仿言语、秽语等。常伴有上课注意力不集中或成绩下降。严重时动作和发音影响学习和课堂秩序，抽动症状呈慢性、进行性和波动性。在受到心理刺激、情绪紧张、学习压力大、患躯体疾病或其他应激情况下发作较频繁，睡眠时症状减轻或消失。

（二）临床类型

1. 短暂性抽动障碍（transient tic disorder）　又称为抽动症（tics），是最常见的一种类型。起病于学龄早期，男性多见。患儿多表现为简单的运动抽动，症状部位从头面部开始，如眨眼、挤眉、吸鼻、伸舌、点头等。少数患儿可表现为简单的发声抽动症状，如清嗓、吼叫、犬叫或"啊"等单调的声音，也可见多个部位的复杂运动抽动。部分患儿的抽动始终固定于某一部位，另一些患儿的抽动部位则变化不定。

2. 慢性运动或发声抽动障碍（chronic motor or vocal tic disorder）　以运动抽动为主，多数患儿表现为简单或复杂的运动抽动，少数患儿表现为简单或复杂的发声抽动，一般两者不会同时存在，但可交替出现。抽动部位除头面部、颈部和肩部肌群外，也常发生在上下肢或躯干肌群，且症状表现形式一般持久不变。抽动的频度可能每天发生，也可能断续出现，但发作的间隙期不会超过 2 个月。慢性抽动障碍病程持续，往往超过 1 年以上。

3. Tourette 综合征　又称多发性抽动症或抽动-秽语综合征。临床特征是以进行性发展的多部位运动抽动和发声抽动为主要特征。一般首发症状为简单运动抽动，以面部肌肉的抽动最多，随病程进展由简单抽动发展为复杂抽动，由单一运动抽动或发声抽动发展成两者兼有，发生频度也增加。其中约 30% 出现秽语症或猥亵行为。多数患儿每天都有抽动发生，少数患儿的抽动呈间断性，但发作间隙期不会超过 2 个月。病程持续迁延超过 1 年以上，对患儿的社会功能影响很大。

4. 其他合并症状　研究表明，40%~60% 的患儿合并强迫性格和强迫症状，50%~60% 的患儿合并注意缺陷与多动障碍，少部分患儿存在情绪不稳或易激惹、破坏行为和攻击性行为、睡眠障碍等症状。

案例 13-4

患儿，7岁，家长发现其小腿突发、反复快速、不自主的肌肉运动抽动，时常皱眉、眨眼撅嘴、摆头点头转颈、耸肩、甩手、跺脚、踢腿等。有时发出的声音像公鸡打鸣声，时常打嗝，不听话。抽动的频度每天都发生。做事注意力不集中、多动、学习不主动，成绩不佳。

三、诊断要点

童年期开始出现运动抽动和发声抽动，排除其他疾病，即可诊断为抽动障碍。本病需与神经系统疾病、强迫症、癔症相鉴别。

四、治疗要点

根据临床类型和严重程度选用不同的治疗策略和方法。对短暂性抽动障碍或症状较轻者可仅采用心理治疗。慢性运动或发声抽动障碍、Tourette 综合征或抽动症状严重影响日常生活和学习者，则以药物治疗为主，结合心理治疗。若患儿因心理因素起病，则应积极去除心理因素。

（一）药物治疗

常用药物包括抗精神障碍药和 α-肾上腺素受体激动剂，如氟哌啶醇（haloperidol）和匹莫齐特（pimozide）治疗抽动效果较好，硫必利（泰必利，tiapride）、可乐定（盐酸可乐定，clonidine）等药物。短暂性抽动障碍经治疗后症状可在短期内逐渐减轻或消失，预后良好。慢性运动或发声抽动病程较长，但对日常生活、学习和社会适应能力影响不大。Tourette 综合征的症状需较长时间服药才能控制，病情反复，预后较差。对于难以控制的 Tourette 综合征常需要两种或两种以上药物联合使用。有报道氟哌啶醇合并丙戊酸钠治疗难治性 Tourette 综合征取得了较好疗效。

（二）心理治疗

主要有心理支持治疗、认知治疗和行为治疗。心理支持和认知治疗的目的是调整家庭系统，让患儿和家属了解疾病的性质、症状波动的原因，消除学校和家庭环境中可能对症状的产生或维持有作用的不良因素，减轻患儿因抽动症状所继发的焦虑和抑郁情绪，提高患儿的社会功能。对于慢性运动或发声抽动障碍、Tourette 综合征或抽动症状严重者，则在使用药物治疗的同时采用心理治疗。心理治疗主要包括家庭治疗、认知疗法和行为治疗。有证据支持，习惯逆转训练等行为治疗对矫正抽动症状具有肯定的疗效。

（三）其他治疗

对采用多种药物治疗无效的难治性病例，可尝试采用经颅磁刺激、深部脑刺激（DBS）或神经外科立体定向手术，如壳核囊切开术。但此领域专家的共识是：DBS 治疗还处于研究初期，尚需设计严格的对照研究来进一步验证其疗效和安全性。仅适用于成年患儿、治疗困难的患儿和受影响大的患儿，儿童期不建议使用。

同时加强健康教育，让家长和老师了解患儿的抽动是一种疾病，而并非患儿有意地"乱动"或故意扰乱课堂秩序。既不可歧视患儿又不应过分关注，合理安排患儿生活，避免过度兴奋、紧张、劳累、感冒、发热等诱发或加重因素。

五、护理

【护理评估】

1. 健康史　评估患儿既往健康状况，是否有某些躯体疾病，有无过敏史等。
2. 生理状况　评估患儿的一般状况，发育与正常儿童有无差别，生命体征、营养、睡眠、二便、皮肤是否正常，生活是否自理，皮肤有无外伤。
3. 心理状况　评估有无不正常的行为方式（如刻板行为），有无言语交流障碍，有无感知觉障碍，生活能否自理，睡眠、活动形式等，评估患儿智力水平。
4. 社会功能　评估患儿性格是内向或外向，孤僻或开朗等，了解其兴趣爱好，是否受到强烈精神创伤或重大生活事件影响，家庭关系和学校生活如何、家长对疾病的认知程度。
5. 实验室及其他辅助检查　脑电图检查，头部 MRI，脑脊液检查等排除器质性因素。

【常用护理诊断】

1. 有外伤的危险　与抽动症状、强迫行为、患儿情绪障碍所致交往中与他人易出现矛盾有关。
2. 角色紊乱　与抽动行为造成外观及形体改变有关。

【护理目标】

1. 患儿能控制抽动行为和情绪障碍，不出现自伤或伤人行为。
2. 患儿能控制紧张情绪，减少和不出现抽动行为。

【护理措施】

1. 安全护理　由于患儿年龄和疾病的原因，可能会有冲动行为。护理工作者应提前消除患儿活动范围内所有的危险因素，如火柴、锐器、药品、电源等，以保证患儿住院期间的安全。同时应耐心、细致、反复地向患儿介绍各种安全方面的知识等。密切观察患儿的症状变化，必要时设专人护理；控制其活动范围，并注意对活动空间内有危险隐患的物品和设施的处理，注意适时转移患儿注意力，当患儿情绪不稳出现秽语伤人引发与人冲突时，及时劝导并向他人耐心解释，防止意外发生。
2. 冲动行为的护理　当患儿情绪激动或者某些需求没有得到满足时，可能会出现突发性地攻击他人或破坏物品等冲动暴力行为。护理人员要多观察患儿的活动情况、情绪变化等，给予适当的引导，转移其注意力，缓解激动情绪的延续，尽可能地避免冲动行为的发生，必要时及时采取保护措施，避免伤害他人或自伤。
3. 生活护理　因患儿生活基本能自理，但因年龄小，自我照顾能力较差，护理人员要督促和帮助其生活料理，保证患儿良好的卫生状况，安排合理的作息时间，生活有规律，防止过度紧张引发抽动症状加重。饮食上要注意营养和安全，增加抵抗力。
4. 特殊护理　主要是防外伤和感染，因患儿不能自控出现的有自伤行为的抽动而导致皮肤外伤或感染，护理人员应严密观察病情，定期为患儿做全身检查，防止自伤或外伤，如出现外伤或感染应遵医嘱给予抗感染治疗和相应处理。
5. 药物护理　遵照医嘱严格按时按量给药，密切观察其服药后的反应，如出现吞咽障碍、言语不清、四肢不协调运动等，应及时报告医生并作相应处理。在家庭治疗者，嘱咐家属不能自行减药或停药，药物不能交患儿保管，服药后要检查口腔，以防藏药而影响治疗效果或发生意外。
6. 心理护理　进行心理支持治疗、认知治疗和行为治疗。让患儿和家属了解疾病的性质、症状波动的原因，消除学校和家庭环境中可能对症状的产生或维持有作用的不良因素，减轻患儿因抽动症状所继发的焦虑和抑郁情绪，提高患儿的社会功能。对患儿表示同情和关爱，由于抽动症状会造成面部及躯体的扭曲或怪样心态，可能会引起周围人群的耻笑或不理解，护理人员要主动热情与患儿接触，多鼓励其参加工娱活动，特别是其感兴趣的活动或节奏感强的韵律性文体活动，以转移其注意力，减轻抽动症状。

7. 健康宣教　抽动障碍患儿的教育训练单独依赖于医院效果有限，因为患儿接触更多的是其父母和学校，因此针对这类疾病的健康宣教尤为重要。通过健康宣教，让家庭、教育部门及社会福利部门更多地了解该类疾病，掌握不同疾病的教育训练方法，扩大教育训练者的范围。大部分患儿由于疾病和年龄的原因，接受和理解的程度可能欠佳，教育训练者应保持足够的耐心和爱心，不能对患儿发脾气，更不能灰心失望，反复讲解和重复教育训练的内容，直到患儿真正理解和接受为止。对于患儿所取得的成绩要及时给予鼓励和强化。向患儿家长宣传该疾病的相关知识，使其能正确对待，禁止打骂、严惩患儿，以免强化症状，给予患儿支持，鼓励其战胜疾病。

【护理评价】
1. 患儿抽动行为是否缓解，有无自伤或伤人行为。
2. 患儿的紧张情绪是否缓解，抽动症状是否改善。

> **小结**
>
> 1. 学习内容
> （1）总结儿童少年期精神障碍几种常见病的病因、临床表现、治疗及护理。
> （2）对儿童少年期精神障碍几种常见病进行护理评估。
> （3）明白儿童少年期精神障碍常见疾病的护理诊断及护理措施。
> （4）评价儿童少年期精神障碍常见疾病的护理工作实施的实用性。
> （5）综合评估患儿的整体情况，对患儿在精神症状影响下出现的危险行为有预见性，并能对其进行常规护理。
>
> 2. 学习方法　在明确本章学习目标的基础上，结合已学过的精神科护理学的相关知识进行学习。尤其要学会针对患儿的不同症状特点和社会功能不同的缺损程度采取相应的教育训练。大家可以互相交流自己所接触过的案例，结合自己所掌握的知识和查阅一些课外专业书籍，在一起进行更深层次的讨论。

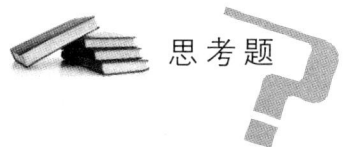
思考题

患儿，男，15 岁，初二学生，父母非近亲结婚，家族史阴性。患儿母孕期无异常，顺产，出生时体重 2.8 kg，母乳喂养；受家人惯养、溺爱；幼时营养好。3 岁上幼儿园时，老师发现患儿少与其他小朋友玩耍，几乎没有小朋友喜欢他，没有人想亲近他；患儿不合群，也不主动找其他小孩说话，不沟通、不交流；其他小朋友向他借课具时拒借。经常打架，在幼园生活时，宁可饿着也不排队打饭。父母对其献爱的表示，如拥抱时，患儿无情感反应，有时还出手打人或抓脸，甚至咬人。患儿的游戏活动参加甚少，话也少，没有听他唱过一首幼儿歌曲；时常做一些摇头、踢脚等重复性动作。上小学后，患儿经常在上课时望着天花板，或凝视窗外，不回答老师提问，不听讲，不思考，数学题从来不做，要求记忆的课文也不背，连抄写的作业也完成不了，都由家长找同学作业代抄，或家长逐题教，逐题讲，往往到深夜才能完成布置的作业。老师和家长发现患儿从来没有大声读过书，从来没有主动完成过家庭作业；经常是放学回家后就关住自己的房门，几乎不与家人交流情感。同学关系不和谐，经常受同学欺负，经常为此与同学发生冲突，但没有过多的怨言。课后常独自绕操场走圈，上课铃响后，姗姗迈进教室；经常因为上课迟到受到老师的批评和罚站。上初中后，患儿的数学、语文和英语成绩很差，每次旷课回家经家人的批评，又可以勉强上学，但不能坚持，后来经常回家后就将自己关在屋里，不知做什么，也不和家人交流。

体格检查和神经系统检查无阳性发现。精神检查：患儿在父母陪同下步入诊室，意识清，仪容整，貌龄符。接触尚可，有问必答，但无主动性言语。部分词汇发音欠清晰，但可以听懂。未引出精神障碍症状。情绪平稳，注意力尚集中。整个交谈过程中，患儿的眼神很少直视医生。口算计算力较差，100减7不能顺畅进行。否认有心理障碍，没有求治愿望。韦氏智测：言语智商：84分，操作智商：90分，全量表智商：85分。孤独症行为量表（ABC）评分：72分。头颅CT结果：大枕大池透明隔间腔（先天性）。余辅助检查结果无阳性发现。

请分析：

1. 通过对患儿的护理评估，得出护理诊断。
2. 根据护理诊断/问题制订出患儿的护理措施。

（沈春玲）

第十四章

精神障碍患者的家庭护理及社区防治

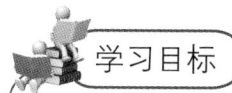 学习目标

识记
1. 描述社区精神卫生的相关概念及发展趋势。
2. 说出家庭治疗的目标及家庭干预的方法。

理解
1. 知道家庭护理的评估方法及护理措施。
2. 指导家属对精神障碍患者进行家庭管理。

运用
知道并发挥护士在社区精神卫生三级预防保健中的作用。

社区是人们生活的基本环境，是社区卫生服务的基本范围。我国目前多采用费孝通先生为社区拟定的定义，即社区是若干社会群体（家族、氏族）或社会组织（机关、团体）聚集在某一地域里形成的一个生活上相互关联的大集体。家庭是由两个或两个以上人员通过婚姻、血缘或收养关系组成的社会基本单位，家庭是社区的基本单位，也是社区护理的基本单位。社区和家庭影响着精神障碍患者个体的康复，每个家庭成员的个性、价值观、与患者的密切度以及家庭的功能、社区康复网络机构的建立和康复治疗的实施，对精神障碍患者生活质量的提高和重返社会尤为重要。

第一节 精神障碍患者的家庭治疗与护理

一、家庭治疗的原则与目标

家庭治疗是将家庭成员视作一个整体，成员之间是相互影响、互为联系的，家庭成员对患者的理解和支持，对改善其社会适应能力是非常有益的。精神障碍的家庭治疗主要是针对恢复期的患者，以家庭系统为单位进行治疗的一种方法，它涉及的内容包括维持治疗、健康教育、婚姻家庭等。家庭治疗以自助作为出发点，促进精神障碍患者和家庭成员之间互相产生正性的影响，以充分发挥家庭的功能，促使患者尽早康复并减少复发。凡是与患者家庭功能有关的人员均可以参加，医务人员担任指导和协调的角色，营造和谐的气氛，让患者和家庭成员能自由平和的进行情感上的直接交流，引导成员找出家庭存在的主要问题，并共同分

析讨论，找出问题原因和解决方法。家庭治疗目的在于使出院后的精神障碍患者能与家庭成员密切配合，增加服药依从性，减少疾病的复发率，尽快恢复家庭与社会功能。

（一）家庭治疗的原则

1．进行集体治疗，针对整个家庭成员纠正共有的心理问题。
2．使每个家庭成员了解家庭的病态情感结构，改善和整合家庭功能。
3．医务人员与患者和家庭照料者要保持密切联系和良好的医患关系。
4．实施家庭精神卫生健康教育，提高患者家庭支持系统的效应。
5．治疗中注意避免家庭成员间的争吵、抱怨和指责。

（二）家庭治疗的目标

1．家庭能够提供适宜情感氛围，适合患者的生活环境，为其安排规律的生活。
2．家属对疾病知识有所了解，能配合医护人员制订康复计划，并能负责实施。
3．家属了解药物治疗的相关知识，能督促患者坚持服药治疗，并且对常见药物副作用有所了解，能予以简单处理。
4．患者在家庭中能逐步恢复自我照顾的能力，包括能完成治疗计划，直至恢复正常的家庭角色。
5．患者的精神状态稳定，社会功能趋向正常。能正常参加学习、工作和社会活动。

二、家庭干预

精神障碍的发生与遗传及环境中的应激等因素有关。精神障碍出现后，如果对患者家庭进行早期干预，帮助家属处理好与患者的关系，增进相互了解与支持，可减少家庭应激的冲击及保护患者免受外来生活事件的影响。同时家庭行为训练和精神药物的作用，又可增进家庭和患者应付应激事件的技能，并提高患者的社会功能水平，从而减少复发和减轻社会功能障碍。因此，家庭干预要从住院精神障碍患者着手准备，即在患者住院前就开始对家庭进行心理教育等工作，出院后采取家庭成员预约到医院参加集会接受教育，或由医务人员定期家访进行干预性训练的方法，使其具有长期性的特点。

家庭干预注重疾病对家庭系统的影响，强调家庭参与治疗和齐心协力的重要性。家庭成员在整个干预过程中起着主要的支持性作用，通过对家属的教育、指导及支持可使患者获益。家庭干预的目标包括降低患者复发率，改善患者生活质量，减少家庭负担，提高家庭功能等。常见的方法包括心理健康教育，训练应对能力及解决家庭问题的技巧，改善交流及减少应激等。有条件时也可进一步为家庭创造有利的环境，帮助患者朝独立生活的方向迈进。家庭干预应针对家庭的特定需要，由家属与医护人员共同制订干预计划，并与药物治疗相结合。

三、家庭治疗的护理

家庭护理是以家庭系统为单位，把家庭看成一个整体，并在特殊环境中进行心理治疗及护理的过程。其具体做法是借助家庭内沟通与互动方式的改变，以护理人员为主体直接实施和指导，协助患者家属实施护理，以帮助患者能更好地适应其生存的空间。家庭护理是一种需要多学科护理间整合的专业服务，并且是在患者所居住的环境中为其提供护理服务。因此，家庭护理应解释为：对需要连续照顾的患者及其家庭，能在自己居家环境中得到连续性（定期）、综合性、专业性的健康照护服务。对精神障碍患者实施家庭护理是以家庭为照顾单位，以精神障碍患者为护理对象进行整体的、连续的及动态的护理，使患者和家庭达到最好的功能状态。

> **知识链接**
>
> ### 家庭干预与精神障碍患者的预后
>
> 精神障碍患者尤其是精神分裂症患者普遍存在来自外部环境的易受伤害性,其中来自于家庭成员的情绪气氛和行为表现对患者的预后有重要的影响,这方面最著名的研究课题当属家庭成员的情感表达(EE)研究,发现高EE家庭比低EE家庭的年复发率明显要高。家庭干预从降低家庭成员的EE着手,以各种有效措施进行干预介入,从而达到预防复发、恢复社会功能、减轻家庭负担以及提高整个家庭成员的生活质量,因此家庭干预也是一种家庭治疗。现代家庭干预的实施内容主要有:①疾病及治疗知识教育;②训练、改善患者的社交技能;③训练、改善患者和家庭成员的应对能力及化解问题的能力。其中对家庭成员的心理教育是干预措施的核心部分。我国自20世纪90年代开始在各地陆续开展此项研究工作,张明园等人的研究经过2年的随访,表明家庭心理教育的作用具有长期有效性,主要在于减少复发、提高药物维持治疗的依从性、改善患者的社会功能、提高家庭照料者的负荷能力以及减轻家庭的照料负担。

(一)精神障碍患者家庭护理的特点

1. 与家属共同合作照顾或治疗患者,帮助家庭成员面对患者,共同分担照顾的责任与压力。
2. 借助家庭内沟通与互动方式的改变,协助患者对其生存空间有更好地调适。
3. 避免因住院而导致其社会功能退化的情境,使患者在较舒适的环境中接受治疗和护理。
4. 为患者及家庭成员提供医疗信息和适当的医疗帮助。
5. 直接处理家庭危机。

(二)精神障碍患者家庭护理评估

精神障碍患者家庭评估包括患者自身和家庭系统两个方面。

1. 患者的评估

(1)患者的成长经历、人格及行为特征、家庭角色、与家庭其他成员的关系、在家庭结构中的位置等方面,以及患病后这些方面有何变化。

(2)总体状况:有无急性或慢性躯体疾病、精神障碍史、意识状况、用药情况、饮食、排泄、卫生、睡眠、活动以及生命体征情况。

(3)精神症状:认知、情感、意志活动和自知力等,包括阳性和阴性症状,尤其是阴性症状,如社会退缩、生活懒散、不修边幅、不讲卫生等要重点关注。

(4)其他:如患者的生活技能、心理社会功能、文化背景、职业角色、工作经历、娱乐活动、宗教信仰等。

2. 家庭的评估

(1)家庭基本功能:家庭文化背景与经济能力,如是否具备提供患者生存、成长、安全等生理、心理、社会功能方面基本需要的能力。

(2)家庭基本情况:每一个家庭成员在家庭中的角色、承担的责任和权力,家庭系统运转的规则和价值观等,能否向医护人员提供充足可靠的资料。

（3）家庭对患者疾病的认知：家庭成员对患者患病的态度和治疗信心，对精神障碍知识的了解程度，对病情的观察及预测病态行为的能力。

（4）其他：家庭病耻感的程度、家庭情感氛围、家庭成员精神健康水平、家庭社会支持系统等。

（三）精神障碍患者常见心理及行为问题

由于疾病症状造成患者社交、职业能力、家庭功能等方面的退化，且其外显的行为因疾病或药物副作用会让患者看起来和正常人不同，因而患者感觉对自己缺乏信心，容易出现无力感和无望感，无力感使患者的自尊度低，无望感则使患者更容易出现自杀的企图，且特别容易发生在情感心境障碍、精神分裂症和酒瘾等患者身上；患者由于缺乏动机和判断力欠佳，表现为生活懒散，经常出现个人卫生问题、礼仪与社交技巧不良；患者回到社区，家庭成员面对患者会遇到许多困难，未必有能力照顾患者，使得有些患者因中断服药或其他刺激而使疾病复发；另外，患者的暴力行为会干扰邻居或危害公共安全而出现犯罪，会使家庭和社区居民处于危险情境中。

（四）精神障碍患者家庭护理目标

1．家庭能提供适宜的生活环境及情感支持，符合患者康复的需要。

2．家庭掌握疾病及用药的知识，识别病情变化及学习药物不良反应。

3．家庭成员能协助患者制订和执行康复计划，逐渐恢复生活、职业、社会功能等能力，减少或控制患者的精神衰退。

（五）精神障碍患者家庭护理措施

1．**药物维持治疗的护理** 维持治疗是巩固疗效、防止复发的重要措施，有不少患者因不能坚持服药而导致病情加重或复发。做好药物维持治疗是护士在患者家庭护理中的重要内容之一。

（1）做好患者及家属的宣传工作，讲解维持治疗的重要性，帮助家属了解中断治疗的危险性，使他们能密切配合，坚持服药。

（2）指导家属妥善保管好药物，督促患者按时服药，对认为自己已痊愈而不需要再服药的患者，家属应耐心劝导。防止患者藏药、减药或停药，仔细观察患者有无以上迹象。

（3）指导家属及患者了解药物的作用与副作用，观察药物的不良反应。如发现患者有明显药物不良反应时应及时与社区医生、护士联系以采取适当措施。

2．**心理护理** 护士和家属与患者间建立良好的关系是做好家庭护理的基础。由于患者自身对疾病的认识以及社会对疾病的偏见，不少患者及家属承担过大的心理压力，甚至无法面对现实，这对患者的康复非常不利。因此，护士要帮助患者和家属进行必要的心理支持以克服其心理危机。注意帮助患者学习积极的应对技巧，指导患者改变其固有的认知模式。

（1）理解包容患者，满足患者的心理需求，以平等的态度关心鼓励患者，发掘其优点，提高自信心，减少负性情绪的发生，发挥其主观能动性。

（2）帮助患者及家属正确认识精神障碍，帮助找出疾病复发的诱因，消除或减少对病情的恐惧及错误认识。帮助患者认识到自身个性及性格中的缺陷，学会逐步改变认识事物和解决问题的方法。

（3）指导患者学习有效的心理应对机制，指导其如何对待社会的偏见，鼓励患者多与社会接触，正确认识自己，面对现实解决各种问题，帮助患者恢复原有的人际关系并发展新的人际关系。

3. 技能训练 由于疾病的因素加上抗精神障碍药物的镇静作用，精神障碍患者往往比较懒散，缺少运动，护士应鼓励家属对患者加强生活、社会交往、学习行为、职业等技能进行训练，训练前进行各项技能的评估并制订计划，按计划落实训练任务，对患者任务的完成予以鼓励和肯定等正性的强化。

(1) 生活技能训练：从易到难，循序渐进，持之以恒。帮助患者制订适宜的作息时间表，如按时起床、洗漱卫生、衣着整洁、整理床铺、清洁房间等，还可以让患者听音乐、看电视、阅读书报，做到起居有节，饮食如常，睡眠良好。

(2) 社会技能训练：慢性精神障碍患者由于疾病造成社会功能缺陷，导致患者社交及人际关系的技能障碍，护士可以通过组织患者进行角色扮演来帮助其找出人际关系交往的具体目标，适时示范人际关系处理技巧，训练患者较为灵活地处理生活中的各种问题。在人际交往训练中从简单的社交训练入手，教会患者怎样主动与朋友、同学、同事打招呼，怎样开始交流，包括交流时的体态、面部表情、语言语速等。

(3) 学习行为技能训练：精神障碍患者在社会功能下降的同时会出现学习技能的下降。主要表现为注意力不集中，不能较长时间关注一件事情，不能学习新知识、掌握新技能。训练的开始要求患者一是做事要有时间观念，二是要有一定的耐心，从低标准开始，逐渐增加难度。通过定期开办学习班的形式对患者进行培训，教授文化知识，如绘画、舞蹈等。

(4) 职业技能训练：适当地参与户外健身运动、集体活动及一般技能培训等，这样不仅使患者生活社交能力得以锻炼，还可以分散注意力，摆脱病态思维的制约。职业技能康复训练是减少精神残疾的一个重要内容，应根据患者原有职业的特点、兴趣爱好及目前状态，选择相应的职业技能培训。采取简单的劳动作业、工艺制作训练、就业前训练等多种形式的训练。

4. 健康教育 加强患者特别是患者家属的健康教育是家庭护理的重要内容，家庭的主要照料者必须理解精神障碍患者，熟悉精神障碍的相关知识，知晓照顾要点。精神障碍患者监护人要知晓自己承担的法律责任。

(1) 为家属举办专题讲座或系统培训，使他们正确认识精神障碍，正确对待精神障碍患者，了解精神障碍治疗和护理的注意事项。

(2) 告诉家属维持治疗的目的是巩固已达到的疗效和减少病情复发的机会，患者必须按时门诊复查，如出现自行停药或拒服药、失眠、情绪不稳等应及时到医院就医。

(3) 家属能识别抗精神障碍药物常见的药物不良反应，如过敏反应、白细胞下降、直立性低血压、肌张力障碍等。

(4) 做好精神卫生及心理卫生的咨询指导，如恋爱、婚姻、家庭药物、责任能力等，利用一切可利用的资源，进一步锻炼和恢复患者的生活与社会角色功能，避免应激事件的刺激。

5. 安全护理 让家属学会观察病情，对患者病情心中有数，观察患者有无异常的言语和行为表现，识别早期复发的先兆，密切与护士联系。由于患者受精神症状的影响，一旦出现某些症状时，易发生意外事件，必须及时采取有效措施加以防范并及时送医院治疗。对存在攻击和暴力倾向的患者，要注意了解产生的可能原因，不可对患者表现出急躁和嘲笑，避免对患者做出不适宜的态度和行为，以免激怒患者。对可能被攻击的家属，采取适当回避措施，一旦发生意外，家属应冷静处理，立即使用可以依赖的求助方式，必要时报警求助。平时将家中可作为凶器的物品收藏好，各种物品妥善保管以避免不安全因素；对有自杀、自伤倾向的患者，积极提供心理支持，鼓励患者表达情绪，采取积极的态度应对问题，帮助患者寻找解决问题的方法，时刻监护不能疏忽。

> **知识链接**
>
> **家庭教育对精神障碍患者的影响**
>
> 在世界卫生组织支持下，上海、杭州、济南、沈阳、苏州五个城市从1991年起联合对精神分裂症患者家属进行为期一年的以疾病知识教育为重点的集体教育研究（简称"家庭教育"）。采取集体讲课与讨论，分次向患者家属介绍精神障碍的知识，精神症状的识别，应对病态行为的表现、药物治疗的重要性、副作用及处理、维持治疗的重要性、疾病复发的征象以及家庭气氛与精神健康的关系，如何做好家庭监护与为患者创造良好的康复环境等。研究结果表明：家属接受教育组的患者与对照组比较，复发率下降，住院率减少，社会功能缺损度减轻的情况均好得多，差别均有显著性。同时说明家庭教育对患者家属也有良好的作用，有利于家庭成员间情感的疏解，在相互交流中取得帮助并得到彼此各种形式的支持。

第二节 社区精神卫生护理

一、社区精神卫生工作特点

社区卫生工作是以社区为基础的、以居民健康管理为主导的综合服务，集预防、保健、诊疗、护理、康复、健康教育六位一体。社区精神卫生工作是临床精神病学与公共卫生学的结合。做好社区精神卫生工作，必须争取社会支持，动员社会力量，并配合有关部门共同协作。社区精神卫生工作的特点有：

（一）面向全社区人群，实行全民精神卫生服务

精神卫生保健机构设在各城、乡社区中，便于患者就近就医。尤其对一些拒绝就医的患者，更提供了方便条件，对尚未形成精神障碍的心理、情绪障碍者，也能及时给予咨询指导。

（二）连续性和全面的服务功能

与过去的单纯住院治疗不同，社区精神卫生保健对每一个患者可以做到连续性服务。如对精神分裂症患者，可以早期发现并给予门诊治疗，疾病严重时可住院或在日间治疗中心或设立家庭病床开展系统药物治疗。急性期症状控制后，可在社区门诊继续维持治疗。病情缓解者可到工疗站进行社会劳动康复，还可以受到居委会监护网的照顾。

（三）根据社区患者需要开展多种服务

社区内可以根据患者需要设置多种类别的服务项目，如少年儿童行为指导，老年精神卫生保健，心理生理疾病的联络会诊，神经症和精神障碍诊治，指导慢性精神分裂症的康复，精神发育迟滞的特殊教育训练，情感障碍的危机干预等。

（四）组织多部门的协调工作

做好社区精神卫生工作需与其他卫生、教育、民政、残联和劳动部门密切配合。精神分裂症患者的康复则需要医护人员给予职业训练、安排复工和就业等一系列工作。儿童精神卫生则离不开教育、心理、家庭、社会各方面工作的共同努力方可取得效果。

（五）争取社会支持做好社区精神卫生工作

争取各级政府、各有关部门的支持，如公安、民政、残联、教育、劳动、经委、计委以及财政等部门的支持。还要动员患者家属、邻居、单位、街道以及基层保健组织、福利机构、人民团体如妇联、康复中心等的热心参与，形成一个致密的网络，才能使有限的人力和资源发挥最大的效益。

二、社区精神卫生护理的有关概念

社区护理是将公共卫生学及护理学理论相结合，用以促进和维护社区人群健康的一门综合学科。社区精神卫生的重要任务之一是对精神障碍者采取康复措施。其康复的目的有：预防精神残疾的发生或尽量减轻精神残疾。提高精神残疾者的社会适应能力，同时也减少其对社会的不良影响。恢复精神障碍患者的劳动能力，使其尚存的各种生活工作技能得以充分发挥。

社区精神卫生护理是应用社会精神病学、护理学和其他行为科学的理论、技术和方法，在社区范围内开展精神障碍的预防护理，促进患者的康复，提高患者的社会适应能力，并维护该社区人群的心理健康，减少心理及行为问题的发生。

社区精神卫生护理是今后精神科护理的一个主要方向。其实践范畴不限于某一特别的年龄群或某一疾病，而是提供连续的、动态的、全科性质的服务，它的主要职责是将人群视为一个整体，通过健康促进，健康维护，健康教育等连续性照顾方式，直接对社区内个体、家庭和群体进行护理，达到全面健康。它不仅关注个人的精神健康和安宁，同时也涵盖整个社区群体的精神健康，即为出院后精神障碍患者提供连续的康复护理，参与家庭干预，以达到预防精神残疾的发生或减轻精神残疾的程度、提高社会适应能力、恢复劳动能力的目标。同时，护士也对所在辖区的全体居民提供全方位的精神卫生保健专业服务，如社区精神卫生相关评定和心理健康教育等，以提高整个社区居民的生活质量和身心健康水平。

因此，社区精神卫生护理是一种有组织的社会力量，为个人、家庭、社会提供精神卫生服务。社区精神卫生护理具有以下特点：①康复护理是贯穿于整个过程的护理服务；②防治结合与健康教育为一体的护理服务；③单位、社会及家庭等各种资源共同参与的系统、持续、全方位的护理服务。

三、社区精神卫生现状及发展趋势

（一）社区精神卫生服务现状

我国正处于社会转型期，社会经济体制改革日益深入，社会竞争不断加剧。一方面，劳动力的重新组合、人口和家庭结构的变化、就业问题以及价值观念的转变，导致了各种心理应激因素急剧增加，公众的精神障碍和心理行为问题增多，精神障碍在我国疾病总负担中名列前位，精神卫生问题已成为重大公共卫生问题和突出的社会问题。精神障碍专科医院床位数、精神科医生及护士远不能满足患者的住院需求，而长期住院也会造成患者的精神衰退和家庭负担等问题。因此，只有发展社区精神卫生工作，才能让患者重返社会，降低精神障碍发病率，提高患者生活质量，减轻社会和家庭的负担。

我国社区精神卫生服务是20世纪50年代后期逐渐兴起的，核心思想是将服务重点从传统的精神病院内治疗转向以社区为基础的康复治疗，当时的"南京模式"在全国推广。60年代末70年代初开始在城乡建立了精神病三级防治网，半个多世纪以来，至今已初步形成有我国自身特色的三类模式，即以上海为代表的城市模式，以北京海淀区为代表的社区模式，以山东烟台为代表的农村模式。本世纪起，上海、北京、杭州、无锡、武汉等城市相继颁布了精神卫生条例，这些地区的精神卫生社区防治工作得到进一步发展，但全国范围内由于地区间精神卫生服务资源短缺且分布不均，精神障碍预防和康复服务不足，精神卫生工作发展不平衡，包括社会对精神障碍患者存在着偏见和歧视，社区精神卫生工作需要采取有力措施才能得以解决。2013年5月1日《中华人民共和国精神卫生法》正式实施，规范了社区精神卫生服务的内容，明确了政府部门承担的职责，充分维护了精神障碍患者的权利，为社区精神障碍患者的治疗和康复提供了法律保障。

知识链接

《精神卫生法》与社区相关条例（部分摘录）

第七条　县级以上人民政府领导精神卫生工作，将其纳入国民经济和社会发展规划，建设和完善精神障碍的预防、治疗和康复服务体系，建立健全精神卫生工作协调机制和工作责任制，对有关部门承担的精神卫生工作进行考核、监督。

第五十四条　社区康复机构应当为需要康复的精神障碍患者提供场所和条件，对患者进行生活自理能力和社会适应能力等方面的康复训练。

第五十五条　医疗机构应当为在家居住的严重精神障碍患者提供精神科基本药物维持治疗，并为社区康复机构提供有关精神障碍康复的技术指导和支持。社区卫生服务机构、乡镇卫生院、村卫生室应当建立严重精神障碍患者的健康档案，对在家居住的严重精神障碍患者进行定期随访，指导患者服药和开展康复训练，并对患者的监护人进行精神卫生知识和看护知识的培训。县级人民政府卫生行政部门应当为社区卫生服务机构、乡镇卫生院、村卫生室开展上述工作给予指导和培训。

第五十七条　残疾人组织或者残疾人康复机构应当根据精神障碍患者康复的需要，组织患者参加康复活动。

第六十一条　省、自治区、直辖市人民政府根据本行政区域的实际情况，统筹规划，整合资源，建设和完善精神卫生服务体系，加强精神障碍预防、治疗和康复服务能力建设。县级人民政府根据本行政区域的实际情况，统筹规划，建立精神障碍患者社区康复机构。

（二）社区精神卫生发展趋势

据中国疾病预防控制中心2009年初公布的数据显示，我国各类精神障碍患者人数在1亿人以上，除各类重性精神障碍患者外，成年人的物质滥用问题，未成年人的情绪和行为问题，老年人的认知障碍问题，妇女、受灾群体等人群特有的各类精神和行为问题等也日趋普遍，精神疾患在我国疾病总负担的排名中居首位，精神障碍患者社会肇事也时有发生。《精神卫生法》中大量的内容规定精神障碍以预防及康复为主，多项条目规定了政府部门对社区精神卫生的建设要求。实际上，从2001年召开的"第三次全国精神卫生工作会议"到《精神卫生法》的出台，各地区、各有关部门认真贯彻落实《关于进一步加强精神卫生工作的指导意见》《中国精神卫生工作规划（2002-2010年）》和《中国精神卫生工作规划（2012-2015年）》，遵循"预防为主、防治结合、重点干预、广泛覆盖、依法管理"的原则，精神障碍防治工作取得了明显进展，精神卫生服务能力逐步提高，全国精神卫生防治体系和服务网络初步建立，但目前开展的社区精神卫生的工作仍远不能满足社区居民的需求。调查显示，有半数以上的精神障碍患者家属希望开展社区及家庭护理，患者对精神康复的需求则主要集中在电话随访、日间康复训练、社区医疗护理服务及上门访谈几个方面。现阶段我国社区精神卫生工作任务艰巨，今后的发展包括以下几个方面：

1. 进一步建立健全精神卫生防治体系和服务网络。推广"病重治疗进医院、康复管理回社区"的服务理念，建立医院治疗与社区康复衔接机制，保障重性精神障碍患者管理治疗服务的连续性。

2. 提高社区居民精神卫生知识知晓率。开展心理健康教育，普及常见精神障碍和常见心理行为问题的知识，提高自我心理调节能力，减少或消除社区居民对精神障碍患者的偏见。

3. 完善精神障碍者社区康复管理服务。建立社区康复机构，加强医院对基层医疗卫生机构和社区康复机构指导，为精神障碍患者提供生活照料、功能训练、技能培训等康复服务。

4. 促进常见精神障碍识别和治疗。对综合性医院、社区卫生服务中心、乡镇卫生院相关人员进行培训，提高其对重性精神障碍患者的早期识别、有效处理。

5. 开展重点人群心理行为问题干预。将突发公共事件应急心理援助工作纳入应急救援工作内容，制订突发公共事件心理援助应急预案。

知识链接

社区精神卫生服务

发达国家社区精神障碍患者很受重视，患者出院后在社区能够得到照料。法国社区精神卫生采用"分区化"服务模式，即由政府提供资金，精神病院提供人力和技术资源，采取以科室为单位，按地理位置分片负责，每7万人就拥有一个精神障碍患者康复社区，既满足了社区精神卫生的需求，又保证了精神病院在精神卫生服务中的主导和技术优势。在意大利，精神障碍患者住院一周便回到社区，由社区专业人员继续进行监护和照料。

我国香港地区社区精神卫生服务是一个全方位、由多个机构共同提供社区康复网络，服务体系主要由医管局、社会福利机构、非政府机构组成。医管局主要提供门诊、住院、精神科日间医院，社区精神科服务，联络会诊服务；社会福利机构主要提供医管局医院内的医疗社工、基于社区的综合家庭服务及社工服务；非政府机构主要提供中途宿舍或支持宿舍、庇护工厂、培训和活动中心、支持性就业计划、社区精神卫生网络或社交会所等。开设有专门聘用康复期精神障碍患者的农场、商业摊位，政府聘用康复师及社会工作者对他们进行专业康复指导，包括自我照顾训练、康复活动、职业治疗、家庭心理辅导等。

四、社区精神卫生护理工作的范围

社区精神卫生护理工作是一项主动的、综合的护理服务,是面向所有社区人群开展全方位的精神卫生服务。随着精神卫生的发展,社区精神卫生护理需求及范围在不断扩大。从精神障碍的预防到保健,从精神障碍的治疗到康复,护士在门诊、转诊、家庭访视、功能训练、健康教育、患者管理等方面均承担着重要的任务,而贯穿所有工作范围中的,也是最重要的是做好精神障碍的预防工作。

（一）一级预防中精神卫生护理工作的对象及内容

一级预防（病因学预防）,即在患者生病前采取措施,从病因上防止精神健康问题的发生。此阶段的工作特点是重视精神卫生保健知识的宣传和普及,如护士向老年退休人员宣传退休生活的心理调节,向家长介绍儿童心理健康知识,预防成年人因各种生活压力而出现的心理障碍甚至精神障碍等。目标是预防精神障碍的发生,促进心理健康的发展。对象是社区中精神及心理健康者,即精神障碍、心理问题发生前的人群。此阶段是在发病前采取全面性预防措施。

1. 增进精神健康的保健工作　把预防、保健、诊疗、护理、康复、健康教育"六位一体"融入社区精神卫生医护工作中,做好家庭访视和定期体检工作,大力宣传重视精神健康、保持稳定情绪的重要意义,提高社区居民的自我精神健康保健能力。

2. 健康教育及心理咨询　注意心理卫生教育,培养个体的应变及适应能力,加强各生理阶段的精神卫生指导,配合开展各年龄阶段的精神卫生、心理咨询门诊,如家庭咨询、青少年心理咨询、婚姻咨询等。提倡适当工作、运动及娱乐活动相结合。

3. 特殊防护和预防工作　开展疾病监测、预防接种,减少因心理因素而导致的疾病,提高个体及家庭成员处理问题的能力,帮助家庭保持和谐,增进其社会支持系统,保护高危人群,预防压力与意外事件。

（二）二级预防中精神卫生护理工作的对象及内容

二级预防（发病前期或发病期）,即早发现、早诊断、早处理精神卫生健康问题,阻断精神障碍的发展。此期社区精神科护理工作特点是照护处于精神障碍中的高危人群和处于精神症状急性期的患者,如因酗酒、吸毒、失恋、失业、离婚等问题引起的心理和行为障碍,对已患有精神障碍的人群应定期随访,及时给予护理上的指导与帮助。目标是通过检查早发现、早诊断、早治疗及护理,避免精神障碍进一步发展。对象是精神健康危害发生前期的高危人群及发病期患者。此阶段需采取措施防止疾病进一步发展。

1. 定期对社区居民进行精神健康调查　通过社区居民的自我精神健康评估、医务人员评估、家庭访视和提供咨询等护理活动发现精神障碍人群,收集影响精神健康的危险因素。

2. 重点照护精神障碍患者　社区护士要根据患者的症状严重程度联系会诊及转诊,指导患者及时就诊,明确诊断,并给予及时的治疗护理。患者返回家庭及社区后指导坚持合理的用药,提高患者的服药依从性。

3. 对精神障碍患者家庭的指导　教会家庭成员观察患者病情变化和药物副作用,预防暴力行为等意外事件。关注家庭成员尤其是照顾者的心理健康,帮助他们应对不良情绪。

（三）三级预防中精神卫生护理工作的对象及内容

三级预防（残障期）,对患者疾病后期的危机干预是防止疾病恶化、防止残疾出现的专期照护,是对精神障碍患者的连续性护理活动。如对表现为阴性症状为主的精神分裂症患

者，此类患者情感淡漠、思维贫乏、意志减退、社会适应能力较差，一般在家中接受维持治疗及康复，社区护士需要定期进行电话或家属访谈，督促患者服药，鼓励患者在力所能及的情况下参与家务劳动，适当地接触社会以延缓患者的精神衰退；而对于临床痊愈的社区患者，护士应鼓励他们坚持治疗，提高其对服药的依从性，督促他们定期复查，努力营造一个医院、社区、家庭间具有统一性、连续性的医疗服务网。此阶段目标是帮助患者最大限度地减少残障和恢复社会功能，协助患者减轻痛苦，提高患者的生活质量。对象是发病后期、慢性及康复期的患者。此阶段是在发病后为预防疾病恶化和慢性化而提供的措施。

1. 巩固治疗防止疾病恶化　定期家庭访视，与精神障碍患者探讨坚持服药的重要性，指导康复期及慢性期的患者坚持治疗，督促患者按时按量服药，给患者以心理上的支持，使患者情绪稳定，增加治疗信心，配合治疗。

2. 康复治疗防止病残　为尽可能防止或减轻病残发生，预防疾病复发，必须对患者进行各种康复训练，如建立各种工娱治疗站、作业站、职业技能训练站等，同时进行精神健康教育、精神障碍咨询等，使患者早日恢复家庭生活和回归社会，发挥其最大潜能。通过训练帮助患者自我识别症状及自我管理药物，促进患者及家人、社区成员间建立彼此相互关心、帮助的和谐人际关系，同时增设健康教育、精神康复、疾病咨询等服务内容。

3. 做好精神障碍的管理工作　协助家庭成员调整出院患者的生活环境，制订生活计划，努力解决患者的心理健康问题，适当地帮助患者解决有关的家庭问题。建立、管理好患者的病案信息资料，参与社区的精神障碍康复工程建设与管理，如建立康复之家、患者公寓等，制定出相关制度，管理好这些机构，帮助患者创造良好的休养环境，减轻社会、医院及家庭的负担。

知识链接

精神科居家护理

居家护理由美国健康和人类服务团体部门提出，其定义是：在病患和家属的居所提供持续完整的健康照顾服务。目的是为了促进、维持个案的健康，以达到最大的独立性，最小的失能状态，包括临终关怀。Barry（1996年）提出精神科居家护理应运用的理论包括危机处置、欧伦自我照顾理论和认知行为治疗。居家护理自20世纪70年代末得到快速发展，我国台湾地区自20世纪80年代末开展精神科居家治疗和护理业务，90年代中期居家治疗和护理费用从政府保健中支出。居家护理师一般由医院内精神科病区资深护理人员担任，与居家治疗小组的其他成员（医师、心理师等）定期讨论病情和治疗护理方案，按照一定的工作流程进行收案和结案。有多项研究显示：精神科居家护理可以降低家属的压力，降低患者的再住院率和住院天数，对于控制慢性精神障碍患者的再复发卓有成效。

五、护理人员在社区精神卫生护理中的角色与功能

社区护理的工作范围和社区护士的职责决定了社区护士在社区精神卫生护理服务中扮演多种角色，发挥着多重作用，我国也越来越重视社区精神卫生的建设和精神障碍患者的康复。精神障碍患者的治疗与康复并重，已得到政府、社会和医院的一致认可，精神障碍患者出院后的延伸护理也在积极探索中。精神障碍患者更多的机会是在社区，社区的精神卫生护理人员最主要的作用是帮助患者在社区中维持最好的功能状态和独立生活的能力，具体来说，社区精神卫生护士应发挥以下角色和功能作用。

（一）照顾者

社区护士在精神卫生护理中的基本角色是为精神障碍患者提供护理服务，给予辖区内的精神障碍患者心身照顾，满足其基本需求。参与家庭访视，对患者及其家庭提供直接的护理。而这些直接的护理照顾就要求社区护士具备精神科护理专业知识和技能。

（二）卫生保健者

社区护理的中心是健康而不是疾病。社区精神卫生护理的首要任务是帮助社区居民避免有害因素，预防精神障碍，维持及提高居民的心理健康水平。护士通过社区调查，及时发现致病因素，早期发现社区的心理困扰者，以早期采取干预措施。

（三）健康咨询者与教育者

社区的护理服务对象具有较好的接受健康教育的能力，护士要扮演教育者和咨询者的角色，以使人们更多地了解维护自身健康的知识。给予患者及家属健康教育指导，掌握预防疾病发生或复发的知识，努力消除病耻感，帮助社区居民理解并正确对待精神障碍患者。

（四）协调者与合作者

社区精神卫生服务是一种由临床医生、护士、康复治疗师、心理医生、药剂师、防保人员等组成的团队。社区护士需与医生和其他的卫生保健人员、民警、居委会等合作，做好社区的精神卫生保健工作。除执行医嘱和有关治疗外，还要针对患者的各种危机进行干预，协助患者利用社区资源，创造有利于患者的社区治疗环境。

（五）组织者与管理者

社区护士要参与制定比较完善的社区医疗、护理、管理内容及相关制度，参与工作计划的拟定和执行，负责定期组织精神障碍患者及家属参与精神卫生的各种活动，将工作中所获得的患者和社区信息进行分析，以便在今后的工作中进行持续地护理质量改进。

（六）观察者与研究者

社区护士需要具有敏锐的观察能力，以发现疾病的早期症状、复发先兆、家庭和社区中威胁患者精神健康的因素。同时社区护士还应参与或主持有关社区精神卫生的管理、精神障碍患者的康复等方面的研究，以促进社区精神卫生的发展。

总之，社区精神卫生护士的角色和功能是多方面的，为了更好地发挥角色功能作用，要求社区精神卫生护士除掌握社区护理学和精神科临床护理知识外，还应具备心理学、预防医学等相关学科的知识和技能，了解流行病学、伦理学等学科知识，具有敏锐的观察力和娴熟的沟通能力，才能与其他社区工作人员密切配合，给精神障碍患者及家属提供更满意的服务。

第十四章 精神障碍患者的家庭护理及社区防治

小结	1. 精神障碍的家庭治疗主要是针对恢复期的患者，以家庭系统为单位进行治疗的一种方法，包括维持治疗、健康教育、婚姻家庭咨询等方面；家庭治疗的目标在于让家属对疾病及药物治疗相关知识有所了解，患者在家庭中能逐步恢复自我照顾的能力和正常的学习、工作和社会活动能力；家庭干预常见的方法包括心理健康教育，训练应对能力，解决家庭问题的技巧，改善交流及减少应激等；家庭护理评估包括患者自身和家庭系统两个方面，家庭护理措施主要是药物维持治疗的护理、心理护理、技能训练、健康教育、安全护理等。 2. 社区精神卫生服务是以社区为基础的，以居民精神健康管理为主导的综合服务，其主要任务是预防精神障碍和减轻精神残疾，随着全国精神卫生防治体系和服务网络的初步建立，精神卫生的服务重点将从传统的精神病院内治疗转向以社区为基础的康复治疗，社区精神卫生护理是今后精神科护理的一个重要方向。护士在社区精神卫生三级预防保健中根据工作的对象及内容，将充分发挥其角色和功能作用。

 思考题

一对年迈的父母胆战心惊地到某社区卫生中心求助，希望帮助其患有精神障碍的儿子：李某，男性，50岁，未婚，初中文化，患有"精神分裂症"28年，曾在精神病院住院十余次。李某原在某单位当工人，现病退在家，与七十余岁的父母共同居住，既往在一次与父母的冲突中将父亲殴打致锁骨骨折。上个月刚出院回家，回家后很少与父母沟通交流，常独自一人关在房间不出门，也不让父母进房间，房间凌乱不堪。李某生活懒散，从不做任何家务，出院后十余天在父母反复督促下才勉强洗了一次澡。上周开始无故离家出走9天，今天回来时蓬头垢面，父母过问就大发雷霆，并拿着菜刀扬言要杀死父母。患者平时服药没有规律，称自己出院了，就说明自己的病已经好了，吃不吃药是自己的事，药物也不让父母保管。三餐进食没有规律，晚上睡觉很晚，早晨不起，一天睡10小时以上。

请分析：
1. 对该患者出现的家庭暴力你该怎么办？
2. 从哪几个方面对患者及其家庭进行评估？
3. 从三级预防的角度应给予患者哪些护理措施？
4. 应对患者父母进行哪些方面的健康教育？

（陶筱琴）

中英文专业词汇索引

A

阿尔茨海默病（Alzheimer's disease，AD） 136

B

暴力（violence） 73
被动服从（automatic obedience） 31
被动攻击性人格障碍（passive and vilify personality disorder） 205
被动性人格障碍（passive personality disorder） 205
被动性违拗症（passive negativism） 31
被洞悉感（experience of being revealed） 23
被害妄想（delusion of persecution） 21
表演型人格障碍（histronic personality disorder） 203
病理性激情（pathological affect） 29
病理性赘述（circumstantiality） 20
病理性醉酒（pathololgical intoxication） 156

C

痴呆（dementia） 26
持续语言（perseveration） 20
冲动型人格障碍（impulsive personality disorder） 202
抽动障碍（tic disorder） 241
重复与刻板动作（stereotyped movement） 31
重复语言（palilalia） 20
创伤后应激障碍（post-traumatic stress disorder，PTSD） 171
脆性X染色体综合征（fragile X syndrome） 228
错构症（paramnesia） 25
错觉（illusion） 17

D

癫痫性痴呆（epileptic dementia） 144
癫痫性人格障碍（epileptic personality disorder） 144
定向力（orientation） 26
短暂性抽动障碍（transient tic disorder） 242
多重人格（multiple personality） 33

E

恶劣心境（dysthymia） 115
儿童孤独症（autism） 233

F

反社会型人格障碍（antisocial personality disorder） 202
非真实感（derealization） 33
分离（转换）障碍（the separation of conversion disorder） 181
分裂样人格障碍（schizoid personality disorder） 200
复发（relapse） 151

G

感觉（sensation） 17
感觉倒错（paraesthesia） 17
感觉过敏（hyperesthesia） 17
感觉减退（hypoesthesia） 17
感觉缺失（anesthesia） 17
感知综合障碍（psychosensory disturbance） 18
个性（character） 197
公正（justice） 8
关系妄想（delusion of reference） 22

H

环性心境障碍（cyclothymia） 111, 115
幻触（tactile hallucination） 18
幻觉（hallucination） 17
幻视（visual hallucination） 18
幻听（auditory hallucination） 18
幻味（gustatory hallucination） 18

幻嗅（olfactory hallucination） 18
昏迷（coma） 32
昏睡（sopor） 32

J

激情（intense emotion） 28
急性脑病综合征（acute brain syndrome） 131
急性应激障碍（acute stress disorder，ASD） 170
嫉妒妄想（delusion of jealousy） 22
记忆（memory） 24
记忆减退（hypomnesia） 24
记忆增强（hypermnesia） 24
缄默症（mutism） 31
交替人格（alternating personality） 33
焦虑（anxiety） 28
焦虑型人格障碍（anxious personality disorder） 204
焦虑症（anxiety） 177
戒断综合征（withdrawal syndrome） 150
戒酒匿名会（Alcoholic Anonymous，AA） 159
界限性遗忘（circumscribed amnesia） 25
进食障碍（eating disorder） 213
惊恐发作（panic attack） 28
精神病学（psychiatry） 1
精神发育迟滞（mental retardation） 26, 227
精神分裂症（schizophrenia） 97
精神分裂症样状态（schizophrenia-like psychoses） 144
精神活性物质（psychoactive substances） 150
精神疾病（mental illness） 2
精神健康（mental health） 2
精神科护理学（nursing of psychology） 3
精神卫生学（mental health） 2
精神性发作（psychic seizure） 143
精神医学（psychological medicine） 2
精神运动性兴奋（psychomotor excitement） 30
精神运动性抑制（psychomotor inhibition） 30
精神障碍（mental disorder） 2
酒精戒断综合征（alcohol withdrawal syndrome） 157
酒精所致痴呆症（alcoholic dementia） 158
酒精所致幻觉症（alcoholic hallucinosis） 157
酒精所致嫉妒症（alcoholic delusion of jealousy） 157
酒精所致遗忘（alcohol-induced amnesia） 156

酒精依赖（alcohol dependence） 157
旧事如新症（jamais vu） 25

K

柯萨可夫综合征（korsakoff syndrome） 158
可乐定（clonidine） 155
克雅氏病（Creutzfeldt Jkcob Disease，CJD） 137
刻板语言（stereotyped speech） 20
恐惧（phobia） 28
恐惧症（phobia） 180
库鲁氏病（Kuru） 137
夸大妄想（grandiose delusion） 22

L

逻辑倒错性思维（paralogism thinking） 21

M

慢性运动或发声抽动障碍（chronic motor or vocal tic disorder） 242
矛盾情感（ambivalence） 29
矛盾意向（ambivalence） 30
朦胧状态（twilight state） 32
梦样状态（oneiroid state） 33
梦游症（somnambulism） 32
模仿症状（echo symptom） 31
木僵（stupor） 30, 94

N

耐受性（tolerance） 150
脑器质性精神障碍（organic mental disorder） 130
内感性不适（senestopathia） 17
逆行性遗忘（retrograde amnesia） 25

P

偏执型人格障碍（paranoid personality disorder） 201

Q

强迫动作（compulsive act） 31
强迫观念（obsessive idea） 23
强迫型人格障碍（obsessive-compulsive personality disorder） 204
强迫症（obsessive-compulsive disorder） 179
强制性哭笑（forced crying and laughing） 29

强制性觅药行为（compulsive drug seeking behavior） 150
强制性思维（forced thinking） 20
情感（affection） 27
情感淡漠（apathy） 29
情感倒错（parathymia） 29
情感低落（depression） 28
情感高涨（elation） 28
情感性精神障碍（affective disorder） 111
躯体化障碍（somatoform disorders） 184
躯体疾病所致精神障碍（mental disorders due to systematic disease） 145
躯体形式的疼痛障碍（somatoform pain disorder） 185
躯体形式障碍（somatoform disorders） 184

R

人格（personality） 197
人格解体（dispersonalization） 33
人格障碍（personality disorder） 197
人格转换（transformation of personality） 33

S

神经衰弱（neurasthenia） 187
神经性贪食症（bulimia nervosa） 216
神经性厌食症（anorexia nervosa） 215
神经症（neurosis） 169, 177
神游症（fugue） 32, 144
失眠症（insomnia） 220
视物变形症（matamorphopsia） 18
视物显大症（macropsia） 18
视物显小症（micropsia） 18
适应性障碍（adjustment disorders） 171
嗜睡（drowsiness） 32
嗜睡症（hypersomnia） 221
双相障碍（bipolar disorder，BPD） 114
双重人格（dual personality） 33
睡眠障碍（sleep disorder） 220
睡行症（sleep-walking） 144
顺行性遗忘（anterograde amnesia） 25
思维（thinking） 19
思维被广播（thought broadcasting） 20
思维奔逸（flight of thought） 19
思维不连贯（incoherence of thought） 20
思维插入（thought insertion） 20

思维迟缓（inhibition of thought） 19
思维扩散（diffusion of thought） 20
思维联想障碍（association disturbance） 19
思维贫乏（poverty of thought） 19
思维破裂（splitting of thought） 19
思维散漫（looseness of thought） 19
思维阻滞（blocking of thought） 20
似曾相识症（déjà vu） 25

T

唐氏综合征（Down's syndrome） 228
吞食异物（swallow eyewinker） 92
脱毒（detoxification） 154

W

物理影响妄想（delusion of physical influence） 22
妄想（delusion） 21
韦尼克脑病（wernicke encephalopathy） 158
违拗症（negativism） 31
未分化躯体形式障碍（undifferentiated somatoform disorder） 185

X

先天性睾丸发育不全（Klinefelter's syndrome） 228
先天性卵巢发育不全（Turner's syndrome） 228
象征性思维（symbolic thinking） 21
心境（mood） 28
心境障碍（mood disorder） 111
心理因素相关生理障碍（physiological disorders related to psychological factors） 213
欣快（euphoria） 28
性变态（sexual deviaiion） 210
性心理障碍（psychosexua disordcr） 210
虚构症（confabulation） 25
虚无妄想（delusion of negation） 23
血管性痴呆（vascular dementia，VD） 140

Y

噎食（choke a food） 88
依赖型人格障碍（dependent personality disorder） 204

遗忘（amnesia） 25
遗忘综合征（amnestic syndrome） 132
疑病妄想（hypochondriacal delusion） 23
疑病性神经症（hypochondriacal neurosis） 185
疑病症（hypochondriasis） 185
抑郁发作（depressive episode） 113
易激惹（irritability） 28
意识（consciousness） 31
意识混浊（confusion） 32
意向倒错（parabulia） 30
意志（will） 29
意志减弱（hypobulia） 29
意志缺乏（abulia） 30
意志增强（hyperbulia） 29
癔症（Hysteria） 181
应激（stress） 169
应激相关障碍（stress related disorder） 169
有益（beneficence） 8
语词新作（neologism） 21

Z

躁狂发作（manic episode） 112
谵妄（delirium） 131
震颤谵妄（delirlium tremens） 157
知觉（perception） 17
知情同意（informed consent） 8
智能（intelligence） 25
智商（intelligence quotient，IQ） 26, 228
钟情妄想（delusion of love） 22
周围环境意识（milieu consciousness） 31
主动性违拗症（active negativism） 31
注意（attention） 23
注意涣散（aprosexia） 24
注意减退（hypoprosexia） 24
注意缺陷与多动障碍（attention deficit and hyperactive disorder，ADHD） 236
注意狭窄（narrowing of attention） 24
注意增强（hyperprosexia） 24
注意转移（transference of attention） 24
自动症（automatism） 143
自杀（suicide） 79
自我意识（self-consciousness） 31
自知力（insight） 27
走动性自动症（ambulatory automatism） 32
罪恶妄想（delusion of guilt） 23
尊重（respect） 8

主要参考文献

1. 蔡文智．精神科护理学．南京：江苏科学技术出版社，2011．
2. 曹新妹．精神科护理学．北京：人民卫生出版社，2009．
3. 郭争鸣．心理与精神护理．北京：高等教育出版社，2011．
4. 郭延庆．精神障碍护理学．2版．长沙：湖南科学技术出版社，2009．
5. 郝伟．酒精相关障碍的诊断与治疗指南．北京：人民卫生出版社，2014．
6. 郝伟．精神病学．7版．北京：人民卫生出版社，2013．
7. 雷慧．精神科护理学．3版．北京：人民卫生出版社，2014．
8. 鹿瑞云．精神科护理学．北京：北京大学医学出版社，2013．
9. 刘杏元．精神科护理学．9版．台北：高立图书有限公司，2012．
10. 刘哲宁．精神科护理学．3版．北京：人民卫生出版社，2012．
11. 马凤杰．精神科护理学．北京：人民卫生出版社，2010．
12. 毛富强．精神科护理学．北京：人民军医出版社，2007．
13. 粟克清．精神科暴力管理技能与技巧培训手册．北京：人民卫生出版社，2012．
14. 孙萍．护理心理学．北京：中国医药科技出版社，2013．
15. 沈渔邨．精神病学．5版．北京：人民卫生出版社，2009．
16. 徐国彬．精神科护理学．3版．天津：天津科学技术出版社，2013．
17. 余雨枫．精神科护理学．北京：人民卫生出版社，2012．
18. 赵伟．精神障碍护理学．郑州：郑州大学出版社，2012．
19. 张雪峰．精神障碍护理学．2版．北京：高等教育出版社，2010．
20. 周意丹．精神科护理学．2版．北京：人民卫生出版社，2011．
21. 《中华人民共和国精神卫生法》．北京：法律出版社，2012．
22. Gelder M，MayouR，Cowen D．牛津精神病学教科书．刘协和，译．成都：四川大学出版社，2010．
23. Jeffrey Jensen Arnett．阿内特青少年心理学．3版．段鑫星，译．北京：中国人民大学出版社，2009．
24. Michael L．Perlis，Carla Jungquist，Michael T．Smith，Donn Posne．失眠的认知行为治疗：逐次访谈指南．张斌，译．北京：人民卫生出版社，2012．
25. Richard J．Gerrig，Philip G．Zimbardo．心理学与生活．王垒，译．北京：人民邮电出版社，2003．